医道探微

——与国医大师一起守望中医

谨以此书献给国医大师周仲瑛教授九十华诞

周仲瑛　审阅

叶　放　编著

中国中医药出版社

·北京·

图书在版编目（CIP）数据

医道探微：与国医大师一起守望中医 / 叶放编著 . —
北京：中国中医药出版社，2018.4
ISBN 978 - 7 - 5132 - 4360 - 5

Ⅰ.①医… Ⅱ.①叶… Ⅲ.①中医临床—经验—
中国—现代 Ⅳ.① R249.7

中国版本图书馆 CIP 数据核字（2017）第 177860 号

中国中医药出版社出版

北京市朝阳区北三环东路 28 号易亨大厦 16 层
邮政编码　100013
传真　010-64405750
廊坊市晶艺印务有限公司印刷
各地新华书店经销

开本 880×1230　1/32　印张 10.75　字数 276 千字
2018 年 4 月第 1 版　2018 年 4 月第 1 次印刷
书号　ISBN 978 - 7 - 5132 - 4360 - 5

定价　39.00 元
网址　www.cptcm.com

社 长 热 线　010-64405720
购 书 热 线　010-89535836
侵 权 打 假　010-64405753

微信服务号　zgzyycbs
微商城网址　https：//kdt.im/LIdUGr
官 方 微 博　http：//e.weibo.com/cptcm
天猫旗舰店网址　https：//zgzyycbs.tmall.com

如有印装质量问题请与本社出版部联系（010-64405510）

国医大师周仲瑛先生序

　　医道昌盛，肇始于《易经》《内经》《本经》及《难经》。后世医圣仲景、神医华佗、道医葛洪、药王思邈等皆广大医术，医道隐于术中也。金元张刘李朱四家，明清景岳、嘉言和叶薛吴王等诸贤各有发挥，至此，外感之伤寒温病、内伤之疑难杂症之医道、医术堪称齐备，医者各取所长，虽无偏不成派，亦皆活人之术也，神而明之存乎其人。

　　然自西学东渐，中医之道与术，皆饱受争议。虽当今科技发达之至，医者所要面对之病证杂且广也，活人之术隐而涩也，中医异化现象众且多也。唯可欣慰者，乃百年来同道之人，前赴后继，代有新人。

　　余自业医以来，常叹医道无穷！深感中医当以"温经典，重临床，多感悟"为成才门径。道随悟入，道随悟深，若欲不断提高医术，解决更多临床疑难问题，许多奥义，着实需要下一番苦功夫用心去悟，反复品味才能有所收获，才能回味无穷。

　　今有门人叶放，全心随余从事医教研工作时日既久，对余平日所谈皆用心体悟，且上承先贤之真言，旁及当世之学术，验之于临床实践，探寻医道于精微之中，每有感悟即书之成文邀余览阅，而有反复修改与商讨之趣，共承守望中医之心，集腋成裘，汇编成册，广医道于更多学子，不亦乐乎？感于此，是为序！

周仲瑛

2018 年 2 月 6 日

前　言

在与恩师国医大师周仲瑛教授一起对中医临床、中医教学、中医学术和中医发展等诸多问题反复求教、研讨和不断思考的过程中，笔者深深感到目前的中医正发展至一个特殊阶段，正如20世纪50年代美国社会中的不少青年人以消极的方式对现实进行反抗，而被史学家称为"静寂的50年代"或"怯懦的50年代"。著名作家杰罗姆·大卫·塞林格在被认为是20世纪美国文学的经典作品之一《麦田里的守望者》中这样描述了他的理想："那些孩子在一大块麦田里做游戏。几千万个小孩子，附近没有一个人——没有一个大人，我是说——除了我，我呢？就站在那个混账的悬崖边。我的职责是在那儿守望，要是有哪个孩子往悬崖边奔来，我就把他捉住——我是说孩子们都在狂奔，也不知道自己是在往哪儿跑，我得从什么地方出来，把他们捉住。我整天就干这样的事儿。我只想当个麦田里的守望者。"当下的中医，不也正需要这种"麦田里的守望者"吗？随着诸如首批国医大师王绵之、任继学、何任、张镜人、裘沛然、朱良春等一批堪称中医"麦田里的守望者"的名家渐次仙逝，留给后人的这一片"麦田"将是怎样的景象？

守望中医，或称为中医守望。"守"在于传承，"望"在于发展，以此为书名，并无意把中医作为祖宗留下的遗产宝贝似的供着、敬着、掖着、藏着、护着，更无意与那些"糟蹋中医""反对中医"

的人进行无聊无休止的争论。而只是，在读书、教学、科研和临证过程中进行不断的思考与感悟，对当前中医发展、中医教学与学习和中医临床过程中，那些普遍疑惑或争议的一些问题提炼出来若干，加以分析与论证。诚如周仲瑛教授认为："医道无穷，道随悟入，道随悟深。要想不断提高临床疗效、解决一些别人解决不了的疑难问题，许多奥义，着实需要下一番苦功夫用心去悟，反复品味，才能有所收获，才能回味无穷。"

本书通过对周仲瑛教授七十年中医之道的临床经验与学术思想，从某些侧面进行总结与感悟及些许发挥，作为抛砖引玉，借此播下这么一种希望，期待现在的中医、未来的中医以及热爱中医的同道们，都能够来关注中医的生存与发展，感悟中医原汁原味的特色与优势，使其能够按照自身特色好好地发展，而不走到"悬崖边"，以便更好地服务于人类健康！

在本书成形过程中，既得益于弟子梁秋雨颇为有心人将博客内容整理成篇，也得益于中国中医药出版社的肖培新主任与我多次深夜畅谈的过程中，令我深感作为阶段性的学术与经验心得将之进一步整理出版，或可有益于更多年轻中医同道，哪怕给与人以只言片语的启发，也不枉守望中医之本意了。进而，反复征求几位同道指点，更有恩师周仲瑛教授不辞年高，对全书通篇审阅并作序，以及编辑的细致审稿与宝贵建议，令本书增色许多，在此一并致谢！

目 录

一、古典中医学的价值所在

一直以来，人们普遍关注的是"古典中医学对于人类养生保健、防病治病的价值究竟何在？"在笔者看来，古典中医学的价值大致包括两个方面：一个是"医术"，多表现为经验与技术，或一方一药，或针灸推拿；另一个是"医道"，为一种独特的认识自然与人体生命现象的视角、思路与方法，并对其规律进行揭示。

（一）价值之一：丰富的防病治病之医术

1. 经验的形成：大量的临床实践

人们常说"中医学是一种经验医学"，经验在中医临床实践中的地位是毋庸置疑的，这也是学习中医药时提倡"读经典，早临床，多临床"的主要原因。

古今许多中医药文献中收录了丰富的临床防病治病的有效经验。从有关防病经验诸如春夏养阳、秋冬养阴等，治病经验譬如冬病夏治、上病下取、扶正祛邪、调和阴阳等，到众多中药和方剂具有治疗某病某证功效的经验，如石膏退热、青蒿疗疟疾、麻黄汤治疗风寒感冒、桂枝汤调和营卫等，从《神农本草经》到现代各家临床经验，数千种中药组成数十万张方剂，更有百千万份名医验案佐证。大都是在临床反复实践经验、疗效反证的基础上形成。早期不少药物功效或经络穴位的功效也有源于"推测"——

同气相求、取类比象或类推或演绎等，都是获取某药功效的常用方法，在此基础上也都进行了实践佐证。

这些经验，源于历代各医家在与疾病斗争中的不断积累、不断充实和丰富。如在《神农本草经》问世之前的两千多年就已积累了丰富的中药临床效应经验，《黄帝内经》则集当时中医之道研究之大成。东汉张仲景更明确提出其经"勤求古训，博采众方，撰用《素问》《九卷》《八十一难》《阴阳大论》《胎胪药录》，并《平脉辨证》"而成《伤寒杂病论》，对医道的具体应用思路以及医术之方药的应用示人以法式与检验。后世医家不断从自己的临床实践中积累了更多的医道与医术的经验。同时，民间的偏方、验方也是丰富中医药经验宝库的重要来源，进而构成今天以经验为根基的中医药辨治体系。

2. 经验的升华：中医理论的逐渐完善

在中医发展历程中，诸多来自临床实践的宝贵经验，往往被先哲们用中医传统文化思维赋予了新的理论内涵，如通过气、阴阳、五行等理论架构。而取象比类是中国人认识自然现象和规律的一种思维模式。

从六气到六淫、从实体脏器到功能藏象等概念或理论的形成，都是建立在临床经验基础上，而被赋予新的内涵，从而成为中医理论的骨架。比如经络、药物的功效，本来只是临床实践积累的个性化经验，一旦被赋予阴阳五行、扶正祛邪，其意义就不再是一药、一穴、一法而言了。如半夏配伍夏枯草治疗失眠，也被赋予了阴阳生长消减的内涵。《医学秘旨》谓："余尝治一人，患不眠症，心肾兼补之药遍尝不效。诊其脉，知为阴阳违和，二气不交。以半夏三钱，夏枯草三钱，浓煎服之，即得安卧，仍投补心等药而愈。盖半夏得阴而生，夏枯草得阳而长，是阴阳配合之妙也。"半夏、夏枯草的配伍正顺应了天地间阴阳盛衰的自然规律，也暗合了人体营卫循行的节律，因此治疗失眠才会取得理想的效果。

《黄帝内经》最早构建了中医理论体系框架。东汉张仲景对中医学的贡献无疑是巨大的，后人学习中医必须掌握其精髓，但其贡献相对于整个中医学理论与临床实践经验而言，仍然只是发挥了《黄帝内经》中的"只言片语"或"冰山一角"而已。仲景之学的重要性在于可以将之作为学习中医便捷、有效的入门路径，但并非是唯一的入门功课。华佗虽称仲景之书"此真活人书也"，但凭"兼通数经，晓养性之术"，尤其"精于方药"（《后汉书·华佗传》）而成"神医"。且后世的唐宋医学、金元四家、明清温补派及温病学派各家诸辈名医，代有充实、发展、完善，但其间的理论和经验间的"冲突"比比皆是，清末以降的伤寒与温病学派之争则显得自然而然了，各家都能够在《黄帝内经》中找到理论依据。因此，在笔者看来，学医者若辄止于《伤寒杂病论》，实际上有"井底之蛙"之弊；若仅执迷于汉唐医学而否认或轻视后世中医学，无疑是短视或偏见。

至今，中医学理论中仍有许多问题悬而未解，如包括复方在内的中药能够取效的原理究竟如何至今无解。而有些情况下，即使是名医辨证和用药皆准确无误但疗效枉然，而不循常法"出牌"的用药有时反能"效如桴鼓"，如李时珍20岁时感冒后咳嗽久治无效其父为其重用黄芩反而奏效，裘沛然用"芩地各一两、龙胆草五钱"治愈"形胖、舌苔白腻、胸膈支满、脉沉弦"之痰饮案等，皆显示医理难明、法无常法、常法非法等玄之又玄的道理。

3. 经验的特点：个性化

经验本身就包含着个性化特色，个性化经验往往使得后学者难以迅速学习掌握，需要在临床实践中不断体悟。

无疑，本草也好，方书也好，名医专著也好，其中许多内容都是一家之言、一己之见，自然有不少内容不可重复验证，或是错误的，或明显是糟粕。所以，通常所谓的中医学至今仍是以"散在的珍珠"形式存在。

就药物功效而言，古今众多本草在功效上互相"打架"的很多，对一味药物的四气五味也常常争论不休，但并没有人去深究。即使现在已经更新了很多版本的高等院校教科书，甚至是"中国药典"中，许多药物的功效其实也都是当时的一家之言而已，后人需要在临床实践中重新验证，取得经验或感悟。比如，升麻能否升阳？各家见仁见智。

临床遇到具体复杂病症，如何在无数的古代的经方、时方找到适合的有效方？是历代医家都会面临的难题，这就需要"因人、因事、因地制宜"，辨证论治的本质就在于个性化地应对每一位患者。

现代人喜欢提出新概念、新观点、新假说，几乎任何一个观点都能从汗牛充栋的古典中医著作中找到依据，这是现在中医论文写作的主要表现形式，一个论点只要前人有表述过——哪怕是曲解，这个论点往往也成为"言之有据"的了！这与现代科学的学术特点明显不符。

4. 经验的丰富：包容

中医临床经验的另一个特色是具有强大的包容性。有人形象地将中医学理论的演变形式喻为一个"集装箱"：历代医家不断地往里面填入不同的物品——没有内在联系和逻辑关系的部件，而从不从中淘汰物件。对于相同的经验事实，有多种不同甚至对立的理论假说，新提出的假说并不推翻和排斥原有的假说，诸说之间的关系是平行的。历史上，每个时代都有将域外医学和药学纳入中医学体系的例子，体现了无论何种疗法只要有益于病人就都会迅速被吸收进来为我所用，所以，名方、时方、验方等各种方药，和内治、外治等各种治疗方法都是越积越多。与此同时，每个时代也都有各种中医学派并存、彼此互相指责的现象，这些都反映出中医学这一"集装箱"具有硕大无比的包容性，蔚为壮观。

这种"集装箱"式的包容性原本是中医学特色，但同时也成为经常被他人攻击的"软肋"。近百年来，许多声称要"取消中医"的人所举的事例，严格讲往往不是"真正的中医"。公众们习惯于把民间土法偏方甚至祝由也归属到中医头上，好比白猫、黑猫都是猫，不是只有能够抓住老鼠的才是猫，成为人们攻击对象的只是那些并不抓老鼠的猫而已。眼下，那些在媒体上教人吃片生姜、喝口茶水、拍打拍打者都可以被包装成"中医养生专家"，随便哪个人都能够对中医"指手画脚"，都能借助中医实现"自我价值"，也从另外一个角度说明了此点。

那么，究竟什么是中医学？尚没有人来好好界定！近百年来的中医学似乎成为一种完整的体系，即理、法、方、药在教材中一一具备。但是，其中的问题却一言难尽，至今仍争议多多。

中医治病经验的"集装箱"更体现在汗牛充栋的古书中。历代中医要想成为名家、大家，无不是多读书、多临证、多感悟而成。程门雪曾说过："一个高明的医生并不都能药到病除的，只是他掌握的治病手段比别人多几套，因为医之所患患方少。如果你对治病的方法懂得很多，也称得上本领较大的医生。"对此，读书和拜师学医无数的叶天士也说："自古医书以备，学者神而明之，临机应变，治病有余。"

学习中医学之难，难在每个人都必须重走研读古书艰难漫长之路。任何一个中医学学习者，都必须从重新读《黄帝内经》、学《神农本草经》等经典开始，再在临床中慢慢摸索，方有可能成才。所以，中医能够成才的年龄往往要到 50 岁以上，成为名家的概率也远远小于其他学科。

（二）价值之二：认知生命现象之医道

古典中医学不仅揭示了生命现象中的许多规律，还提供了许多认知生命、防病治病的思路与方法，这与西医视角下的生命现象完全不同。

古典中医学提供了对生命现象（"生、长、壮、老、已"过程中的健康和疾病状态）及其规律和本质的认知方法，如天人相应、整体观、动态观、司内揣外、司外揣内、取类比象、同气相求等。这些方法被认为是宏观地、整体地、动态地认知生命现象，与黑箱理论、系统论、复杂性科学有相似之处，其特色优势已经越来越多地被西医学在研究过程中出现的困惑所证实，因当今西医学主要是从解剖、组织、器官、细胞、分子、基因等微观的、局部的、病灶的角度认识疾病。近年来，国内学者将中医学的这些认知思维方法称为"中医原创思维"。关于中医究竟有哪些认知生命现象之道，本书其他章节中会择要论述。

《黄帝内经》强调"圣人不治已病治未病，不治已乱治未乱"，《千金要方》提出"上医医未病之病，中医医欲病之病，下医医已病之病"，无不体现出中医学不仅是治病之学，更是治人之道。如：强调的是人为本，病为标；人体亚健康和疾病状态始终与人体生命过程不可分割，对待疾病应像对待孩子一样，要善待、引导与教化，而不是杀死、战胜和消灭。这些认识人体健康与疾病状态的观点，颇具原创性。

中医学原创思维对其他学科也有较高的指导价值。古代有用兵如用药、用药如用兵之说。临床许多"西学中"的医生通常能很快超越原本的水平，其道理就在于中医学原创思维方法一旦被应用于指导西医，也必将能提高西医的临床和理论能力。如按照中医君、臣、佐、使配伍思想，有效地指导了复方青蒿素、三氧化二砷与青黛组成的复方配伍的研制，但这些对中医众多原创思维而言，不过是"凤毛麟角"而已。

中医学之道的奥妙在于自身认识生命现象的独特视角和对宇宙的独特感悟。经常有不少人中医人说：中医学理论是完善、系统、成熟了的，这是否说明中医学不需要发展了呢？事实上，人类历史上没有不需要继续发展的科学。迄今为止，中医学始终在不断完善与发展之中，历代先贤都在为之而做出重要的添加。当代有些人仅仅迷恋于汉唐医学，实际上这是只见树木不见森林之举。其实，至今科学上仍然有许多基本原理和概念术语的内涵尚有待进一步完善、充实、从而达成共识和提高，许多宇宙与人体健康与疾病状态中的"必然"尚需进一步探索，许多宝贵经验还需要进一步"法式检押，乃后可传"。

近代中医大家们对古典中医理论进行了多方面的探索，如提出整体观、动态观、个性化和辨证论治等作为中医的特色与优势，对整体中医学理论体系进行大致梳理，形成了现在的中医学学科框架。但也有越来越多的中医人对此提出质疑。此前，在中医药现代化过程中的科研、学术、教学、临床诸多方面都走了许多弯路。既有人把中医药当成化学药物来研究，走上西化了的中医研究思路；也有人开始反思，探讨符合中医真实世界的科研、教学与临床思路与方法。

（三）始于"西学东渐"，古典中医学走向"异化"之路

民国前后的许多中医大家们，立足于中医客观实在的临床疗效，又大办中医教育，为反对"取消中医"做出了重大贡献，但却还是在所谓科学的西医面前败下阵来，这一阶段的许多名医喜欢用尚属浅显的西医知识来阐释和比对中医（如强心、消炎之类），最终还是没能保持中医作为主流医学的位置，当然个中原因不尽在中医行业之内。

20世纪50~60年代前后开始形成了中医院校的办学模式和各省市中医院的办院模式。并在当时几乎是集全国中医之力撰写了系列中医学教材，对中医学理论体系的整体构建做出了继往开来的巨大贡献，既提炼出中医学的特色是整体观、辨证论治，也对古今文献进行了细致的梳理，令学者有纲可循、有目可据，但也

遗漏了许多重要经典内容，甚至不乏将不少一家之言甚至错误的理论纳入教材之中，并且将辨证论治演变为辨证分型论治，进而开展证候分类、证候规范化、标准化和证实质等研究。尤有甚者，近年新版中医内科学教材中大有逐渐将西医疾病名称取代中医病名趋势，如此，古典中医学被异化为简单化、程序化、招式化的现代中医学，虽纲目了然、浅显易学，却难以应用，表现为专科医生用专方治专病成为普遍现象，不仅疗效大大降低，面对诊断不明或多种疾病杂陈时更是茫然无从，也表现在其后培养出来的多数中医人已无须也无暇花费时间深研古籍，而是仅仅掌握教科书上有限的知识，用几个证型对应几张代表方药，采用辨西医之病和中医辨证分型相结合的套路，便以为可受用一生。

由此，笔者一直在思考两个问题，民国前后的中医和现代中医学院教育培养出来的中医，这两拨人究竟能够放在中医发展史中怎样的位置？现代中医院校教育模式的成败得失究竟如何？或许，这个问题只能留给后人去评说了！但可以首先可以关注以下两点：

（1）中医学教科书中所介绍的仅仅是古典中医学知识网络中最为核心的那一部分，但这一部分知识中尚有许多似是而非的内容，迟迟未能得到深化与发展，如中医学的病因学说至今未见有任何突破，整体观与辨证论治的内在原理尚未充分揭示并指导临床应用。可以说，古典中医学中许多有价值的理论与临床效验未能够充分地被提炼和展示出来，现在中医临床所用到的也不过是中医古籍中的极小一部分。与此同时，现在的中医学经典教材的主讲老师水平则远远低于从前，进而中医异化首先表现在中医教育方面。然而自《思考中医》问世之后，人们高呼"回归经典"，但回归经典却变成仅仅是"回归经方"与"方证相应"，使中医再次走上歧途。

（2）"著名中医""中医大家"称号的异化。在当今社会，由于媒体的推波助澜，名医满天飞现象相当严重。得益于信息化时代，如今要获得名医的称号远比古代更加容易便捷，有些中医一辈子只用十几味中药治病也能够成为"一代名医"，不少人不足三四十岁便已成为"名老中医"。但临床上连一些民间中医都能够达到的疗效，反而不少所谓"名医"却做不到。基于学术交流与临床过程中的所见所闻，笔者认可北京沈老先生所说有不少名医到老都没有悟出中医学真谛的观点。一直以来都有但凭善于奇谈怪论，或做过几项科研、发表几篇论文，或依据行政地位而从年轻时便是"名老中医"，犹如演过一两部电影就被媒体称为表演"艺术家"一样，这些夸夸其谈的浮躁与功利主义者已经成为古典中医学的掘墓人。

二、读经典要为临床服务

研读经典对于中医成才的重要意义不言而喻，但究竟如何读经典则是多数中医后学深感困惑之处。周仲瑛教授提倡要"温经典，重临床，多感悟"，其中一个"温"字，突出了读经典不仅要在初学中医学时熟读经典重要条文，还要在不断的临床实践过程中反复温习、体会与感悟，对此，周仲瑛教授曾撰写发表《读经典，谈感悟》一文，令人受益匪浅。周仲瑛教授对于读经典的经验是："读经典，必须了解古人撰写经典时的社会、文化、哲学与临床等背景，前后通盘互参，结合后世医家从不同角度对经典的解读，并紧密结合临床实际以领会经典条文主旨，并以此指导临床提高疗效为目的。"

本文以对如何理解《黄帝内经》有关"五脏苦欲"中的两句条文为例，探析中医读经典的思路与方法。

对于"苦欲"二字，以《医宗必读·苦欲补泻论》"违其性则苦，遂其性则欲。本脏所恶，即名为泻；本脏所喜，即名为补"的解释为代表。在笔者看来，一部《黄帝内经》所追求的不过人体之气化过程中的和谐之象，《素问·脏气法时论》中所谓"脏气"即五脏之气，"法"乃取法、效法，"时"即四时、时辰之意，"脏气法时"即是指五脏之气与自然界四时五行具有同气相求、同气相召等和谐关系，故辨识人体病证的发生、发展、演变、预后，乃至相应的养生与治疗，理当察脏气盛衰，以法天时，该篇乃是中医学整体观、恒动观、和谐观的代表作。

（一）"肾苦燥" "肾欲坚" 之本意

有博友问笔者："《黄帝内经》云肾苦燥，急食辛以润之。请教：按阴阳分类，肾苦燥是属肾病的阴虚还是阳虚？又，肾欲坚，急食苦以肾之，以苦补之，咸泻之，这之中的"坚"是什么意思？看了很多解说，都是以坚释坚，却并没说清这坚所表述的含义。而本人理解，既有咸泻之的限定词，那则应是属肾阳虚了——肾阳虚者是不可再补阴的，故咸泻之。这个理解，不知当否？一并请教。"

1. 对于"肾苦燥，急食辛以润之"

这句话的完整表述是"肾主冬，足少阴太阳主治，其日壬癸，肾苦燥；急食辛以润之，开腠理，致津液，通气也"。笔者是这样理解的：《黄帝内经》说"肾苦燥""肾恶燥"，人们也常说秋季多燥，其实冬季燥性更强。《素问》有云："夫邪之入于脉也，寒则血凝泣。""寒则腠理闭，气不行，故气收矣。"因此，"冬燥"大致有两种变化：一是寒气郁滞，阳气内收而郁闭，津液失布，水湿不化，阴津更伤，而致寒燥；二是寒气郁滞，气机不畅，郁热化热、化火、动风而生热燥，伤及阴津。二者都可造成"气不通，津液不流动，腠理不开"，形成"肾燥"。这其中，如果患者素体阴阳有偏、饮食偏嗜、起居不节、久病缠身等，肾燥之病情则更为复杂。

燥之与湿，原本是一个问题的两个方面，从生理到病理原本只有细微界限，所谓"水流湿，火就燥"。在生理状态下，燥湿之间如水火互济的关系，保持不干不润的动态平衡，病则盈亏失调，互为影响，燥湿同病，转化相兼。燥湿两者的阴阳属性似乎泾渭自明，但燥和湿都有从寒、从热双重病理特性。《医原》云："寒搏则燥生，热搏则燥成。""热蒸则湿动，寒郁则湿凝。"

燥之与湿常可因果杂合同病，如《医原》说："燥郁则不能行水，而又夹湿，湿郁则不能布津，而又化燥。""往往始也病湿，继则湿又化燥……往往始也病燥，继则燥又夹湿。"呈现"燥中有湿，湿中有燥"的错杂局面。外感燥、湿，合而为病；脏腑失调，内生燥、湿，夹杂为病；内外合邪，相兼为病。燥湿同病，湿多在脾，以脾为阴土，性最恶湿，湿病必先困于太阴。而燥则有伤肺、伤胃、伤肝肾之不同。

就形成"燥"的原因而言，阴虚津液亏虚者"燥"、阴虚内热亦"燥"；阳虚津液失布者"燥"，阳盛耗津亦"燥"；寒则"燥"，热亦"燥"，寒热错杂更"燥"；如此种种，一言难尽，可惜不少文献中，作者执一偏之言往往多关注一端，有失偏颇，误导后人。

进而言之，通常人们认为"湿伤阳气"，而笔者认为：有一分湿邪就有一分阴津不足，有一分火热就有一分阴液亏耗，有一分阳气虚弱就有一分阴邪内生，有一份火热或阴津不足就有一分燥邪形成……这是因为阴阳二气始终互相依存。因此，要实现"开腠理，致津液，通气也"，食用辛味食物或药物是一种不错的选择。

那么，"辛"味何以能润燥？《黄帝内经》说"辛散，酸收，甘缓，苦坚，咸软"，其中的"辛散"，是言辛味有发散之功，辛味可使郁闭之气得通畅，不仅郁闭之气得通，寒湿、湿热、郁热也得发散，进而，津液自能通行四布，无论壬水、癸水，皆能归于常道，故曰辛味能"润之"。对此，多数文献都能够公正分析，在此自不必赘言。笔者想举例的是，许多"肾病"治疗过程中需要用到辛味之风药，其理亦然。辛温药可温通散寒燥阴邪，辛凉、辛寒药则可清化热燥阳邪。

2. "肾欲坚，急食苦以肾之，以苦补之，咸泻之"

这句话完整的表述是："病在肾，愈在春，春不愈，甚于长夏，长夏不死，持于秋，起于冬，禁犯焠㶇热食温炙衣。肾病者，愈在甲乙，甲乙不愈，甚于戊己，戊己不死，持于庚辛，起于壬癸。肾病者，夜半慧，四季甚，下晡静。肾欲坚，急食苦以坚之，用苦补之，咸泻之。"

从这句话的前边几层意思和后边一句"夫邪气之客于身也……"来看，所谓"病在肾"，是冬季"感邪"所致"肾病"，再看此"肾病"有"愈在春……甚于长夏"等特征，说明其所感之邪当与"湿邪"有关。无论壬水、癸水，若受湿邪困扰——或寒湿或湿热，肾主闭藏之功能都将为湿邪所困，无论寒湿每多伤及阳气，还是湿热每多伤及阴分，都会造成肾不闭藏而失坚，故曰肾"不坚"而"欲坚"。以苦味之品燥之化之，湿去则肾之闭藏功能自复，肾因之而坚，故曰"用苦补之"，即所谓"祛邪以扶正""邪去正安"之意，代表药物之黄柏、知母之类。以"咸泻之"，可以理解为水湿邪气之甚者，当以泻除其邪，代表药如泽泻、海藻、玄参等，关于"坚"，尤在泾《医学读书记》专篇讨论了"心欲软肾欲坚"："心欲软，急食咸以软之；肾欲坚，急食苦以坚之。盖心于象为离，肾于象为坎。坎之明在内，以刚健而行之于外，故欲坚；离之明在外，当柔顺而养之于中，故欲软。软者，必以咸；坚者，必以苦。咸从水化，苦从火化也……然则所以坚之、软之者，固欲其水上、火上，而成心肾交通之妙欤！"这是从水火二脏理论阐述软与坚相辅相成之关系，笔者同意此说。

在《至真要大论》中载"湿淫所胜，平以苦热，佐以酸辛，以苦燥之，以淡泄之。湿上甚而热，治以苦温，佐以甘辛"和"太阳之客，以苦补之，以咸泻之，以苦坚之，以辛润之。开发腠理，致津液，通气也"。同样提出"以苦补之，以咸泻之，以苦坚之，以辛润之"，其前提"湿淫所胜""太阳之客"很重要，其理与前述一致。

3. 有关论点解读

对于"此时的肾苦燥是属肾病的阴虚还是阳虚"这一问题从

前述的分析看，此时的肾病首先是感邪所致，这是没有疑义的，但古今中医从阴虚和从阳虚立论者都有。

（1）从阴虚立论者

最具代表性的当属张洁古、李东垣、朱丹溪等认为黄柏、知母能使肾得固坚，所藏阴精不致妄泻，就推论黄柏、知母能滋补肾阴，将《内经》的苦能坚肾，演化成为苦能坚阴。由于湿邪容易并存阴虚，故在苦以燥湿的同时滋阴很重要，朱丹溪之大补阴丸、李东垣的当归六黄汤、虎潜丸，罗谦甫的三才封髓丹，《医宗金鉴》的知柏地黄丸等，都是苦寒清热药物配伍滋阴药物治疗阴虚火旺的典范，这其中寓含的道理似乎更接近于笔者所说的"复合病机转化论"。

先举一例，如即使是众所周知的六味地黄丸，常人认为其只是滋阴方，但在其"三补三泻"中若重用"三泻"，则变为祛湿热兼以滋阴之方。如《增评柳选四家医案》中尤在泾在案中有谓："此少阴有湿热也。六味能除肾间湿热，宜加减用之。"王旭高在案中也说："六味补肾能化湿热。耐心久服，莫计效迟。"柳宝诒按之："六味治肾间湿热，前人曾有此论……六味能化湿热，其理颇精。"此正所谓"圆机活法""死方活用"之理。

再举一例，《素问病机气宜保命集》中"黑地黄丸"这一名方：白术炒黑一两六钱，熟地黄炒黑一两六钱，五味子八钱，淡干姜七分。王子接对之解析为："黑地黄丸，名之以黑者，白术、熟地皆须炒黑也。《经》言：脾寒则湿，肾热则燥。故治脾恶润剂，治肾恶燥剂……"赵晴初更谓："黑地黄丸乃治脾湿肾燥方，一刚一柔，一润一燥。熟地五味治肾燥。苍术干姜治脾湿。此分头治法也。熟地苍术，益肾阴而兼运脾阳。苍术五味流脾湿。即以润肾燥，此交互治法也。嘉言喻氏谓此方："超超元箸，岂虚誉耶，若不综观全方，寻绎意义，徒沾沾于某药入某经，某药治某病，则自窒灵机矣。"该方从配伍到制剂无不体现圆机活法思想。

（2）阳虚立论者

认为"肾燥"是指肾脏虚冷引起大便秘结的病证，"辛以润之"是指用辛味药物补肾通便。如黄宫绣对之解释说"水寒而冻，火不生水，水反凝结如土如石，则补不在水而在于火，是有宜于附桂硫黄细辛之味矣"；《局方》本经旨而制半硫丸，用之得当，便秘即通；严用和以沉香、欢蓉为主的润肠丸治老人虚人便秘；张景岳投理阴煎治便秘腹胀案等，皆是如此。

那么，肾苦燥究竟属于肾阴虚还是肾阳虚？笔者的看法是，前者从阴虚立论和从阳虚立论都是问题的一个方面而已。没必要追问其文所指肾之阴虚、阳虚，无论是肾阴虚还是肾阳虚亦或是肾阴阳两虚，其产生原因都是"邪气之客于身"，究竟是肾阴虚还是肾阳虚？阴虚阳虚究竟是因还是果？这要看患者平素体质、饮食、性格及病程、病情和治疗等多方面，阴虚、阳虚或阴阳两虚的情况都可能存在，临证之际要具体问题具体分析。

关于第二个问题："肾欲坚，急食苦以肾之，以苦补之，咸泻之"中的"坚"是什么意思？笔者的理解已如前文所述，包括尤在泾所言。但所说有"咸泻之的限定词，那则应是属肾阳虚了——肾阳虚者是不可再补阴的，故咸泻之"，对这种理解难以苟同。因为能够用"咸泻之"的情况，未必是肾阳虚或者肾阴虚。再从后边尚有"肾病者，腹大胫肿，喘咳身重，寝汗出，憎风；虚则胸中痛，大腹小腹痛，清厥意不乐，取其经，少阴太阳血者"来看，《黄帝内经》对肾病的论述包括实证和虚证两类。治疗肾实证，采用古人所谓"欲安内脏，先清外腑"，令"脏邪还腑"即可。前人有谓"肾无实证"，后世对之争议很大，既然能够"咸泻之"，自然肾有实证，这里的"肾"，有壬癸之脏腑两层含义。

（3）可参《黄帝内经》注解

对于前一句，笔者对王洪图教授的《黄帝内经素问白话解》

的解释："肾苦燥，肾为水脏，所以苦燥者，指其功能而言。因肾一脏具水火二气，水火既济，始能蒸发津液，泽润周身。若肾中阳虚，则不能蒸发津液而形成燥象，肾即失去其生化作用，故恶燥。肾主冬，是水的时令。足少阴肾主癸水，足太阳膀胱经主壬水，二经为表里的关系。壬为阳水，癸为阴水。在时主冬，在日主壬癸。肾为水脏，喜润而恶燥。辛味能开发腠理，宣通阳气，使津液通行四布，故宜食辛以润之。""肾主闭藏而欲充实，故欲坚。苦味能使生气坚实，故宜食苦以坚之。苦能坚，故谓之补，咸能耎坚，故谓之泻。"笔者大致可以接受。而张登本的《黄帝内经全注全译》："肾气需要充实强健。如果肾气不充实强健，应当及时给患者服用苦味之药来使之充实强健；如果肾气不足，也应给患者使用苦味之药予以滋补；如果肾气过盛，就用咸味之药来泻除其邪。"就有些差强人意了。

（二）"心欲软"之本意

有博友问笔者："《脏气法时论》篇中的'心欲软，急食咸以软之。以咸补之，甘泻之'，'心欲软'是什么意思？属于何种症状？有认为是有血瘀，所以需要用咸味去软化。有认为是心火亢盛，而咸是能致高血压的，盐者伤血，故似不妥。再者，现在中医治心火亢盛多用苦寒，而无用咸一说。为此，特请指教。"

1. 心藏象在五脏之中的位置

《黄帝内经》中既有"心者君主之官也，神明出焉"，而"故天地之动静，神明为之纲纪"，又有"心主身之血脉"。更值得参考的原文是："南方生热，热生火，火生苦，苦生心，心生血，血生脾。心主舌，其在天为热，在地为火，在体为脉，在脏为心，在色为赤，在音为徵，在声为笑，在变动为忧，在窍为舌，在味为苦，在志为喜。喜伤心，恐胜喜，热伤气，寒胜热，苦伤气，咸胜苦。"这一段对"心"相关知识网络的描述非常精彩。

"心欲软"的"软"即柔，有软弱、柔和、不坚定、容易被感动或动摇等意。"心苦缓"的"缓"有宽松、放松、松弛、缓慢、和缓、迟缓、延迟等意。由于心乃火热之脏，人体既不能没有火热阳气但也不能火热阳气太过，"过犹不及"。因此，称"心欲软"说明"软"是心应该具有的本性特点，称"心苦缓"说明心又不能放松、松弛、迟缓、缓慢。

此正是古今"君主之官"难为的原因所在：虽说"治大国如烹小鲜"，但如若君主忙于后宫或不问正事（如君主或喜欢书法或喜欢丹术）或处事犹豫不决，国将不国也；如"君主之官"暴政无比，则国亦乱也。因此，作为君主之官的心，既要把握好主"神明""主脉"的度，还要与主水的肾脏相交（彼此互相联系、友好往来之意）、相济（互相有益之意），此外还要与肺与肝与脾诸脏相协调为政。

2. 理解五脏苦欲不应忽视五脏之气并非绝对孤立存在

从《内经》提出"五脏相通，移皆有次"后，后世陶弘景"脏气互乘，虚实杂错"、李梴"五脏病邪自相互入"、张景岳"五行互藏……五脏五气，无不相涉……治有五脏之分，然有可分者，有不可分者"等，乃至胆心同治、脏腑同治等。

由上可见，对于心脏苦欲的古今解读，以"水火相济"说最为中肯，但含有心阳与肾阴、心阴与肾阳之间相济两层含义，但未必一定落实到当今具体疾病。如若一定与高血压之"盐者伤血"联系起来则否，高血压毕竟还是肝气为病居多，即便如心悸、癫狂等心火亢盛，首当胆心并治，在应用苦寒泄热的同时，如能佐以咸味，疗效则更好。即便是高血压使用牡蛎、海蛤壳等咸药有时也是必要的，而第二批国医大师李士懋重用蜈蚣10~20条治疗高血压，尤为特例。至于蔡定芳先生将之与"咸走血"并论而将其原文的"意境"强加到血瘀上来甚至联系到水蛭、土鳖虫、穿山甲等咸味逐血散瘀，虽似乎着眼于"心主血脉"，但思维跨度太大。以今人所见病证机制来读，背离了秦汉时期先哲们所能思维的范围。

（三）结语

古今各家对《黄帝内经》及《伤寒杂病论》等经典中每一句话的解释从来都是见仁见智、争论不休。一方面，类似《黄帝内经》出自不同时代、多个医家之手，一词多义、一义多词实属正常。而《伤寒杂病论》历经战乱和后人的多种版本，加上人们所处时代背景、地理环境和临床所遇病证的特点各异，不同医家对其的注解和解读各异是自然而然的。因此，在笔者看来，目前要理解中医经典条文，最重要的还是要落实到临床应用上。比如"四肢者，诸阳之本还是诸阳之末""肝为罢极之本"等都有解释和争议无数，但最终能够支持临床应用并提高疗效，足矣！

笔者欣赏余瀛鳌先生所谓："读中医古书，必当善入善出。所谓善入，就是要钻进去，力求穷极学理；所谓善出，就是要出得来，能够联系实际，化书本知识以指导临床、科研与教学。"在笔者看来，解读中医经典，既要回到古人认识问题的原本思维去理解，也要从临床现象事实中去感悟，所谓"医者易也""医者意也"。《黄帝内经》中气味配伍和五脏苦欲条文中所呈现的规律都并未严格按照五行生克顺序进行。所以当对《黄帝内经》中某个概念落实到某一具体病证理解的时候，这些解释也就必然有其局限性，不必过于苛求，此正有"名可名，非常名"的一层哲理。

此外，读经典意义在于感悟古典中医学之道的真谛，并在此过程中找到应对临床所遇复杂病证所需之术。至于如何看待不同医家经典的各种各样的解读，笔者很欣赏尤在泾对于邪正与阴阳的理解："治外感，必知邪气之变态；治内伤，必知脏腑之情性……

母之与子，气本相通。母旺则及其子，子旺亦气感于母……阳与阴反，然无阴则阳不见矣；邪与正反，然无正则邪不显矣。"这种解读，实际上立足于古典中医学医道之巅的基础上，从整体把握古今各种中医学术流派与学术见解，则能够将读经典过程中所遇疑惑消解于无形之中。

三、《黄帝内经》之医道探赜

人类历史的脚步行走到今天，已经很少有人能够真正领悟到古老东方传统中医文化的博大精深了，恩师周仲瑛教授常叹而谓："医道无穷！"

究竟"何谓医道"？无疑，"医道"所指并非"道家"之术，尽管，自秦汉以降，包括宋金元时期的医家往往都是儒道合一，医家多出身于儒，处世行医的道德伦理多奉儒家，但由于道家的学术重在医疗、摄生、服食、气功、神仙等，这与医家的职业性质有诸多交融，因此，医家又与道家相依是自然而然的。

在笔者看来，"医道"的内涵似可理解为认识自然与人体生命现象、健康与疾病状态的本源与规律。先贤陶弘景谓："《汤液经法》尽要之妙，学者能谙于此，医道毕矣。"徐灵胎《慎疾刍言》则谓："医道起于神农之著《本草》。"两书共为后世中医制方与用药之道的渊薮。清·纳兰性德《渌水亭杂识》谓"以一药遍治众病之谓道，以众药合治一病之谓医"，暗含医道之所在。

当然，若论"医道"之渊薮，无疑应当从《黄帝内经》中探寻，一部《黄帝内经》所言无非一"道"而已。关于《黄帝内经》之于中医经典的地位，元代《大德重校圣济总录·序》这样评价道："上法天道，下因地宜，究阴阳之本，明生死之由。考于古而验之今，取诸己而施之人，定为成书，着之玉版，藏之金匮，宣之于布政之堂，秘之于灵兰之室，以俟来哲，以施无穷。其为仁民爱物之心，斯可谓极矣！然其言至简，其论至要，其理至深，后世学人虽有上智，非研精核虑，则亦未易窥其奥也。故旷代之中，能以斯术鸣世者，时固有之。若夫神圣工巧，独得先世不传之秘，如和缓越人亦不过十余人而已。"有人说：在中国历史人物中只有两人真正称得上哲学家，就是老子和庄子。在中医学发展史上，能够称得上全面揭示中医之道的也就只有《黄帝内经》最为代表了，全书"道"字总计出现 269 次，从不同角度论证了医道的全部内涵，任继学老曾总结其包含道之理、道之统、道之体、道之用、道之变等方面。后世名医著作中的理论创新，皆是发挥其一支而已。为医者，若非全面反复研读《黄帝内经》，终是难以踏上中医之道的。

近年来，恩师周仲瑛教授的弟子北京刘德麟先生曾示笔者其"必然与法式：医道十章"，经过反复体会，重新研读《黄帝内经》所述"医道"原理，似有所悟，遂从十一个方面撰写医道之内涵，试图从多角度探寻撰写《黄帝内经》的先哲们究竟描绘出怎样的一种"医道"愿景。

（一）所贵在道：子知医之道乎？

古典中医学是内涵深刻的科学体系，包括两大层次，一是天道（即医道），一是方术。天道为本，方术为末；天道为上，方术为下；天道穷神，方术已病。《黄帝内经》谓："《上经》者，言气之通天也。《下经》者，言病之变化也。"北宋《政和圣济总录序》有谓："盖圣人之驭世，本在于上，末在于下。无见于上则治之道不立，无见于下则治之具不行。经之所言者道也，医得之而穷神；《总录》之所载者具也，医用之而已病。汉·张仲景作《伤寒论》，而杂之以方；唐孙思邈作《千金方》，而继之以《翼》，以谓不如是则世莫能用其术。然之二人者，游于方术之内者也。彼超然独见于方术之外，下顾岐伯之流而与之议，始可谓知道。"总是倍感掌握医道之难。前人有"道无术不行，术无道不久（远行）"，"术"指技术、技艺、方法，有时也有"噱头"之意。撰写《黄帝内经》的先哲们，在全书中极少介绍具体一方一药之医术，重点示人以认识宇宙、自然、人体生命和疾病等现象的多种视角、思维与方法，进而描绘出"医道"之全部景象。

《黄帝内经》通篇强调的是中医"所贵在道"，如：《素问·著至教论》开篇即有："子知医之道乎？"并谓："医道论篇，可传后世，可以为宝。"《素问·疏五过论》则云："为工而不知道，此诊之不足贵。"不仅首次提出"医道"概念，而且明确指出为医者必须了然"医道"，而不能只满足于掌握一些医术层面，后者，却是后世许许多多医生所渴求的。学习古今名医经验显然不能仅仅停留在掌握其某个一方一药而已，而要着眼于"医道"，"医道"乃是先哲们探究生命现象的门径。

至于掌握"医道"的意义，《素问》分别在"阴阳应象大论篇""天元纪大论篇""五运行大论篇"三次提出："道生智，元（玄）生神。"智者指五脏之神志魂魄，心之灵明曰智，乃人之神明也。在人为道，道生观察之智慧也；在天为玄，玄生灵明之神变也。由此表明，欲为大医，非明医道不可。因此，《素问·征四失论》中说："道之大者，拟于天地，配于四海，汝不知道之谕，受以明为晦。"指出如果不知道"道"的真谛所在，在传授医道时，就会把本来很清晰明白的道理讲得隐晦不堪。

此外，先哲们还认识到医道与治国之道相通，如《灵枢·外揣》有"夫治国者，夫惟道焉，非道，何可小大深浅，杂合而为一乎"。如同老聃《道德经》的意义一样，任何领域的文化，并有统一的原则和法度，只有上升至"道"的层面，才有可能将复杂多变、多如毫毛之事物统一到一起，这与后世有学者提出"哲学高于科学"的含义相通。

笔者认为，虽然后世中医流派纷呈，其在"医道"层面上的本源应该是一致的。

（二）道有二义：必然与法式

何为"医道"？古人并没有明确的定义，但有很多相关解读，如刘完素《素问玄机原病式》提出："夫医教者，源自伏羲，流于神农，注于黄帝，行于万世，合于无穷，本乎大道，法乎自然之理。"又谓："伏羲、神农、黄帝之书（谓之三坟）言大道也。少昊、颛顼、高辛、唐、虞之书（谓之五典）言常道也。……但以大道为体，常道为用，天下之能事毕矣。"

《道德经》以"道可道，非常道……玄之又玄，众妙之门"等五千言，描绘了老聃所悟之"道"；《周易》则通过太极八卦，描绘出"道"之象数。二者共为后世各家"论道"之渊薮。而《黄帝内经》与《道德经》问世于相近时代，先哲们明确告诉后人"道有二义"：

1. 道之"必然"

"岐伯曰：是明道也，其必然也，其如刀剑之可以杀人，如饮酒使人醉也，虽勿诊，犹可知矣"（《灵枢·玉版》）。所谓"必然"，自然有规律性的意思，如同四季更替，"明道"在于揭示万事万物之间的必然性或规律性。《黄帝内经》所提出诸如"五脏相通，移皆有次"等许多通俗易懂的人与自然之间、人体自身各个方面的必然，以及对病机十九条细致阐述，皆旨在于明道。

笔者认为，凡能够使用"线性思维"认知方法的，如现代西医学总体而言以医术为主，其间的"必然"表现在可重复性较高，许多西医方案可以作为指南指导临床应用。当下许多中医推崇方证相应或辨证分型论治，本质上也属于寻求线性思维的"医术"来应对临床复杂多变问题，因为有其必然而可以形成法式。但是，医学所面对的却是始终处于常与变的复杂交错的生命过程中，非"圆机活法"不可，但此往往非浅学所能悟出，所以中医传承显得尤为重要。在学习、感悟和掌握古今名医所悟之"医道"中已经揭示的"必然"的基础上进一步领悟新的"必然",此乃为数千年中医生存与发展之正道。

2. 道之"法式"

"岐伯曰:圣人之为道者,上合于天,下合于地,中合于人事,必有明法,以起度数,法式检押,乃后可传焉。故匠人不能释尺寸而意短长,废绳墨而起平木也,工人不能置规而为圆,去矩而为方。知用此者,固自然之物,易用之教,逆顺之常也"(《灵枢·逆顺肥瘦》),"阴阳之变,其在人者,亦数之可数"(《素问·阴阳离合论》)。据此表明,先哲们认为"医道"不仅不是神秘不可知,而且有据可凭,可以通过构建"法式"(法度、制度、标准的格式)以"检押"(规则、规矩、矫正、约束),并将之用于临床医疗保健过程中。

张仲景所著的《伤寒杂病论》不仅示人以"必然",又示以"或然",还提供以"法式",揭示了外感、内伤病证发生、发展的一般规律和治疗用药的基本思路,如六经辨证、阴阳寒热虚实表里之八纲辨证皆为"必然",桂枝汤加减变通数法示人以"或然","方证相应"则属示人以"法式",因而,仲景可谓是"知道"之人。

但古今明乎医道大义者又非仲景一人,清代程钟龄的《医学心悟》有谓:"医道自《灵》《素》《难经》而下,首推仲景,以其为制方之祖也。然仲景论伤寒而温热、温疫之旨有未畅。河间论温热及温疫,而于内伤有未备。东垣详论内伤,发补中、枳术等论,卓识千古,而于阴虚之内伤,尚有缺焉。朱丹溪从而广之,发阳常有余、阴常不足之论,以补前贤所未及,而医道亦大全矣。夫复何言?不知四子之书,合之则见其全,分之即见其偏。兹集兼总四家,而会通其微意,以各适于用,则庶乎其不偏耳。"

笔者认为,正是先哲们创造性所勾画出的中医理论体系,历经数千余年而用之不竭、不衰，后世众多名医在《黄帝内经》理论的基础上，结合临床实际，从不同角度和层面逐渐得以深化、细化，并将之用于医术的发明与应用，从而形成当今一门较为完整的医学知识网络体系。

（三）道之知识：推理和条理

先哲们认为，"道"并非神秘不可测，而是具有二能：一是能"推理"可知，二能"条理"可识。由始会终，由近知远，是"推理"；推而次之，为之纲纪，是"条理"。

"帝曰：善言始者，必会于终，善言近者，必知其远，是则至数极而道不惑，所谓明矣。愿夫子推而次之，令有条理，简而不匮，久而不绝，易用难忘，为之纲纪。至数之要，愿尽闻之"。（《素问·天元纪大论》）"夫阴阳逆从标本之为道也，小而大，言一而知百病之害。少而多，浅而博，可以言一而知百也。以浅而知深，察近而知远"（《素问·标本病传论》）。后世中医采用的同气相求、天人相应等推理与条理思维，亦体现在中医临床理法方药的每一个环节之中。

此外，先哲们认识到"道"的基本概念要素应是约定俗成的，不应见仁见智。如上下左右、东南西北不能因个人好恶而改变。《素问·五脏别论》有："黄帝问曰：余闻方士或以脑髓为脏，或以肠胃为脏，或以为腑，敢谓更相反，皆自谓是。不知其道，愿闻其说。"对此，岐伯的回答是："所谓五脏者，藏精气而不泻也，故满而不能实；六腑者，传化物而不藏，故实而不能满也。"这是对五脏六腑的内涵进行了界定，对"方士"的无稽之谈进行了纠正。《难经·十六难》也谓："离圣久远，各自是其法，何以别之。"古今许多名医大家尚不能避免之，而至今中医行业中的"方士"依然太多。

进而言之，在笔者看来，60年前中医高等教育成立之初的教材编写者们将汗牛充栋的古典中医学理论与概念术语"条理化"，其学术意义可圈可点，但由此带来的弊端也显而易见：在教学和学习过程中的"推理化"思维反而淡化，变成了"一招一式"的固定、程序化的僵化思维。

笔者常想：如若岐伯在世，看到历朝历代尤其是当今中医"方士"如此众多，临床治病变成的辨证分型论治的僵化思维模式，一定觉得苦不堪言了。如同治国之道，没有统一的法度，怎么能够使小的、大的、浅的、深的等各种复杂的事物统一呢？但如若面对各民族、各国家具体且复杂的情况，采用一个或几个模板来统一规范，世界必然也将祸乱不堪。唐宋时期由国家层面出版的众多方书之于中医的学术意义功不可没，但其造成的弊端不也是显而易见的吗？

（四）道之根本：阴阳

医道同源。《易·系辞传》言"天地之大德曰生""生生之谓易"，一语道破了《周易》哲学思想的核心。阴阳哲学从创立开始就重点关注生命现象的基本规律，即"生生"之道。自然而然，在古典中医，历来强调"治病必求于本"，所谓"本"首先是指阴阳，因为阴阳是天地万物变化生杀之所以发生的根本，阴阳是根本之道。

《黄帝内经》传承了《周易》"一阴一阳之谓道"这一作为中国哲学理论根基的认知思维方法，深深影响着中医学的形成与发展。阴阳学说所体现的是古代的先哲认识世界的基本方法，是现象分类和状态描述，基于这一既简单又基本的认知思维方法，可以对宇宙、天地间的万物变化、人生命生长壮老已的过程，从一（气）到二（阴阳）进行分类刻画与动态描述。

先哲们对"道"的根本的认识源于天地、四时、五运的观察与感悟，如"五运阴阳者，天地之道也，万物之纲纪，变化之父母，生杀之本始，神明之府也。治病必求于本。"（《素问·阴阳应象大论》）。这里的"五运阴阳，天地之道也"与"四时阴阳者，万物之根本也"（《素问·四气调神大论》），先哲们在阴阳之前加有"五运"和"四时"，另外还有"天地阴阳者"的表述等，都是今人提出"四时五脏阴阳"为中医理论核心的主要依据，确有深意。

明代张景岳称得上是对医道与医术都有建树的中医大家，曾谓："凡诊病施治，必须先审阴阳，乃为医道之纲领。阴阳无谬，治焉有差？医道虽繁，而可以一言蔽之者，曰阴阳而已。"近代程门雪先生曾言："无论何症必有虚实、寒热之不同，两相对立，决无偏理，医道通《易》，太极一图，两仪定位，即相对论也。千变万分，均从一阴一阳互为消长而来，差参多少则有之，绝对一偏则决无者也。"

笔者认为，医道无穷，要想学好医道，首先要把握阴阳。而把握阴阳二者关系关键在于"惟精惟一，允执厥中"（《书·大禹谟》），而丹波元坚在《杂病广要》中则谓："医道贵乎丸（圆）通，若执中无权，犹执一也。"也是此意。

（五）道之具体：应象与比类

阴阳本身只是抽象的概念，而阴阳之道的应象——阴阳之具体，却是无穷无尽，大至于日月，小至于毫厘，其认知方法是比类。

"圣人之为道也，明于日月，微于毫厘"（《灵枢·逆顺肥瘦》）。"阴阳者，有名而无形，故数之可十，离之可百，散之可千，推之可万"（《灵枢·阴阳系日月》）。"阴阳者数之可十，推之可百，数之可千，推之可万，万之大不可胜数，然其要一也。"（《素问·阴阳离合》）。

"比类"，是先哲们留给后人认识复杂世界之"道"的一个简便易行的认知思维方法。如《素问·示从容论》有"汝受术诵书者，若能览观杂学，及于比类，通合道理，为余言子所长……夫圣人之治病，循法守度，援物比类，化之冥冥，循上及下，何必守经？……明引比类从容，是以名曰诊轻，是谓至道也"。此外尚有"善为脉者，必以比类奇恒从容知之""不知比类，足以自乱，不足以自明"。

道的应象形式多样，通过比类，如阴阳、五行。五脏应象体系使得人体的核心与体内的六腑经络和体外的四时、自然和宇宙都联系起来，从取象比类到取类比象，从司外揣内到司内揣外，都显示出"道"又是具体的。

（六）道之变化：知常变，明胜复，识标本

把握阴阳之道的基本规律，在于把握其时空运动过程中的常与变，明其胜复，识其标本。所谓："明知胜复，为万民式，天之道毕矣。"

荀子曰："夫道者，体常而尽变，一隅不足以举之。"先哲们对生命及疾病常与变的研究，是从不同的角度，采用多种方法得出生命及疾病规律。《素问·六节藏象论》说："苍天之气，不得无常也。气之不袭，是谓非常，非常则变矣。"意指自然界的春温、夏热、秋凉、冬寒四时之气相承袭，终而复始，这是苍天不变的规律。但如某一气不相接续，就为"非常"，改变了常规就是"变"，可见，变就是改常而致的变动性。"五气更立，各有所胜，盛虚之变，此其常也"（《素问·六节藏象论》）。

先哲们通过"取象比类"，把人体疾病状态中的各种证候表现用"九气""六气"等概念来表述，强调内外诸因都可导致人体气机失调而产生疾病。如《素问·举痛论》认识到："百病生于气也，怒则气上，喜则气缓，悲则气消，恐则气下，寒则气收，炅则气泄，惊则气乱，劳则气耗，思则气结，九气不同，何病之

生?"《素问·至真要大论》在"病机十九条"之前的首句便说:"夫百病之生也,皆生于风寒暑湿燥火,以之化之变也。"

无论"九气"还是"六气",疾病发生发展的关键原因在于"以之化之变也",强调的是其间从化、转化的动态变化之胜复过程,所以才有"帝曰:六气标本所从不同,奈何"的疑问,进而更有"是故百病之起,有生于本者,有生于标者,有生于中气者,有取本而得者,有取标而得者,有取中气而得者,有取标本而得者,有逆取而得者,有从取而得者,逆正顺也。若顺逆也。故曰,知标与本,用之不殆,明知逆顺,正行无间,此之谓也。不知是者,不足以言诊,足以乱经。故《大要》曰,粗工嘻嘻,以为可知,言热未已,寒病复始,同气异形,迷诊乱经,此之谓也"的解答。

对于把握六气从化、胜复、标本的意义,先哲们认为"夫标本之道,要而博,小而大,可以言一而知百病之害。言标与本,易而勿损,察本与标,气可令调。明知胜复,为万民式,天之道毕矣",并谓"不知是者,不足以言诊,足以乱经"。至此,可以明白的是把握六气胜复之标本,即可把握人之健康、亚健康和疾病状态的基本规律所在。

(七)道在于一,至道在微

先哲们将人体生命活动归结为两点:一是"整体 – 系统",所谓"十二脏之相使",体现"大道至简";二是"微 – 形",体现"变化无穷"。而无论"整体 – 系统"还是"微 – 形",都始终表现在形与神的时空统一体中。

1.道在于一,大道至简

生命之道的整体性要求:认识人体内部任何生理病理现象都要回归到"一",即"太极",后者又被称为"气一元论"。从外部、整体、宏观上把握认知对象,所寓有的知识网络往往是简单明了的,此为"大道至简"。东方文化中的经典较少有"大部头"

著作的道理即是如此。

《素问·玉版论要》谓："请言道之至数。五色脉变，揆度奇恒，道在于一，神转不回，回则不转，乃失其机。至数之要，迫近以微，着之玉版，命曰合玉机。"

先哲们对人之"一"，用十二脏系统描绘出其生命活动的全部内容："黄帝问曰：愿闻十二脏之相使，贵贱何如？岐伯对曰：悉乎哉问也。请遂言之！心者，君主之官也，神明出焉。肺者，相傅之官，治节出焉。肝者，将军之官，谋虑出焉。胆者，中正之官，决断出焉。膻中者，臣使之官，喜乐出焉。脾胃者，食廪之官，五味出焉。大肠者，传道之官，变化出焉。小肠者，受盛之官，化物出焉。肾者，作强之官，伎巧出焉。三焦者，决渎之官，水道出焉。膀胱者，州都之官，津液藏焉，气化则能出矣。凡此十二官者，不得相失也。"（《素问·灵兰秘典论》）当然，先哲们在此基础上，更以四时五脏阴阳以统领全部中医理论，则是自然而然的事情了。

2. 至道在微，变化无穷

《素问·灵兰秘典论》谓："至道在微，变化无穷，孰知其原。窘乎哉，消者瞿瞿，孰知其要。闵闵之当，孰者为良。恍惚之数，生于毫厘，毫厘之数，起于度量，千之万之，可以益大，推之大之，其形乃制。黄帝曰：善哉！余闻精光之道，大圣之业，而宣明大道。"

人之形神无时无刻不在变化之中，变化的形式在"微"。这里的"微"，有变化值微妙无穷和形质之细微无尽两层意思。无疑，"微－形"变化包括物质与意识、结构与功能、时间和空间等多重变化。从微到形，变化是始终存在的——体内小到细胞－分子的更新或者所思所想的变化——此刻的你亦早已不再是一秒钟之前的你，此为"至道在微"。

微之变化无穷是十二脏相使之原，是中医个体化治疗之本，也是学好中医须"神而明之，存乎其人"之因。所以，先哲们对生命之原的"微-形"变化，是对人类认识能力永远的考问，成为生命科学不竭的源泉。生命科学发展到今天，人们的视角已从人体组织器官到细胞-分子，从基因到量子生命科学。

中医学称人是一小宇宙，笔者认为哪怕微小到一个细胞同样也是一个"小宇宙"。"量子相干"理论即体现出道之形与神、结构与功能状态的统一。《素问·宝命全形论》称"道无鬼神，独来独往"也同样强调的是神。

"大道至简"与"至道在微"是一个问题的两个方面。先哲们在《黄帝内经》中所构建的医道知识体系，始终并处处都体现出既至简又至繁的一幅景象，既提纲挈领又不厌其烦地反复叮嘱，何以后人却总是难得其要呢？

（八）道有三必："必应""必验"和"必彰"

如何理解"道"的本质、意义及其标准？先哲们给出的答案是道有三必："必应""必验"和"必彰"。

《素问·气交变大论》谓："帝曰：善。所谓精光之论，大圣之业，宣明大道，通于无穷，究于无极也。余闻之善言天者，必应于人，善言古者，必验于今，善言气者，必彰于物，善言应者，同天地之化，善言化言变者，通神明之理，非夫子孰能言至道欤。乃择良兆而藏之灵室，每旦读之，命曰气交变，非斋戒不敢发，慎传也。"对于象之"天为阳，地为阴；日为阳，月为阴。行有分纪，周有道理，日行一度，月行十三度而有奇焉"的宇宙之道是无可争议的，一气之太极之阴阳也好，气之四时之五脏也罢，诸如此类，无非是先哲们启迪人以医道本于天道而已。所以，《素问·五常政大论》曰："故治病者，必明天道地理，阴阳更胜，气之先后，人之寿夭，生化之期，乃可以知人之形气矣。"

既然道能"同天地之化""通神明之理"，古今先哲都充满了对宇宙和生命的敬畏之情，这是自然而然的。如刘完素《黄帝素问宣明论方》谓"医道通玄，非神机不得其秘"，王士雄《归砚录》称："故曰为医如为相，用药若用人。医道微矣，非绝欲无私，通神于微妙之乡，穷理尽性，研几于幽明之极者，不足以传也。"

（九）道之表征：道以象数

道以"象"和"数"来表征，是《周易》特有的一种思维方式，以卦象、爻象为思维出发点和先验模式，以取象、运数的思维方法，通过事物之间"象"和"数"的联系来解释客观世界此事物与彼事物的联系。撰写《黄帝内经》的先哲们，显然受到了《周易》象数思维的影响，大量运用《周易》的象数思维，利用阴阳五行理论，创立了中医藏象理论，建构出中医理论体系，使中医学拥有了强大的生命力。如：

"夫数之可数者，人中之阴阳也。""天地阴阳者，不以数推以象之谓也。"（《素问·五运行大论》）。"天地之至数，始于一，终于九焉"（《素问·三部九候论》）。

古人精研象数者众多，五运六气被认为是中医学的特色学问。《素问·六节藏象论》谓："不知年之所加，气之盛衰，虚实之所起，不可以为工矣。"《素问·六元正纪大论》谓："故知其要者，一言而终，不知其要，流散无穷，此之谓也。"刘完素深研此理，著有《素问病机原病式》，提出："易教体乎五行八卦，儒教存乎三纲五常，医教要乎五运六气，其门三，其道一，故相须以用而无相失，盖本教一而已矣。若忘其根本，以求其华实之茂者，未之有也。"今人李阳波精研象数之学，在其《运气学导论》一书中，以象为基础，以易、道、太极、阴阳、五行、八卦、河图、洛书为模式的唯象思维，提出了"阴阳术数构系"，自认为既超过了西方皮亚杰的"发生认识论"，也超过了美国爱因斯坦的"广义相对论"。至今仍有部分学者乐此不疲地深研此道。基于这种认识，有人以出生日、出生地等进行推算应用于医疗保健，别有趣味，可惜常易走进偏执。

（十）道之长传：诵→解→别→明→彰

医道无穷，所以医道之传有五个层级：诵→解→别→明→彰。"诵"为入，"解"为知，"别"为用，"明"在理，"彰"在新。明而彰，彰而明，理论创新与临床应用交互向前，不断完善与发展，进入新的层次与高度。

"黄帝坐明堂召雷公而问之曰：子知医之道乎？雷公对曰：诵而颇能解，解而未能别，别而未能明，明而未能彰，足以治群僚，不足治侯王。愿得受树天之度，四时阴阳合之，别星辰与日月光，以彰经衡，后世益明，上通神农，著至教，疑于二皇"（《素问·著至教论》）。

为医者，不仅要掌握"医术"，更要把握"医道"。唯有知医道者，方可以长久。医道乃是天文、地理、人事三知的大成，"夫道者，上知天文，下知地理，中知人事，可以长久"（《素问·气交变大论》）。正因如此，古人学医，非在多临床、多读书的基础上多悟道不可，即便如此，由于医道"玄机奥妙，圣意幽微，浩浩乎不可测，使之习者，虽贤智明哲之士，亦非轻易可得而悟矣"，古往今来投身于中医事业的人无数，而真正悟出其要道者又有几人？

（十一）养生之道：道贵常存

自古以来，人们对生命的质量与长度的追求永无止境，对此，先哲们提出了养生之道，认为"谨道如法，长有天命"，"无道行私，必得天殃"，"故要修养和神也。道贵常存，补神固根，精气不散，神守不分，然即神守而虽不去，亦能全真，人神不守，非达至真，至真之要，在乎天玄，神守天息，复入本元，命曰归宗"

（《素问·刺法论》）。指出养生要注意稳固节省精气神，而不要使其耗散。"上以治民，下以治身，使百姓无病，上下和亲，德泽下流，子孙无忧，传于后世，无有终时"（《灵枢·师传》）。具体包括两个方面：

1. 得道者长寿

《素问·上古天真论》谓："昔在黄帝生而神灵，弱而能言，幼而徇齐，长而敦敏，成而登天。乃问于天师曰：余闻上古之人，春秋皆度百岁，而动作不衰，今时之人，年半百而动作皆衰者，时世异耶？人将失之耶？岐伯对曰：上古之人，其知道者，法于阴阳，和于术数，食饮有节，起居有常，不妄作劳，故能形与神俱，而尽终其天年，度百岁乃去……愚智贤不肖不惧于物，故合于道。所以能年皆度百岁而动作不衰者，以其德全不危也。"

先哲们所推崇的养生之道是："帝曰：夫道者年皆百数，能有子乎？岐伯曰：夫道者能却老而全角，身年虽寿，能生子也。黄帝曰：余闻上古有真人者，提挈天地，把握阴阳，呼吸精气，独立守神，肌肉若一，故能寿敝天地，无有终时，此其道生。中古之时，有至人者，淳德全道，和于阴阳，调于四时，去世离俗，积精全神，游行天地之间，视听八达之外。此盖益其寿命而强者也，亦归于真人。"（《素问·上古天真论》）这些对于"真人""至人""圣人""贤人"的不同境界的描述，虽然含有某种神话色彩，但可以看出《黄帝内经》对于人在治身境界上的差异以及人的修身治身的重要性的看重。

对于普通人来说，只要遵从圣人的教诲，顺从天道，慎养其身，便至少可以避免疾病的产生，"夫上古圣人之教下也，皆谓之虚邪贼风，避之有时，恬淡虚无，真气从之，精神内守，病安从来"，"夫天之生风者，非以私百姓也，其行公平正直，犯者得之，避者得无殆，非求人而人自犯之"，可见，知不知避，知不知养对于确保个体生命活动健康运行来说是极为重要的。

2. 失道者多病

中医养生重视对道的遵守，如南朝梁·陶弘景《养性延命录·教诫篇》中说："人常失道，非道失人。人常去生，非生去人。故养生者，慎勿失道。"

《素问·四气调神大论》提出："春三月……春气之应养生之道，夏三月……夏气之应养长之道也，秋三月……秋气之应养收之道，冬三月……冬气之应养藏之道。"并谓："夫四时阴阳者，万物之根本也。所以圣人春夏养阳，秋冬养阴，以从其根，故与万物浮沉于生长之门。逆其根，则伐其本，坏其真矣。故阴阳四时者，万物之终始也，死生之本也，逆之则灾害生，从之则苛疾不起，是谓得道。道者，圣人行之，愚者佩之。从阴阳则生，逆之则死。从之则治，逆之则乱，反顺为逆，是谓内格。"

（十二）结语

综本文所述"医道"，可知一个人要在有限的生命过程中掌握医道是非常困难的，诚如清·孟今氏在《医医医》所谓："医之为道，广矣大矣，精矣微矣，危乎危矣！举凡古今中外，学问事业，无有难于此者矣。名为卫生去疾之道，实不止于卫生去疾已也。盖合格致诚正、修齐治平之道，而一以贯之，且更有难焉者也。非探天地阴阳之秘，尽人物之性，明气化之理，博考古今，随时观变，汇通中外，因地制宜，而又临事而惟澄心定灵，必不能语于此。"

国医大师陆广莘老曾谓："中医学之道是养生治病必求于本为主旨的生生之道，是辨证论治的发现和发展人的生生之气，是聚毒药以供医事转化利用为生生之具，是通变合和谋求实现天人合德生生之效的健康生态的实践智慧学。"傅景华先生所说也富有深意："中医是医道。医道是生命之道，通于自然与社会之道……中医是天地人和通的大道，中医是神气形和通的大道。医道是生命之道，而且通于自然、社会之道。上医医国，中医医人，下医医病。中医是治人之道，而不仅是治病之学；中医是过程之道，而不仅是结构之学；中医是演化之道，而不仅是存在之学；中医是生命过程演化方式之道，而不仅是人体结构存在形式之学。"

只要有人之生命现象的存在，便总会被无数健康与疾病之难题所困扰。人类社会一路走到现在，各种文明、哲学、科学与技术乃至方术大行其道，而古典中医学理论却似乎陷入困境，其原因自然在于缺少真正明了医道之人，唯有此，中医理论才能有真正的突破。而突破，不是解释，而是向前，是向上，是向深，是向精，是向新，是超越，是引领，是开创。

恩师周仲瑛教授为首批国医大师、世界非物质文化遗产"中医诊法"代表性传承人，从事医教研工作几近七十载，称得上有"活人无数、著作等身、硕果累累、桃李遍天"之业绩，但仍然感叹"医道无穷"！绝非偶然，这与先贤们曾谓"不知医道之大，实能参赞天地之穷""医道必合天地人以论医，则医无剩义""不知医道通仙，自古记之，亦在乎人而已矣""是以医道，贵精思审处而自得之，有非语言所能尽也"，所见略同。

四、从辨证的不同视角谈治病求本

中医治病的主要特色是强调"治病求本"。何谓"求本"？从《黄帝内经》提出"阴平阳秘"是人体健康最佳状态，单对于"补偏救弊"是实现这一状态的有效途径而言，"求本"的实现路径是灵活多变的，应是在"审证求因"基础上进行"辨证论治"。

辨证论治，是中医学独特的诊断思路，主要是根据患者证候以及发病原因、病变过程、治疗情况等，运用中医学理论进行综合分析，探索疾病的病理变化，判断病变所在部位，明确病变主要性质，这是一种对"证候"进行本质属性归类的诊断过程。从认识论角度而言，"辨证论治"是中医实现"治病求本"这一核心目标从思维方式或认知视角的具体表达，是中医学特色的集中体现和精髓，是中医学临床诊疗的基本思路和方法。

尽管"辨证论治"一词的明确系统表述及形成共识是在新中国成立以后，但其思想在两千年前就已形成并一直为历代名医所践行。辨证体系的形成肇始于张仲景《伤寒论》的六经辨证，历代医家经过长期的临床实践经验积累，依据临床实际的需要，在不同的历史时期从不同视角、层次逐渐发展和完善。

（一）辨证论治源流

整体观和取象比类是中医学形成之初业已确立的一种直观、

便捷、有效的认知思维方法，这在《黄帝内经》中已反复表述与强调，但辨证论治方法的具体表达与应用则是首见于东汉时期的张仲景。

关于辨证论治的由来，山东张效霞教授认为张仲景所提出"随证治之"的实质就是辨证论治，但必须强调的是其"辨××病脉证"辨出来的是"病机"，而不是什么"证"或"方证相应"。这种解读，与本文所说以病机分析为核心的辨证论治是治病求本的一种实现方法类似，此正是不少研究者所忽略的。

后世医家，如宋·陈无择《三因方》提出"因病以辨证，随证以施治"；金·刘河间《素问玄机原病式》则重视病机，相机施方，属于病机辨证；元·朱丹溪将中医学概括为"脉因证治"；明·张景岳《景岳全书》谓之"诊病施治"，总结出阴阳为纲，表里、虚实、寒热为变的辨证方法，使中医诊治疾病的思路流程更加简洁明了；明·徐春甫《古今医统大全》提出"因病施治"；明·周之干《慎斋遗书》认为"惟见一证而能求其证之所以然，则本可识矣"而设"辨证施治"一节；清·叶天士《临证指南医案·崩漏》中有"辨证论治，仿佛已备"之语；清·徐灵胎《伤寒类方》则有"见症施治"之称；清·章虚谷《医门棒喝》首提"辨证施治"。由此可见，在古代文献中的辨证论治思想有症、证、病的不同表述，今人往往解释为古人常用的通假字所致，其实，如果立足于治病求本理念，则无须纠结于三者本意的异同了。

中华人民共和国成立以后，许多名老中医如任应秋、印会河、王绵之、汪幼人等将辨证论治的地位上升到是中医最主要特色的高度，并取得基本的共识，但到了20世纪80~90年代之后，随着人们对证的标准化、规范化及其本质的研究广泛开展，加上近年来老一批名医渐次仙逝，原本已达共识的基本概念内涵又再次陷入混用、滥用之状。

（二）中医为何要突出强调辨证论治

为了实现"治病求本"这一目标，必须进行"辨证论治"来实现，后者作为中医学一整套的理法方药诊疗体系，融汇在古今中医典籍之中。如清·叶天士《临证指南医案》中华岫云所说："医道在乎识证、立法、用方，此为三大关键，一有草率，不堪司命。往往有证既识矣，却立不出好法者，或法既立矣，却用不出至当易好方者，此谓学业不全。然三者之中，识证尤为紧要。若法与方，只在平日看书多记，至于识证须多参古圣先贤之精义，由博反约，临证方能有卓然定见。若识证不明，开口动手便错矣。"吴仪洛《本草从新》则言："夫医学之要，莫先于明理，其次则在辨证，其次则在用药。"所言道理皆一。

在笔者看来，首先是要着眼于"辨"，辨的内容是"证"，证的表征是"证候"而其内涵却是"病机"，辨证的目的是"论治"，辨证之后要着眼于"论"，也即通过病机分析，确立病机要素之间的标本主次、轻重缓急，为"治"（包括治法、选方、用药等环节）服务。

辨证的"辨"，源于中国传统文化中重视"辨"、善于"辨"的东方思维。如《礼记·中庸》所谓"博学之，审问之，慎思之，明辨之，笃行之"。之所以要"辨"，在于先哲们认识到万事万物不仅复杂而且多变，《老子》所谓"道可道，非常道"，《孟子》所谓"观水有术，必观其澜"，强调的都是"活处观礼"。《素问》认为"神转不回，回则不转"，指出了时间和生命的不可逆性；《脉经》谓"百病根源，各以类从，声色证候，靡不赅备"，因此，面对疾病病机演变过程的复杂性，中医必须会辨、善辨。喻嘉言倡导"先议病，后用药"，"议病"的过程正是辨证的过程。

对于辨证的"证"的内涵，笔者认可《中医学概论》（1958年第一版、1985年第二版，周仲瑛主编）的定义：证是综合分析了各种症状，对疾病处于一定阶段的病因、病位、病变性质以及邪正双方力量的对比等各方面情况的病机概括。显然，这一表述指出了"证"当做依据证候（症状、体征）或证据所获得的病机而言，证与病机二者实为"一意两表"。

因此，所谓辨证，就是依据症状、证候、证据（包括微观的病理及实验室的理化检查结果）进行病机分析的过程，这与《素问·至真要大论》曰："谨守病机，各司其属，有者求之，无者求之，盛者责之，虚者责之，必先五胜，疏其血气，令其调达，而致和平，此之谓也。"所指本质上是同一含义。目前学术界有不少人仅仅把"证"突出为证候或证型，遂令"证"的内涵歧义纷呈。

（三）古今不同中医辨证方法述评

辨证论治之"辨"的方法与效果，显然与医者立足于不同认知视角或思维方式有密切关系，由此，古今名医形成了各自不同的辨证切入点，如八纲辨证、脏腑辨证、经络辨证、气血津液辨证、六经辨证、卫气营血辨证、三焦辨证和病因辨证等，不同的辨证方法具有各自的适用范围和特点，并相互补充。

1. 传统中医辨证论治方法

由于不同的生存条件及历史、文化背景，疾病谱随之不断变化，历代医家根据所见疾病的不同特征，从不同的视角认识归纳证候演变的共性规律，分别形成了八纲、脏腑、病因、气血津液、六经、卫气营血及三焦等多种辨证方法，并在长期的医疗实践中发展深化、相互补充，又因各自适用范围、涉及内涵不同而各成一独立的辨证体系。

但是，正因这些多种辨证方法并存，而疾病证候又复杂多样，加之医者水平、学术流派等影响，对同一疾病的辨证分型各有不同。因而传统的辨证方法使证候分类繁多，无法统一，难以掌握，容易机械、僵化，难以体现中医辨证之"圆机活法"个体化治疗的特色和优势。如何评价此前已经形成的传统中医辨证方法？笔者认为：

（1）八纲辨证

八纲辨证是指对阴阳、表里、寒热、虚实四对纲领性的证候性质进行辨别的一种辨证方法，是各种辨证方法的总纲和基础，其他辨证方法都或显或隐的包含了八纲辨证内容，是对疾病病性、病位从宏观视角层次上的整体把握。

八纲辨证之意最早隐含于仲景以降的古代许多名医著作之中，其说则由张景岳、程钟龄等人明示，其中张景岳认为八纲之中的阴阳为纲中之纲，更多的名医尤以重视对虚、实、寒、热四纲之辨。

八纲辨证的视角是从整体上把握病证的基本属性，因而具有普适性——其他辨证方法皆含有此意。但对于八纲辨证的切入点，见仁见智，如有人喜欢首先把握阴阳，有人喜欢首先把握虚实，也有人喜欢首先把握寒热或表里，其实都不矛盾，难点在于从某个切入点入手之后能否进一步从不同层次全面而系统地把握病性。

（2）六经辨证

六经辨证是以太阳、阳明、少阳、太阴、少阴、厥阴作为辨证纲领，多用于外感伤寒的辨治过程中，也可用于内伤杂病的辨证。

六经的概念源于《黄帝内经》，但"六经辨证"则由张仲景所创，是历来中医学诸多辨证方法中最具争议的一种，尤其对六经辨证的六经所指为何分歧多多，如有认为六经为《黄帝内经》中的经络之经，也有人认为六经系指病类或系指病证之分野及部位或系指六经气化等。且不谈古代百余名医家对六经内涵之争，现代伤寒名医诸如刘渡舟、陈亦人、裘沛然、姚荷生、万友生、熊曼琪、李培生、胡希恕、李克绍、郝万山等之间的观点也各不相同，但这些争议，并未影响其临床疗效，可见不同辨证方法不过是中医辨证过程中切入点的视角不同而已，所谓"医者意也"，无需对其过分强调统一，也永远无法统一。

无疑，以六经为切入点把握病证，是医圣张仲景给于后人一种崭新而完整的"治病求本"视角及其运用方法的示范。无论外感内伤，在把握六经不仅不能离开经络学说，还必须认识到六经作为一个整体，不能将六经中的任何一经割裂开来单独对待抑或陷入六经之中而不能自拔，同时还必须着眼于阴、阳、虚、实、寒、热、表、里之八纲，还必须兼顾于脏腑甚至卫气营血或三焦，多层次进行辨析病机之演变，才能提高临床疗效。

（3）脏腑辨证

脏腑辨证是以脏腑的生理、病理为基础，辨别证候所在的脏腑部位及其病变性质，理论基础是藏象学说，属病位辨证，尤其适用于内伤杂病的辨证。

《黄帝内经》《金匮要略》都已有脏腑辨证之意，华佗《中藏经》首次从脏腑虚实寒热进行辨证，孙思邈《备急千金要方》也按五脏六腑虚实寒热分列方药，张元素《医学启源》《脏腑标本寒热用药式》以及钱乙《小儿药证直诀》则对脏腑辨证的理法方药进行了细致的论述。这一辨证方法之所以仍为目前《中医内科学》所沿用，在于《黄帝内经》中的四时五脏阴阳作为理论核心，以五脏统领辨证思路有其理论基础。

近几十年来，一方面，中医内科领域对于脏腑病证的分类方法见仁见智，最代表的当属脑主神明还是心主神明，至于诸如痹证、汗证、痰饮、癌病等难以归属于某一脏腑范围，其不足似也显而易见。另一方面，对于五脏是否各有气血阴阳也是学术争议的重点之一。对此，在笔者看来，如能回到气为一元，五脏是由人体一气所分，而有五脏之气这一基本原理，那么，每一脏气必各有其特点，是否一定将每一脏气都分为气血阴阳，则没有再强调统一认识的必要了。

无疑，脏腑辨证的前提是立足于藏象学说，而后者是基于解剖脏器概念基础上的人体整体功能分类。一方面，五脏是一个有机联系的整体，《黄帝内经》还另将人体分为十二脏腑，所谓"凡此十二官者，不得相失也"，所以以五脏为切入点旁及六腑、肢体经络、五官七窍的辨证视角，必须进而深入到脏腑的阴阳气血津液及其虚实，才能从整体上把握病证的真正本质。另一方面，尽管有先天之本为肾、后天之本为脾胃、君主之官为心、疏泄之官为肝、华盖之官为肺之别，但五脏之间相生相克的关系实际上是相互的而不是孤立的，如以某一脏腑作为切入点的一种视角，仍然需要在此基础上旁及他脏，否则背离了五脏一体藏象学说的基本原理。如不少学者倡导"从某脏论治某病"的思路无疑容易陷入孤立地看待一脏一腑与某病的线性思维。

（4）病因辨证

"求病因"自然是治病求本一种必要的视角。

病因辨证是以中医学病因理论为依据，辨别导致当前证候的原因，主要分为外感六淫（疫毒）、内伤七情和饮食劳逸及外伤四个方面，属病因与病机相结合的辨证方法。严格地讲，病因辨证并没有独立成为辨证论治体系之一，而是融汇到其他辨证方法之中。这是因为，治病求本除了要求特别关注病因外，更多的还关注人体自身正气的强弱及其对病因的各种反应，尤其是虚实双方不断变化的过程中所呈现出来虚实主次及其演变过程中的种种状态，对于这种状态变化的把握称为"审证求机"，此即《黄帝内经》所谓"谨守病机，各司其属，有者求之，无者求之，盛者责之，虚者责之，必先五胜，疏其血气，令其调达，而致和平，此之谓也"。

在临床上，尽管有时把握疾病的初始病因非常重要，但很多情况下辨证论治的关键在于针对过程病机尤其是当前病机，周仲瑛教授早年称之为"第二病因"。不少研究者将中医的病因与病机两个概念混称，或把中医所说的病因与西医所言病因概念混称，其实二者既有同又有异，因此要求在临床应用时需要灵活对待。

（5）气血津液辨证

人体由气血津液组成，探求病证过程中气血津液的变化是一种不可忽略的视角。

气血津液辨证是运用气血津液理论辨识疾病证候的方法，涉及气、郁、痰、瘀等病理因素，气虚、血虚等病性，也有气分、血分等病位内涵。其中的痰饮水和瘀血既是病理产物，又可作为病因作用于人体产生病理变化，属病理因素即病机范畴，与病因辨证有相通之处。

气血津液辨证通常隐含在其他辨证方法之中，最早以朱丹溪治疗杂症最为善用，丹溪将内伤杂病统一到六郁之中，气血津液的郁滞为核心，又有痰湿食郁结或兼寒或兼热或寒热错杂之别，今人秦伯未、颜德馨、章真如等老中医也曾倡导之。

（6）卫气营血辨证

与六经辨证来类似，另一种可用来判断病证深浅、病机演变的视角是卫气营血辨证。

卫气营血辨证是叶天士创立的一种论治外感温热病的辨证方法，温热之邪侵袭人体，由表入里，由浅入深分卫、气、营、血四个病理阶段，多用于外感温病的辨治过程。《外感温热篇》云："温邪上受，首先犯肺，逆传心包，肺主气属卫，心主血属营。""大凡看法，卫之后方言气，营之后方言血。"有部分伤寒家认为这种辨证方法属于无稽之谈，应该属于六经辨证的部分内容，也即认为仲景之伤寒包括了温病范围，温病学派只是伤寒之一节，其本质上并非矛盾。

近六十年来的部分名老中医发现诸如乙脑等多种外感热病并非按卫气营血规律传变，有径直表现为卫气同病者，有始终都无营血病变者，进而否定叶天士所创这一辨证方法。其实，张仲景也好，叶天士也好，其所处时代尚没有现代疾病诊断的客观条件，六经辨证、卫气营血辨证更多的是在中医视角下对多种疾病演变过程中的共性特征的提炼与总结，没有必要对卫气营血辨证与六经辨证方法孰优孰劣进行无休止的争论，不能用今天的疾病诊断对号入座而"厚今薄古"。

（7）三焦辨证

如果说卫气营血辨证是由表及里判断病证深浅的方法，那么从上而下来判断病证深浅则是另外一种视角。

三焦辨证是吴鞠通将外感温热病的证候归纳为上、中、下三焦病证，用以阐明三焦所属脏腑在温热病过程中的病理变化、证候表现及其传变规律的一种辨证方法。《温病条辨·中焦篇》云："肺病逆传则为心包。上焦病不治，则传中焦，胃与脾也。中焦病不治，即传下焦，肝与肾也。始上焦，终下焦。"其源流散见于金元医家和明清数家文献之中，叶天士、吴鞠通等将之独立出来，由于其间的逻辑关系尚显不足，所以多被后世医家诟病。在笔者看来，关于"三焦"之是否有形无形并不重要，重要的是通过"三焦"这一特色概念，能够更好地把握五脏六腑一体和气血津液一体的整体观。

以上脏腑、六经、卫气营血、三焦辨证的内涵实际上均主要涉及病位概念，是以病位角度为切入点。当然这个病位并非西医解剖学意义上的病位，而是属于"取象比类"中"类"的范围，是有形与无形统一于一体的病位概念。无论采用何种辨证方法，都应进一步深入从病性、邪正及气血津液等不同层面把握，方能实现"治病求本"之目的。

2. 现代中医对辨证论治方法的探索

近现代以来，许多名老中医一方面对传统中医辨证方法进行了有效的传承——如人们至今对六经辨证的研究方兴未艾，但同时也从各自角度对辨证论治方法进行了许多探索。

（1）王永炎：证候要素辨证

20世纪末，王永炎院士带领团队对中风的辨证方法进行了大量研究，至2001年撰写"开拓创新，在21世纪攀登中医药科技高峰"一文中，首次提到"证候因素"概念（其后有时也被简称为"证素"），认识到"任一证候都是由若干证候要素和证候要素靶位组合而成"，进而提出了30个基本"证候要素"，其后又提出"证候"具有"内实外虚、动态时空、多维界面"特征的精辟概述。并认为本质上讲，证候因素研究的是证候（症状＋体征）的临床分布规律，藉此来确立证候类型（证型），即所谓"应证组合"，认为通过多种途径和方法寻找对证候要素具有诊断意义的症状或症状组合是建立基于证候要素的辨证规范的必要环节。

（2）朱文锋：证素辨证

2003年，朱文锋教授在发表"创立统一的辨证方法与体系"一文中，首先用到"辨证的基本要素""辨证要素"的表述。2004年初，北京香山科学会议中，在有关专家的建议后直接简称为"证素"。认为中医每个证名都是由证素相互组合而成，"证素辨证方法"分19个病位证素、31个病性证素、五官专科病位9个和其他9个待确认的证素，进而组成若干个规范证名，对相应证候通过半定量分别赋予分值，以达到计量辨证（由计算机辅助系统自动计算实施）的目的。

仔细推究王、朱两家有关"证素"概念术语，其内涵似多属病机术语。可见，以证为切入点的研究，带来新的问题之一是使人们对证候、证、证型与病机甚至病因之间关系的认识与应用出现新的歧义，今人梁茂新、王强、陈士奎等对此已有异议。

（3）其他

20世纪50~60年代，近代名医秦伯未先生重视"审证求因"，创"十四纲要辨证"。所论病因除了六淫、七情之外，还包括人体正气和病邪两方面，内含总计包括"风、寒、暑、湿、燥、火、疫、痰、食、虫、精、神、气、血"十四纲。显而易见，其纲中包含病因与病机、外感与内伤不同层次的内容，每个纲里又提出主症和兼症，对每个主症又列出相应治法方药，结合八纲中寒热虚实的偏盛偏衰论治。由于其对脏腑辨证涉及不多，且十四纲的纲要性不强，故作为临床辨证论治体系而言，其不足是显而易见的，所以该说并未得到广泛推广应用。

同期，方药中教授提出"五步法辨证论治"，包括"脏腑经络定位，阴阳气血表里虚实风火湿燥寒毒以定性，必先五胜，治病求本，治未病"。此外，黄柄山先生则提出"14项虚实辨证法"，包括"气虚、气滞、气逆、血虚、血瘀、血热、出血、阴虚、痰饮、湿邪、阴盛、阳虚、阳盛、阳亢等"；成肇智提出将病邪归纳为14种：风、热、湿、燥、寒、滞气、瘀血、痰、水、积食、燥屎、结石、虫、毒，特殊者为燥屎、结石，这些方法是对秦伯未先生"十四纲要辨证"的完善，但依然存在问题。

进而，欧阳锜先生在《证治概要》中将辨证内容分为三型21项，第一型为五气（风、湿、燥、寒、火）为病，第二型为脏腑（心、肝、脾、肺、肾、胃、胆、小肠、大肠、膀胱）主病，第三型为邪留（瘀、水、痰、饮、虫、食）发病，主张将"三型21项"构成网络进行辨证。张震在"中医辨证规范化"中则将辨证内容分为三类："核心证候"包括虚、实、寒、热、气、血、阴、阳，"病位证候"包括心、肝、脾、肺、肾等，"基础证候"包括阴虚、气虚、血虚、阳虚、气滞、气逆、血瘀、湿热、痰浊等。此两家，皆旨在从整体上建立辨证论治体系，较之于前述几家，似有更大的实用与推广价值，但却始终处于"一家之言"的学术位置，可见新学说推广应用之难度。

3.周仲瑛教授构建病机辨证新体系

周仲瑛教授上秉家学，中宗中华人民共和国成立前后老一批名老中医经验，在近七十年的临床、教学、科研的辛勤耕耘过程中，逐步感悟到最具中医特色的辨证论治原本是一种机圆法活的思辨技能，但如今却难以与辨证标准化、规范化、量化等要求合拍，虽然已经制定多种病证的诊疗标准、指导原则、指南、路径，却不能求得共识，较难在临床执行实施，值得人们反思、共商。

多年来，周仲瑛教授在长期的医教研过程中，一直苦苦思索：如何能够使辨证论治的思路与方法变得"活化"，既"简单""实用"，"执简驭繁"应对各种急难病证，并又可使学习者较快"登堂入室"？

进而，周老由《素问·至真要大论》"病机十九条"得到启示，认为"审察病机"是辨证论治的前提，"谨守病机"则是论治必须遵守的原则，提出既往不同辨证方法的共性在于把握病机，辨证应首重病机分析，抓住了病机就抓住了病变实质，治疗也有了更强的针对性。从病机层次解析中医辨证过程，符合中医临床辨证思维认识过程。

在此基础上，周仲瑛教授回顾自身临证实践，反复质疑，逐渐感悟到若能应用病机理论指导辨证，既能反映病情的复杂多样性、个体性和辨证的灵活性，又可执简驭繁，以免陷于僵化的固定分型思维，达到活化辨证的目的，充实、完善和发展中医学理论，由此萌生了以病机为核心构建辨证论治新体系的设想，其总体思路"以病理因素为纲，以脏腑理论为基础，以病机证素为条目，以症状体征为依据，以病性病位为核心，以多元辨证为内涵，以活化辨证谋创新，以提示治则为目的，真正体现辨证论治的灵魂"。具体病机辨证方法可见本书"周仲瑛教授构建病机辨证网络思想钩玄"一文及《中医病机辨证学》一书。

（四）小结

由于疾病和证候的复杂多样，加之医者水平、学术流派等影响，对同一疾病的辨证方法和辨证分型各有不同，致使证候分类繁多，无法统一，容易机械、僵化，未能充分体现中医辨证的"圆机活法"和个体化治疗的特色与优势。因此，应重视在传承和临床实践的基础上谋求新的理论创新，更好地服务于临床。

回顾以上辨证论治理论与方法的形成、发展与探索过程，深深感到：近现代以来，中医学所面对的临床问题已有显著变化，西医学对疾病本质的认识与中医对证候的认识既有相似的价值所在，同时也能够和必然对中医辨证论治理论与应用有所充实、有所补充和更加完善，40年前部分学者开始提出"微观辨证"，即寓此意。进而，更有学者提出可以将实验室理化检查结果纳入"广义证候"之中，或有提出"从态论治"，或提出"态靶因果"临床辨治方略，其意义也不言而喻。

在笔者看来，由于视角不同而形成的各种辨证方法在临床应用中各有其针对性和兼容性，今后应在继承各种传统辨证方法优势的基础上，融多元辨证为一体，以病机为主线提炼形成更为实用、灵活、综合性强的辨证方法，自能活化辨证，起到由博返约、由繁至简、提纲挈领的作用，藉此可提升应对复杂难治性疾病的诊疗能力。强调病机在辨证论治中的核心地位，对于真正领会中医学的原创思维和认知方法，有效指导临床实践，促进中医学术发展有着极为重要的理论意义和实用价值。

五、审证求因有关概念及问题探析

与"辨证论治"一样，"审证求因"也是基于中医"治病求本"理论衍生出来的概念之一，是近代中医在古代中医先贤智慧的基础上凝练而成共识。周仲瑛教授等人 20 世纪 60~70 年代进一步提出"审证求因"的本质是"审证求机"，强调以病机分析为核心进行辨证论治。几十年来，行业内始终有人对"审证求因"的内涵有很多曲解，乱象丛生。本文结合近年来有关学术争鸣相关典型案例，对其中部分内容进行阐析。

（一）"审证求因"与"治病求本"理论源流

中医的病因学说主要包括如六淫、七情、饮食、劳倦和先天禀赋等在一定条件下引起人体脏腑组织气机的失调（包括紊乱和不足），如《素问·举痛论》认识到："百病生于气也，怒则气上，喜则气缓，悲则气消，恐则气下，寒则气收，炅则气泄，惊则气乱，劳则气耗，思则气结，九气不同，何病之生？"强调的是内外诸因比如"九气"可导致人体气机失调而产生疾病，强调的是临证要辨证论治、治病求本、审证求因。

1. 辨疾病状态之气化

《素问·至真要大论》则认为："夫百病之生也，皆生于风寒暑湿燥火，以之化之变也。"治病首先要"必伏其所主，而先其所因，其始则同，其终则异"。所谓"以之化之变也"，先哲们认识到百病皆生于六气，但不仅六气并非外感六淫中的六气概念，而是通过"取象比类"，把全部人体疾病状态中的各种证候表现用六气概念来表述，强调的是六气之间具有从化、转化而传变的过程，因而也就有了"六气标本所从不同"的疑问，进而自然引出六气从化之标本规律的探讨："是故百病之起，有生于本者，有生于标者，有生于中气者，有取本而得者，有取标而得者，有取中气而得者，有取标本而得者，有逆取而得者，有从取而得者，逆正顺也。若顺逆也。故曰，知标与本，用之不殆，明知逆顺，正行无间，此之谓也。"

把握六气从化标本的意义，先哲们认为"夫标本之道，要而博，小而大，可以言一而知百病之害。言标与本，易而勿损，察本与标，气可令调。明知胜复，为万民式，天之道毕矣"，并且"不知是者，不足以言诊，足以乱经"。

至此，可以明白的是把握六气胜复之标本，即可把握人之健康、亚健康和疾病状态时气化异常的基本规律所在，也可明白此"六气"非自然界之六气，而是先哲们取象比类思维的具体应用，是对人体健康与疾病状态时病气的一种分类，明乎此，也就容易理解审证求因的本质就是审证求机的道理所在了。

2. 究患病最根本之因素

《素问·三部九候论》提出："必审问其所始病，与今之所方病，而后各切循其脉。"《素问·疏五过论》提出："凡欲诊病者，必问饮食居处，暴乐暴苦，始乐后苦。"《素问·调经论》则云："夫邪之生也，或生于阴，或生于阳。其生于阳者，得之风雨寒暑；生于阴者，得之饮食居处，阴阳喜怒。"指出致病之因为邪，并将其分为阴阳两类。通过这样全方位的探索，才能全面、细致、迅速地掌握疾病真正的原因，从而给予正确的治疗。

3. 求病机以知犯何逆

《伤寒论》提出中医治病要"观其脉证，知犯何逆，随证治之"。强调在审证求因的同时更要注重病邪传变及病机转化，即充分体现出"审证求因"恒动变易的思维特点，这与《黄帝内经》提出要把握标本胜复的治疗原则是一脉相承的。进而，宋·陈无择的《三因极一病证方论》提出"凡治病，先须识因，不知其因，病源无目"，分为内、外、不内不外三类。在此基础上，后世金元刘完素在"五运应五脏主病"的基础上详阐"六气"病机，李东垣创新"百病皆由脾胃生"病机，朱丹溪注重"阳常有余，阴常不足"和强调气血痰食湿火等"六郁"病机，明清如张景岳提出病机中的病性之阴阳虚实寒热表里之识证八纲，吴又可阐发疫气病因、叶天士阐述温热卫气营血传变规律、薛雪突出湿热病机、吴鞠通详阐病证三焦传变规律等，皆旨在通过寻求病机所在以知犯何逆。

综上，中医学"审证求因"的基本内涵，是指当前病证的产生必有其根本的原因，这个原因实是指"病机的变化所在"。病证的证候虽然繁乱复杂，也必有其主次真伪可辨，这些病证客观的外在表象，在临诊中可以通过四诊、微观与宏观、辨证与辨病相结合等手段，并对其加以综合分析，找出疾病在某一阶段的病变本质，有针对性地进行施治。周仲瑛教授将此过程称为"审证求机""审机论治"。

如此，中医病因病机理论形成的脉络清晰明了地说明：疾病的产生必有其根本的原因，病机的变化也有其关键所在，病证的证候虽然繁乱复杂，也有其主次真伪可辨，在疾病的发生发展过程中，必然或产生一些与其相关的症状与体征，这些客观的指征是疾病外在的现象。在临诊中运用四诊和辨证辨病相结合的手段，并对其加以综合分析，找出疾病在某一阶段的病变本质，这就是"审证求因，治病求本"的关键所在。

（二）"审证求因是一种逻辑悖论"吗？

曾收到团队一篇博士论文外送盲审的反馈意见，评审人提出两点意见："一是所谓病机辨证概念存在逻辑缺陷；二是审证求因是一种逻辑悖论。"

对于前者，博士论文作者希冀表述的思想是"辨证的关键就是病机分析"，或者说依据四诊信息通过司外揣内、司内揣外、取类比象等方法进行病机分析，从而进行辨证。这一表述突出强调的是辨证论治过程中"病机分析"的重要性，体现中医的整体、动态特色，而不是"分证型论治"。但评审人却把"辨证"与病机的动态变化对立起来而认为二者不能混谈，显示博士论文表述不清或评审人没能认真仔细评阅；对于后者，评审人反复提出证型确立之后不必进行求因，并作为举例来说明前者的表述。想必评审人作为某中医药大学的博士生导师，其认识具有一定代表性，即古今不少学者对中医理论许多概念存在模糊认识的客观事实。

评审人称"审证求因存在逻辑悖论"，认为既然已经确立了"证"何必再去"求因"？而应该是先"求因"，然后才能确立"证"，再然后才能确立治法用药。果真如此吗？

1."审证求因"之"证"并非"证型"之"证"。

近几十年，许多学者的论文和多种教材都已形成较为统一的认识，大致把"审证求因"的内涵做了界定，并约定俗成。如孙广仁教授主编的《中医基础理论》即明示："审证求因是指中医在整体观念的指导下探求病因，除了解发病过程中可能作为病因的客观条件外，主要以临床表现为依据，通过收集、分析病证的症状、体征来推求病因，为治疗用药提供依据，亦称辨证求因，为中医探究病因的主要方法，也是中医病因学的主要特点。"吴荣祖等许多学者也撰文指出："所谓审证求因，即应用四诊为手段，收集患者临床所表现的各种证候（反馈信息），并对其进行综合分析，再作出判断以推演病因，为进一步修正治疗提供依据。"

简而言之，"审证求因"的本质是依据证候进行病机分析，其中的"证"当是指证候／证据而言。

2. 明"证"之后仍需求因

假设按评审人所理解"审证求因"之"证"是"证型"之"证"、"因"是病因之"因",就不需要再进一步"求因"了吗?

众所周知的例子是当通过各种四诊信息确立患者存在"血瘀证",并非只要采用活血化瘀法就能够解决全部问题,而是要进一步分析血瘀形成的原因,是气虚而血瘀?或火热煎熬而血瘀?或寒凝而血瘀?或阴虚而血瘀?或痰湿久羁而血瘀?或气滞而血瘀?同时,还要分析血瘀之所在,血瘀在何脏何腑、何经何络?否则活血药物的选择必然没有针对性。又如,临床确立患者为"肝气郁结证",是否就可以通过疏肝解郁法治疗而取得疗效?显然不能,此时不仅需要了解患者肝气郁结之"因",采取包括心理疏导、移情易性等方法,还要了解肝气郁结之兼夹(对此,王旭高治肝三十法论述颇详),否则,也不会有很好的疗效。

进而言之,同样确立了某证之后,如果不分析其形成该"证"的原因及其兼夹和转化,既不针对原因这个"本"来施治,又忽视其兼夹和转化这个动态变化来用药,疗效肯定难以取得最优化!

临床上,某些形成"证"的"初始病因"有时可能成为影响疗效的关键环节。名老中医孟景春老曾提出:"治疗上强调辨证论治,这是中医特色在治疗学上的反映。但在实际临床工作中,单纯注重这一点,有时是不够的,还应重视引起疾病的原因,从原因进行针对性的治疗,才能取得良好的效果。这可称谓审证求因的治疗。"孟老举《近代中医流派经验选集·范文虎医案》说:"近代名医范文虎治慈黔某君,年四十余,患寒热,缠绵年余,遍服中西抗疟药无效(此时的"证"是已经明确过了的)。诊时病者严闭窗户,时盛夏犹着棉衣,诊时奉以香茗,饮之觉有异香。诊时细询病情,并问及香茗何来?告曰:此茶系自制,每年荷花开时,以上好茶叶实荷瓣中,晚置晨收,使经露十余宿,然后阴干，密藏。已嗜此数载，非饮此不甘也。处方以蜀漆散与之。翌日，即以上好葵子数斤，专足送至病家，且曰：以此为佐药，每日可细嚼数枚，灵丹再奉。半月后，其人自来门诊，曰：君真神人，服君药后，经年宿疾，一旦霍然，不复需灵丹矣。笑谓之曰：君已服灵丹而不知也。君病实由露茶作祟，因荷叶露清凉阴寒，那堪久服葵花向阳而开，其子得太阳之精气，以阳攻阴，病岂有不愈者乎！病者叹服，相与大笑。"

古今临床所见类似的病案很多，与疾病有关的患者饮食习惯、生活起居环境等都有可能成为辨证论治的关键因素，而一旦改变这些关键因素或予以相应治疗，往往能够实现"效如桴鼓"。例如，过敏性疾病的证很容易确立，但经过辨证施治而罔效时，应充分考虑是否与其居住环境、饮食、情志等所致的过敏原这一原始病因未除有关，此时徒辨证不求因，弊端良多！

3."审证求因"所指究竟如何？

综上，中医学所说"审证求因"的本质当是"必伏其所主，而先其所因"，仲景所谓"观其脉证，知犯何逆，随证治之"正是要求临床不能固定分型论治而是要"知犯何逆"，前一个"证"是言"证候"，后一个"证"是言"证据"（病因、病机、病势等）。

因此，"审证求因"之"审"当是指搜集四诊信息，"证"当是"症候、证候/证据"而言而非"证型"，也有作者称之为"审症求因"，其中的"因"则是指"病机"（主要是指当前病机，也包括"初始病因"），其中的"求"是指分析（通过取象比类、司外揣内或司内揣外）。

在笔者看来，临证之际至少需要分析五个方面：一是患者所具有的证候是怎么形成的——其初始病因是什么、最初证候如何等？原始病因是否还存在？二是除此患者所表证候之外，还有哪些隐含未述的证候？三是这些证候出现在怎样的季节、年龄或疾病状态下？四是这些证候当前的内在病机如何（如邪正虚实、病位、病性、病理因素等）？五是疾病将有哪些发展方向即病机转化或病势如何？就大多数情况而言，针对当前证候状态的病机分析最为重要，如同样由于感受风寒所致咳嗽，在治疗上未必都需要解表疏风散寒，而是要分析患者当前是否仍以风寒为主要矛盾，还是已经入里化热、化燥、化湿等不同变化。抑或由风热痰湿、外寒里饮等变化。这涉及中医"从化"理论，涉及体质特征、病邪性质、治疗用药等因素所指的病机转化，此正是本书"复合病机网络"概念提出的缘由所在。

（三）中医病因、病机、辨证论治等相关研究存在问题

长期以来，中医理论中的不少概念在应用和理解上存在"各家学说"、见仁见智。如果说古人由于历史时代的局限如学术交流沟通渠道所限尚可理解，现代中医（有国家行政因素的支持和各种各样的学术研讨与期刊专著的迅速沟通）如果长期仍然不能厘清中医理论中的基本概念内涵问题，则是贻害多多！

1. 证、病机、证候、症、病等概念术语混称

关于"证"，古有与"症"通用，本义当为证据、证验。《中华大字典》载"证"的含义有8项："告也，验也，证也，谏也，则也，候也，质也，病证也。"

如前文已述，当代中医学将"证"的概念约定为"证是机体在疾病发展过程中某一阶段的病理概括（包括病变的部位、原因、性质以及邪正关系），反映出疾病发展过程某一阶段的病理变化的本质"。显然，这一定义指出了"证"当做依据证候（症状、体征）或证据所获得的病机，但这一概念其实把"证"与"病机"二者的关系置于"一意两表"的境地，可能正是造成后来中医基本概念术语混用的源头。

尽管20世纪80年代前后中医学术界对"证、症、病"内涵的界定已经基本定论，但多年来在于大量学术论著中对"证

候""证"与病机等概念的混淆仍然普遍存在。陈士奎教授"关于证及证候等概念规范化运用问题的讨论"、梁茂新"现代中医学基本概念逻辑矛盾剖析"等对此都有深刻阐述。如陈教授直言：新世纪全国高等中医药院校规划教材《中医基础理论》对"证"的解释为："证，即证候，是疾病过程中某一阶段或某一类型的病理概括，一般由一组相对固定的、有内在联系的、能揭示疾病某一阶段或某一类型病变本质的症状和体征构成。证候是病机的外在反应；病机是证候的内在本质。……如风寒感冒、肝阳上亢、心血亏虚、心脉痹阻等，都属证候的概念。"其问题是：①作为教材明确地将"证"解释为"证候"，成为"证"与"证候"不分的重要根源。②"病理概括"怎么会由"症状和体征构成"？③"风寒感冒、肝阳上亢、心血亏虚、心脉痹阻等"概念，均非由"症状和体征构成"，怎么又会"都属证候的概念"？随便翻开多年来的中医期刊、书籍，稍推敲便可发现其中对中医基本概念术语滥用的现状是触目惊心的。

此外，近年来经常又有人提出"辨证论治"的种种不足，强调"辨病论治"的必要性，从其论证依据来看，也每多是对证、病、症、病因、病机等内涵的曲解。其实，疾病诊断信息完全可以融入辨证的具体内容之中。

在笔者看来，前述"证素"相关研究与辨证分型论治思维相近，本质上是研究者试图将临床病证中的复杂性通过若干要素揭示其规律性和可操作性，置中医病机理论于度外，根本的缺陷在于忽略或背离了中医认识疾病的基本思维方式或原理，这种用相对静止的思维看待多变的临床病证状态现象，以还原论、线性思维来研究中医思辨性极强的病机变化过程，容易走向歧途。

2. 古今各家所说的"因"，往往是病因与病机混称

病因，是指中医视角下的引起病或证的原因，又称致病因素。病机，是指病或证发生、发展、变化的机理，包括病因、病性、病位、

病势、脏腑气血虚实变化及其机理。因此，"证"是对病因病机的理论抽象和再升华，"辨证"主要是对病因病机的辨识和理论概括。

病机一词源于《素问·至真要大论》，所谓"审察病机，无失气宜"和"谨守病机，各司其属"，这是最早中医学临床核心辨证思维的提出。其核心内容在于从宇观系统层次上称六气为"六元正气"，以天之六气与人身六气相通气化整体相关的理论为基础，是对天人相应整体时空系统关系的一种认识。蒋应时提出"诸如人体内六气、五脏化五气等论述或理论，就是一种从外在宏观现象类推人体内微观运动的认识或直觉"。正因为此，才有了"天之六气与人身内之六气相通，气化出入存在着升降相因、阴阳相错、高下相召等同气相求的动态联系"，才有了"气相得则和，不相得则病，从气化来认识人体生理与病理不同侧面的运动变化的一种整体气化相关论"。也才有了以六气为核心，提出"六气标本，所从不同""夫百病之生也，皆生于风寒暑湿燥火，以之化之变也"，构架了中医病机"从化"理论之肇端。

据此，恩师周仲瑛教授早年撰文提出"审证求因"本质上是"审证求机"，并在几十年来主编《中医内科学》教材的过程中，始终力主把病因和病机分开讲解，但至今看来仍然有人对此存在模糊认识——些教材主编重新又将其混合表述，可见中医学理论的复杂性、模糊性，至今许多的中医学基本概念在中医科研、中医教学、中医学术过程中尚难以统一认识，不少所谓的学术创新研究做了几十年到头来却发现最原本的基本概念内涵存在先天缺陷。

笔者认为，中医学理论中的病因、病机与证的关系，原本就是一种具有思辨性质的特殊因果与逻辑关系，绝非自然科学框架中还原论的因果与逻辑关系，包括何为现象何为本质在内的盲目追求"证的本质研究"，多年来的中医科研中往往使人深陷其中而不能自拔，其理恐怕就在于此！在此基础上，不少中医行业外科研人员匆忙据此开展相关研究，所获得的研究结论难以指导临床实践，造成事实上的墙上芦苇或空中楼阁式的科研成果。

3. 辨证论治不等于辨证分型论治

在此需要特别指出的是，近代人们常说的"辨证论治"一词，其内涵已被许多人误解为"辨证分型论治"，更有甚者，认为仅仅是指一病分为三五个证型论治。目前业已形成的若干重大疾病的中医或中西医防治指南大都继续沿用此路，而对每个证型所选代表方之后需要如何进行多种细致的随证加减及其思路与方法则不顾，致使连临床指南都与临床实际脱节的窘态。这些都与古典中医学的本来面目相去甚远，由此造成的中医学术异化现象令人"怵目惊心"！

进而言之，古人学习中医，主要是通过师承过程中的学习背诵经典文献和临床实践。现代中医学高等教育，首先系统学习的是近代中医名家把古今多种经典文献从不同角度、不同层面进行分解、提炼、分类和系统化了的现有各种版本的教材，这是从 20 世纪 50~60 年代开始的一批中医大家所做出的历史性贡献。但其不足也随之显现出来，除了不同教材编写者对中医学基本概念术语和思维方法理解及编写方法各异外，如在代表性的《中医内科学》以及其他临床各科的教科书中都是把某病（中医病也好、西医病也好）分成三五个或七八个证型，这原本是教学过程中给予学生的"一招一式"，就如同学习太极拳时的"分解动作"，真实的临床则是不同动作招式之间的灵活组合，随证治之。书上所写证型，严格地讲应该属于对病机进行细致分解与刻画的类型。但这却被不少教师和学生误解为"辨证论治就是辨证分型论治"，看似仅仅是增加了"分型"两个字，但却使得以个性化为主要内涵的"辨证论治"，在无形之中演变为以有限的几个证型应对复杂多变的临床病证，辨证的"证"异化成"证型"。

正因此，才有了多年来各种各样的由此造成的区别于古人的学术问题争论，才有了消渴等病证的辨证分型不符合临床实际的困惑。然而将之归咎于现代中医学院教育的失败，显然是有失公允的。笔者认为，辨证分型论治思维对中医辨证论治理论所造成的影响是巨大的，成为背离古典中医药原理的主要根源。

辨证论治被公认为是中医的特色或优势，但有人提出辨病论治更重要，其实，这是对辨证与辨病关系的误解。其实，如果将其中的"证"的内涵理解为"证据"，那么，辨证论治也就包括了辨病论治。古人所说的"病"与当今西医疾病诊断所说的"病"实非同一内涵，古人所说的"同病异治""异病同治"放在当今西医疾病诊断诊断的前提下，其内涵已经悄悄地发生了偷换概念的异化。

在笔者看来，古今已有各种辨证方法，其共性都是从不同视角进行病机分析，都没背离《黄帝内经》"谨守病机,各司其属""必伏其所主,而先其所因"之旨而采取相应治法及选择相应方药，区别的是切入点、侧重点、着眼点不同，因而各有其适应范围，从病机分析的角度审视这些不同的辨证方法，其共性则是不出病因、病性、病位、病理因素和病势几个方面，"病机辨证"概念的提出正是基于此——寓有强调以病机分析为前提的辨证论治。

4. 中医概念术语中应用中有关问题举例

概念是指基于事实、事件、特性、感知信息，进行分类、推理和抽象出来的知识，当某个符号或语词能够代表具有关键特征的一类事物的全体时，可称这个符号或语词为"概念"。"术语"则是代表或者标记"概念"的一个符号，与"概念"相比，"术语"以其简练成为概念重要传递形式之一。

在中医学文献阅读过程中，经常发现不少作者对其研究中所提出的科研假说或对中药复方功效的归纳、表述存在不完整、不准确、以偏概全、所指不明、想当然、缺乏逻辑等问题，令人生疑。

（1）科研假说中的逻辑混乱现象

多年来，中医领域也有不少学者提出了新的中医理论假说，如："证候为特定症状组合的一群功能基因的异常表达"假说、"肾阳虚证本质"假说、急性冠脉综合征"络风内动"假说、"瘀毒致变"与急性心血管事件假说、糖尿病肾病"微型癥瘕"病理假说、糖尿病肾病"肾痿"假说探讨、脂肪肝"气虚痰毒"病机假说、中医藏象实质细胞生物学假说等，大致可以反映出当今中医科学研究的整体面貌。本文仅举两例，"就事论事"，从学术研讨的本意以分析之。

例一："瘀血生风"假说

研究者通过发现高血压、眩晕、中风、震颤等有风邪表现的病证都有血瘀证存在的依据，从而得出"瘀血生风"假说。从表述逻辑看，"瘀血生风"假说的本意当是指先有瘀血再有风的产生，但研究者通过从中风病治疗过程中的活血药物的频次很多就认为反证了该假说，实在有欠斟酌难以自圆其说，此种论证似有偷换概念之嫌。

瘀血究竟能否生风？传统中医的内风主要是指肝风，中医有"凡风皆归肝"之说。盖肝为风脏，因精血衰耗，水不涵木，木少滋荣，故肝阳偏亢，内风时起。《素问·至真要大论》言"诸风掉眩皆属于肝"，内风又与火热炽盛、血虚阴亏等有关；"血之与气并走于上"之气血逆乱也可生风，如眩晕、昏厥、抽搐、震颤、麻木、口眼㖞斜等。一般而言，"瘀血生风"多是间接生风，如：瘀血化热，热极生风；血瘀阻络，气机郁滞，化热生风；血瘀化燥伤阴而生风等。朱丹溪谓"湿土生痰、痰生热，热生风"，临床上，如高血压、眩晕等日久导致中风，实际原因不止于血瘀本身，而是风阳、痰热、阴伤等多因素并存，尤其是气机逆乱所致。

推而言之，自然界中"风"的形成，尤与气机逆乱有关，夏天热极能生风，寒冬亦能生风，气逆、气虚皆能生风。明清之前的中医学文献虽有活血化瘀法的具体应用，但很少谈及血瘀病机理论，强调血瘀病机是由多种原因所致的一种疾病状态，祛除这些原因血瘀自除。及至近现代，几乎任何动物模型都存在血液黏稠度、微循环的异常，以至于"凡病皆瘀"——全然不顾此"瘀"是因是果——活血化瘀能治百病，几乎颠覆了传统中医学理论。

例二："虚损生积"假说

研究者基于"血瘀为积之体，虚损为积之根"的认识，提出"虚损生积"假说。问题是：中医所谓"虚损"概念的本意是"正虚"吗？若是，其"虚损"／"正虚"的内涵究竟如何？"正虚"是否一定能够引起肝纤维化？是何脏何腑何虚？其所谓"扶正"，究竟扶的是什么正气？气虚？阳虚？阴虚？血虚？津亏？积就是瘀吗？积证只需化瘀而不管痰、湿、毒等邪气持续存在的事实吗？在肝纤维化形成和加重过程中"正虚"与"邪实"关系如何？

中医所谓的虚损又称虚劳，是由多种原因所致的脏腑阴阳气血严重亏损、久虚不复的多种慢性衰弱病证的总称，可见于多种难治性慢性疾病过程，出现各种虚损证候或恶液质状态。《诸病源候论》曰："夫虚劳者，五劳七伤六极是也。"《金匮翼》云："虚劳，一曰虚损。盖积劳成虚，积虚成弱，积弱成损也。虚者，空虚之谓。损者，破散之谓。"《医宗金鉴》云："虚者，阴阳、气血、荣卫、精神、骨髓、津液不足是也。损者，外而皮、脉、肉筋、骨，内而肺、心、脾、肝、肾消损是也。"《杂病源流犀烛》云："虚者，气血之虚。损者，脏腑之损。虚久致损，五脏皆有。"可见，虚损虽病状繁杂，但其最终都表现为脏腑组织之阴、阳、气、血、营、卫、精、津、液生理功能的绝对或相对不足。但对肝纤维化、肝硬化而言，其"虚"往往未必达到"损而不复"之状态，其"损"也多有程度轻重的不同，尤其目前已经证明肝纤维化甚至早期肝硬化是有可能逆转的，岂不自相矛盾？且肝硬化中晚期更多的是表现为邪实正虚并见，这与"虚损"本意不尽相同。

研究者采用冬虫夏草、黄芪、桃仁、丹参、五味子、松节等六味药物被认为是"扶正化瘀法"治疗肝纤维化肝硬化，实际上是针对已经形成的肝纤维化、肝硬化当前病机或证候状态而言，并非因补虚而阻断、截断癥积的形成。所谓"血瘀为积之体"大抵是无异议的，但"积之体"何止只有血瘀？痰湿、气滞、血瘀都必然伴随于积的全过程，既有血瘀则必有痰湿瘀滞。所谓"虚损为积之根"，根者，源也，其意无疑是指"因虚损而导致癥积"，但临床上，肝硬化之"正虚"实乃邪气所伤，正虚与纤维化的形成与加重几乎是同步出现，癥积实乃包括血瘀在内的痰湿瘀诸邪郁滞。试想，如果形成癥积的初始原因未除（如毒物、湿热、痰阻之类），癥积只能越来越重。假若在慢性肝炎早期尚未有肝硬化就开始积极补虚，是否就可以阻止肝硬化的形成了呢？显然不是，典型的例子是：酒精性肝损伤者如不去积极戒酒（酒精多被中医认为属于湿热、毒邪），即使泡在补虚扶正药罐中也阻挡不了肝硬化的逐渐形成和加重。

虽然张洁古有云："养正积自除，犹之满坐皆君子，纵有一小人，自无容地而出。"此说为治癥积重视扶正法提供依据，为后世多位医家所引用。但"养正积自除"本身并未明示积聚之成因于虚损，只是强调了扶正虚之重要性。对于前人将正气比作君子、邪气比作小人，叶天士认为"满坐皆君子，纵有一小人自无容地而出"与现实状况不符，历代朝中岂有腐败之小人仅仅通过道德、人格、信仰教育就可以羞而自行改过自新者？

从逻辑上而言，"虚损生积"中的一个"生"字，显然当是指先有"虚损"，再有"癥积"，即"虚损"为因"癥积"为果，这与临床实际并非一致。如此研究思路，模糊了病因、病机、病证之间的逻辑关系。本质上，传统中医常说的审证求因、审因论治的"因"主要是指病机而言，尤其是当前病机病证而言。

（2）方剂功效表述的逻辑混乱现象

在中医文献中，经常有"从某某法治疗某病""用某某方（汤）治疗某病"的标题，但细究其方药构成，则非仅此法或仅此方，出现名不符实、词不达意、以偏概全的问题。

有位著名老中医曾撰写"调气活血法治疗113例萎缩性胃炎（CAG）疗效观察"，从标题而言，首先给笔者的印象是应当是依据气血双调而选药，但仔细查看其基本方乃由太子参、柴胡、黄芩、丹参、香附、徐长卿等组成，然后随证加减用药。显然这几味药物称为调气活血法并无原则上的缺陷，但如换作经方家则可能会称为和解法或小柴胡汤加减治疗CAG，也会有人表述为疏肝健脾活血法治疗CAG，或许也有人称为寒热虚实并重治疗CAG等，由此，带给学习者的学术指向的效果绝非相同。由此表明，目前中医学理论中的基本概念术语在逻辑上存在某些问题，值得引起学者关注。以下，另举案例以说明之。

举例分析一："扶正疏肝法治疗甲状腺结节50例临床观察"

【方剂组成】黄芪30g，白术10g，夏枯草30g，香附10g，连翘10g等。作者的方解是："黄芪益气扶正，白术助黄芪扶正益气，连翘、夏枯草有清热解毒、消肿散结之效，香附乃疏肝理气开郁之常用药，诸药合用共奏扶正疏肝之效。"

【分析】作者论文标题中只用"扶正疏肝法"来概括五味药物的总体功效，但在其分析中却也有"清热解毒法"，事实上，一般认为夏枯草是"清肝散结"作用的代表药，连翘是以清热解毒、散结消肿作用见长，这些作用在文题中均未显示。中医学"正气"的内涵丰富，一般认为精、气、血、阴、阳皆属正气范围。而"黄芪＋白术"两药能够"益气"以"扶正"，"扶正"二字过于宽泛所指不详。因此，作者以"扶正疏肝法"为题，以偏概全，容易误导读者。

举例分析二："补肾活血法对慢性肾衰竭的应用"

【方剂组成】黄芪 30g，熟地黄 20g，山萸肉 15g，茯苓 30g，淫羊藿 10g，川芎 6g，当归 6g，益母草 30g。

【分析】按中医约定俗成的认识，方中的黄芪、茯苓两药难以归属到"补肾"范围，熟地黄与淫羊藿的补肾作用各异，尚有四物汤去白芍则有滋阴养血和血之功，益母草不仅活血还能利水，因此，作者仅用"补肾活血法"概括基本方的功效，实乃差强人意。

举例分析三："补益肝肾法治疗轻型类风湿关节炎疗效观察"

【方剂组成】黄芪 15g，续断 12g，党参 12g，茯苓 12g，甘草 6g，当归 9g，川芎 6g，白芍 18g，细辛 6g，秦艽 12g，独活 12g。

【分析】这是一张"补益气血，调肝健脾益肾，祛风化湿、通络止痛"作用的复法制方。处方中虽然有补益肝肾之品，但整体上，黄芪、党参、茯苓、甘草之益气健脾，当归、白芍、川芎之养血活血，细辛、秦艽、独活祛风除湿之温通，皆功不可没，徒用"补益肝肾"四字难以概括其整体功效。读者或问六味地黄丸为补益肝肾的代表方，与该方治疗该病的疗效无疑是有差异的。

举例分析四："益气化瘀法延缓颈椎间盘退变研究"

【方剂组成】黄芪、人工麝香、川芎、青风藤、防己、人工牛黄。

【分析】研究者藉此方发表多篇论文，但反观该处方组成，益气化瘀不过是黄芪、川芎而已，其他四味药的关键功效未能显示，被作者忽略不计，且不说人工麝香和人工牛黄的作用难能忽视，仅青风藤和防己之祛风除湿通络止痛之功在颈椎病中的作用就绝对功不可没！若仅凭此论文标题，读者必将误解为颈椎间盘退变只要用有益气化瘀作用的中药就可以获效了，同样是概念之间的逻辑表述不清！

此外，新近看到一篇"从外感角度治疗抑郁症"论文，文中所举不过是用麻黄汤或合麻黄附子细辛汤加减治疗抑郁症而已，作者以为这些药物皆为外感药而有此种标题，遂致歧义，显然，如果作者将题目改为从太阳或少阴论治抑郁症，或某某方治疗抑郁症，大概不容易引起歧义，但从外感治疗抑郁症，无疑是混淆了外感六淫与内伤七情、审证求因等中医学理论中的基本内在逻辑关系。

（四）结语

撰写本文，使笔者又想起古人提出所谓"为工不知道，此诊不足贵"，而道的基本概念术语是应约定俗成的。《素问·五脏别论》就有"黄帝问曰：余闻方士或以脑髓为脏，或以肠胃为脏，或以为腑，敢谓更相反，皆自谓是。不知其道，愿闻其说"，岐伯的回答是："所谓五脏者，藏精气而不泻也，故满而不能实；六腑者，传化物而不藏，故实而不能满也。"这是对五脏六腑的内涵进行了界定，对"方士"的无稽之谈进行了纠正。尽管如此，由于《黄帝内经》各篇出自不同作者之手，其中一词多意、多词一意，甚至彼此矛盾者仍有不少，如《素问·阴阳应象大论》说肾"在窍为耳"，心"在窍为舌"。而在《金匮真言论》则说："南方色赤，入通于心，开窍于耳。"在《解精微论》则说："夫心者，五脏之专精也，目者其窍也。"

现代科学有一个基本认识：科学始于精确的概念，无论那一门科学，如若不掌握逻辑思维，就不可能从即使是十分丰富的经验材料的积累中，完成自身的"理论化"过程。《论语·子路》所谓："名不正，则言不顺。"概念的混乱、模糊使中医学理论缺乏严密的逻辑。多年来，人们一直在讨论中医学现代化，但如果连病因、病机、辨证、藏象与脏器等中医最核心的概念都始终存在认识混乱之状态，"三因学说"至今也难以有新的病因学说所取代，则完全可以悲观地讲：再过100年，中医学仍然停留在今天的水平，甚则异化的程度更大。尽管，中医学经典理论概念中的内涵及其间的逻辑关系往往带有经验与思辨特性，却同时能够经得起临床事实的检验，现代中医所提出的新假说、新概念，应最大限度的剥离其思辨属性，进入因果逻辑、理性思维世界之中，才有可能促进所谓中医学真正的现代化。

六、病证结合要在把握病机

近代西医疾病诊断学发展迅速，尽管目前临床有不少患者无论到多高级别的医院仍难以明确诊断，但毕竟，较之于古人眼中的"病"，其对疾病本质的认识还是进步许多。目前的西医疾病诊断对中医病证的预后、转归和疾病病机的认识自有其高妙之处，所以不可盲目排斥。几十年来，继"辨证论治"概念之后，中医界又形成了"病证结合"这一新名词，浏览一下多年来有关"病证结合"思路与方法的讨论，其中的观点多有歧义之处。

中医究竟应以怎样的视角和怎样的思维方法才能获得最佳的治疗效应？

笔者认为：无论是面对疾病还是面对证候，都应紧紧围绕病机进行辨治，唯有把握病机方能融洽辨证与辨病二者的耦合关系，彰显中医的特色与优势，正如张景岳所谓："夫病机为入道之门，为跬步之法"。曾有许多人问笔者："病机与证之间究竟是什么关系？"依据周仲瑛、孟景春共同主编的《中医学概论》（1983 年，第三版）有谓："证是综合分析了各种症状，对疾病所处一定阶段的病因、病位、病变性质以及邪正双方力量对比等各方面情况的病机概括"。表明"证"是指"病机概括"，因此，病机与证之间似乎有"一意两表"的关系，进而，病机的定义可以是立足于中医视角从整体观、动态思维对患者外在与内在、宏观与微观、时间与空间变化过程中所呈现的病理状态和病理变化本质的描述与概括。

（一）病证结合需要关注治疗目标与治疗效应

辨证是指从整体观念出发，把通过四诊方法得来的各种资料，运用各种理论和辨证方法，结合病人的具体情况并联系客观条件等各种有关因素，对疾病进行综合分析、归纳、推理、判断，进而作出对疾病某一阶段病情的综合认识。辨证是对疾病临床表现及其动态变化的综合认识，具有较强的个性，体现中医证、因、脉、治、理、法、方、药的系统性，在辨病较困难的情况下也可通过辨证取得疗效；辨病是对疾病本质和特异性的认识，有利于掌握病变发生发展的特殊规律，把握疾病的重点和关键，加强治疗的针对性，也有助于治疗无症状的疾病，避免单纯辨证的局限性。中医自身的病名诊断不完全与西医学之辨病治疗相同，既要针对某个病的共性及基本规律进行治疗，又要结合个体及不同证候分别处理。不同疾病在同证同治时，也应针对各个病的特殊性而区别对待。西医的病名诊断与中医的以症 / 证名病、据症辨证的思路可以相互补充。辨证治疗可补充辨病之不足，辨病有助于掌握不同疾病的特殊性及发展、转归，并结合病的特异性进行处理。但这种双重诊断只可并存，而不宜对号入座、生搬硬套。

目前患者求医治病，既有以获得疾病的治愈与好转或控制为求医目标的，也有以获得生存质量欠佳为目标，如虽然无病可辨但证候繁多或多病杂陈所致证候多端。有时经辨证论治证候得到改善但疾病反而加重，有时经辨病论治之后疾病相关指标改善但证候依然存在甚至加重等，由此需要关注的是治疗目标与治疗效应关系如何取舍的复杂临床情况。因此，提倡病证结合，将西医的疾病诊断与中医的病证诊断相结合，将辨病论治与辨证论治相结合是现代临床的客观需求，也是中医发展到现阶段的必然需求。

（二）如何深化"病证结合"模式

辨证论治是中医的主要特色与优势。虽然中医也有自身的"病"，通过四诊信息获得病证诊断依据，但辨西医疾病之"病"与辨中医概念上的"病"并非完全等同意义，不能互相替代。随着现代科学的进展，西医能够诊断明确的疾病日臻增多（40年前的疾病分类手册中就有上万种疾病了，少见疾病也有七千多种，未知疾病的数量尚无数据），目前的临床医生和广大患者多以治愈疾病为目标（但高血压、糖尿病、风湿病等要想治愈谈何容易！），临床疗效评价标准多依据相关疾病的诊治指南（指南内容给人以原则、路径和建议并由此带来规范），因此，基于西医疾病和中医辨证论治相结合的"病证结合"模式成为近年来学术关注究的热点之一。

一般而言，辨病多侧重于疾病病理变化全过程的认识，强调疾病固有的病因、病理变化规律；辨证侧重于疾病阶段病情状态整体的认识，强调不同机体的功能状态对疾病反应的差异性及其阶段性。前者关注的是疾病是否向愈，后者更为关注疾病过程中的证候（体现生存质量）是否改善，二者实质上属于纵横两种不同视角。临床如能够"以辨病指导辨证，以辨证充实辨病"，能够实现纵横两个治疗目标之间相辅相成，相得益彰。

近年来的"病证结合"模式通常"以病为纲，以证为目"。研究者认为"病"是基本矛盾，"证"是"病"的阶段性的主要矛盾，所以可以分为若干证型论治（也有提出基于病的方证相应）。笔者认为，中医辨病要求明确疾病诊断、病理变化、基本病机或疾病不同阶段的基本病机，并由此确立的相应治则、治法等。由于疾病轻重、急缓不同，某一疾病过程（包括疾病的某一阶段）中"证"的类型的多少并不固定，但其基本病机往往贯穿疾病的全过程或某一阶段，因此，通过疾病发病特点、临床疗效佐证和依据名医临床实践经验，或进行临床病机证素分布规律的流行病学调查等途径，可以确立疾病基本病机，进而确立疾病的基本治则、治法，可以指导临床，提高辨证论治的水平。保证疾病治疗过程中治疗的原则性和方向性，使辨证论治既能解决疾病现阶段的主要矛盾，又能兼顾疾病全过程的基本矛盾。

（三）如何把握"辨病"与"辨证"二者的关系

文献中有不少知名学者提出要"以病统证"，显然这是不现实的片面想法。

首先，"以病统证"思路难以应对临床患者处于"多病杂陈"状态的情况。许多患者同时罹患多种疾病，这些并存的疾病之间看似各自独立存在，但实则互相影响，轻重缓急、主次关系也受到多因素影响，因此，以一个病还是几个病来统证的思路存在严重缺陷，不具可行性。

其次，临床还有许多辨病诊断求因难明（有文献认为在两三千种常见病之外尚有许多疾病很难明确诊断），不仅有无病可辨的证，也有无证可辨的病，有时还须舍病从证，或舍证从病等。这都说明辨病论治与辨证论治二者是相对的互补关系，不能认为二者是必然的从属关系，辨病与辨证同等重要。

那么，临床究竟如何把握二者的关系？

一方面，如能在辨证的基础上把握疾病的本质属性及特征，有助于加强处方用药的针对性和准确性。无论是西医之疾病还是中医之病证，在可以"异病同治"的时候，不同疾病/病证的选方用药也常有异，如同样是肝气郁结证疾病/病证，性质不同未必都选用柴胡疏肝散；同样是湿热证，肝病之肝胆湿热常选茵陈、栀子、金钱草、垂盆草等，肾病之湿热则常选黄柏、六月雪、土茯苓、萹蓄、革薢等，胃肠病之湿热则多选蒲公英、黄连、苦参等，肺系疾病之湿热则多选鱼腥草、败酱草等。金寿山曾说："选药，不但要辨证，还要辨病。同样的证，病的性质不同，用药就有不同。"强调的是辨病有益于辨证选药。可见，明确疾病性质及其病机，对指导辨证论治确有重要意义。如果忽视辨病，见证治证，可能会辨证虽准，而用药无益于疾病，甚至药邪为害（如黄药子或生首乌一般已不适合已有肝细胞损伤者，含有马兜铃酸的中药一般不适合已有急慢性肾病者）。对于"无证可辨"之病也可得到较为准确的辨病论治，提高选方用药的针对性。

另一方面，除了对于不少患者无病可辨（指不能明确西医诊断）或多病杂陈状态下只有采用以辨证论治为主要方法外，即使对于那些诊断明确的疾病，若只见疾病不明病机之辨证，则会陷入一病一方／分型论治的僵化框框，无视同一疾病不同患者、不同阶段、不同兼夹等复杂情况的个性特征，疗效同样陷入平常。

既往，曾有不少研究认为辨证论治可能会不如辨病论治的疗效更好，其实，这种结论往往来源于研究者在设计方法中割裂了辨证论治与辨病论治二者的密切联系，目前大多数的临床研究课题都有如此缺陷，许多研究不过是辨证分型论治并且一方到底，未能因病机变化而更换治法方药，并且在病机相同、治法确立之后，有诊断性的选方用药也是影响疗效的关键环节却被人们忽视。

（四）"病证结合"模式的核心是"突破辨病论治／分型论治，把握基本病机"

笔者认为，围绕疾病／病证的基本病机，因机立法，复法制方应成为中医辨证论治主要方法。

"病证结合"模式主要适用于那些西医已经能够诊断清楚的常见疾病，过去几十年来，有关疾病指南多将一病分设若干证型进行施治（如慢性肝炎分为肝气郁结、肝郁脾虚、湿热中阻、肝脾血瘀、肝肾阴虚和脾肾阳虚证）。其缺陷是：所设立的若干证型之间的密切关联、兼夹与转化关系未能得到充分体现（如慢性肝炎即使辨为肝郁脾虚证，也需要加用清化湿热瘀毒之药才能提高疗效），这客观上使得以病分证型论治为特色的"病证结合"模式中的"证"陷入孤立、静止而表现为"方证不合"的尴尬境地，将一病分为若干孤立的证型，导致对疾病"基本病机"这一疾病全过程中的基本矛盾难以得到有效的针对性治疗。因此，经过多年的思考与临床探索，笔者提出在"病证结合模式中首重基本病机分析，采用病机辨证"新思路。

以"脑瘤"为例，脑瘤患者都曾经西医理化检查明确诊断，或经过手术、或放化疗等。脑瘤初起多以风痰瘀阻脑窍为标，"巅顶之上唯风可到"，肝肾亏虚，内风夹痰瘀阻滞脑窍，不耐痰瘀上干和浊邪害清，或加之"头为诸阳之会"，浊邪郁热、化火、风火相扇，因此，风痰瘀阻窍常易化热、酿毒，表现为风火上扰、郁热伤阴、瘀热阻窍、风痰瘀毒上蒙清窍等，皆可致清阳失用；肾主骨生髓，脑瘤之风痰瘀阻，其本在肝肾，肝肾亏虚，表现为清阳失养。病程既久，肾虚肝旺，内风暗动；若为年老体弱，或经手术放化疗等药毒所伤，则发展为气阴两虚，甚则脾肾两虚；"风善行而数变"，内风夹痰走窜，风痰瘀滞经络；"血不利则为水"，风痰瘀阻合并水毒阻窍；恶性脑瘤，尚有可见有癌毒走注，可见饮停胸胁、癌毒袭肺等变证；久病则多见气血阴阳俱损，呈现大虚大实状态。在这些病机变化过程中，其基本病机始终都是"肝肾阴虚、风痰瘀阻、清阳失用"。肝肾亏虚为本，风痰瘀阻为标，清阳失用为果，无论肝肾亏虚还是风痰瘀阻，甚至后期的气阴两虚等可导致清阳失用。由此可见，除非患者在某阶段出现特殊新的情况临时治其标，否则，对于本病的整个过程中都应紧紧围绕这一基本病机开展辨证论治。抓住了基本病机，也就有了针对疾病治疗基本方向。以基本病机为核心的治疗方向，依据病机证素中的标本主次、轻重缓急，在选方用药上有所侧重，并随病机兼夹、复合与转化特征而随机用药，使得疗效实现最优化。

（五）小结

在笔者看来，尽管中西医对疾病状态的认识的视角并不相同，但显然必有交叉或重叠，中医的某些疾病名称与现代西医疾病诊断大致相同者，比如感冒与上呼吸道感染、中风与脑血管意外、肺痨与肺结核、鼓胀与肝硬化腹水、噎嗝与食管癌等，但都不能画等号，西医疾病诊断的目标是细致到病毒、细菌或基因层面，中医则始终从整体上、共性上把握。如张仲景的六经辨证和叶天士的卫气营血辨证思想与方法，都并非针对某一具体疾病而言，而是针对某一类病证的共性而言。辨证与辨病论治如何有机地结合起来，要因人、因病、因证、因症而异，灵活把握。

病证结合模式应以病机理论为核心，吸收近代随着系统科学和复杂性科学研究成果，如人们逐渐认识到人体由复杂的分子网络构成，后者又有多维度、多层次。其中，复杂小网络之间具有自组织能力，使得健康人体的这种复杂分子网络处于整体上不断变化但始终有序的相对稳态，也即人体内部不同层次、不同维度的小网络之间始终处于时空上的和谐状态。据此认识，疾病则是由一种原因或多种原因造成了人体某些网络或网络节点及其联系间的异常，超出了机体自我修复至相对稳态范围的一种过程。在此过程中，当祛除这些原因之后或增加机体自稳功能或补充新的网络，都有可能促使机体恢复到也来的或新的稳态，则表现为疾病向愈或带病生存。当人体复杂分子网络崩溃之际也就是生命终止之时。

与西药不同，任何一种单味中药都可能由几十种甚至更多的分子组分，而中药复方的分子组分更为复杂。含有复杂中药分子网络组分的复方中药进入体内之后，无疑能够作用或影响人体自身的复杂分子网络。当这种外来相对小的分子网络作用于人体复杂的分子网络之后，同样可能启动人体自组织/涌现系统，使得病态的人体复杂分子网络得以修复至常态或处在新的相对平衡的分子网络状态。不同治法或不同复方中药对人体复杂网络影响的节点并不相同，但这或许就是中药作用的原理所在，并且这也为即使采用了不同治法的方药都有可能启动这种复杂网络间的自组织功能而使疾病向愈带来可能，中医临证制方时无论是"四两拨千斤"还是"重剂起沉疴"，亦或是"单方一味气死名医"，所实现的都是这种效果。

总之，无论西药还是中药治疗疾病的机制都可以用"网络 – 网络的修复"来阐释。但是，由于人体疾病分子网络及其状态和中药复方分子网络的构成都是极其复杂的，所以，采用由哪些组分构成的单味中药或中药复方所构成的分子网络能够修复或启动人体复杂网络的自组织功能，都是难以预测的。能够做到的则是从整体、宏观层面对其规律进行细致的刻画与把握，探寻其"可道"之处（即某些规律），进而实现最大限度提高临床治疗效应。无论是"方证相应"，还是"辨证论治"中的"有是证用是方"，其实本质上都是对这种"道"（规律）的探索。

至于开展病机辨证方法的研究，应在中医学原创思维方法指导下，突破传统中医学取类比象、司外揣内或依据四诊信息等辨识病证规律的某些局限，从传统的症候 / 证候层面深入到"广义证候（包括分子 – 细胞甚至基因层面在内的全部信息及其表征）"，以把握病机为核心，既可通过大样本人体健康与疾病状态的多层次、多维度进行集成大数据网络，并寻找其内在规律，又可以从整体观视角重点探求人体分子 – 细胞网络波动的规律，随着生命科学各个层次或领域的研究过程中所获得的不同理论、知识与信息模块的不断丰富，将其从时、空、量、域等层面进行凝聚，终将有必要汇集在完整的生物医学科学命题之中。

七、基于整体观传承和创新中医病机辨证新理论

重视病机理论研究对于中医学理论创新与提高临床疗效的意义越发被更多学者所重视，如何开展病机理论研究亦成为今后需要重点关注的课题。笔者认识到：尽管古今古典中医学著作汗牛充栋，但其基本病机理论知识原本是有限的，立足于经典中医学对健康与疾病状态的认知思维与方法，以服务于临床为目标，在全面系统梳理、精心提炼的基础上，自上而下，重新构建一种新的中医病机理论体系知识框架具有重要的学术意义。

为此，国医大师周仲瑛教授倡建"病机十三条"，在此基础上主编出版《中医病机辨证学》。为探讨其原理，笔者认为首先必须明确的是，中医理论自身内在固有并且先进的"道"，首先是整体观的认知思维，即中医学认识、把握世界万物、人体健康或疾病状态的基本思维方法是通过言气彰物，以气之天道统一认识人体之道，即"天人一体""时空一体"。在此基础上形成的各种辨证论治方法，本质上都是以"疏其血气，令其调达，而致和平"为宗旨。

1. 中医整体观基本原理：气为一元

中医之"气"，是《黄帝内经》以及后世全部中医理论知识体系中最为重要的概念。从气交、气立、气化、精气、元气、宗气、

卫气、阴阳之气、五脏之气、气血津液之气、经络之气，到六气、病气，以及正气与邪气等，其核心在于"气为一元"。只有明确"气为一元"理论的内涵、分类及其演变过程，才能更好地理解中医的"整体观"。

（1）人之本在于天地合气

先秦时期的哲学认为气是构成万物的本源，包括人在内世界一切有形的东西都来源于气。《荀子》谓："人有气，有生，有知，亦有义，故为天下贵也。"《庄子》言："人之生，气之聚也，聚则为生，散则为死。"《素问·宝命全形论》有"人以天地之气生，四时之法成""天地合气，命之曰人"。至北宋张载在《正蒙》中指出："凡可状皆有也，凡有皆象也，凡象皆气也。"认为气是一切独立于人类意识之外的客观实在的现象。

人与环境及其各自要素之间都是一个有机联系的整体，人的生、长、壮、老、已是一个连续的生命过程，一切生命现象包括人的形体组织和精神活动，都是构成人体的基本物质——气的运动的结果。如《黄帝内经》则把自然界凡是能发生变化的物质都加以气字，同时以阴阳、四时作为气的基本分类方法，如"清阳为天，浊阴为地"（《素问·阴阳应象大论》）"天地合气，别为九野，分为四时，月有小大，日有短长，万物并至，不可胜量"（《素问·宝命全形论》）。

（2）将气为一元论应用于中医学是古人最为重要的理论创新

气为一元，《周易》之太极图即寓含此意，气一分为二而有阴气、阳气之分。据此景象，也可以一分为五，而有五脏之气。也可一分为六而有精、气、津、液、血、脉之气。也可以有一分为六，而有六经之气化。

后世中医学对人体健康与疾病状态的认识，从生理到病理，从辨证到论治，从中药药性到中药治病原理与应用方法等，本质上都是以气的相关理论为核心，中医学的其他概念术语皆是对气的进一步细化、分类与分解。

气为一元论，强调的是天人一体、时空一体的认识世界的整体观，是从气本源论或本体论的角度阐明了整个物质世界的统一性，即由气产生的宇宙万物是由共同的基质构成的，宇宙之时间与空间的变化不过是万物之气的变化而已。天地万物俱秉一气，自然之气与人体之气以"同类相从、同声相应、气同则合"的方式相感、相应，不仅将人与大自然联系成一个有机的整体，也是中医采用草木药石治病的原理所在。

（3）对不同形神之"气"的细致刻画而有气的不同概念

根据一身之气的来源、组成、分布、功用等来划分，中医有真气（元气）、宗气、营气、卫气、精气、血气、水谷之气、五脏六腑及经络之气等不同。《灵枢·决气》谓"余闻人有精、气、津、液、血、脉，余意以为一气耳"。

真气由先天之元气、后天之吸入的清气组成。依据真气的分布部位不同而有不同的名称，如在上焦者称宗气，在中焦者称中气，在下焦者称元气。营气是由水谷精微之精华部分化生，为运行于经隧或脉中的气，与由水谷精微之悍烈部分化生而运行于脉外的卫气相对。一身之气分布于脏腑经络即为脏腑经络之气，脏腑之气是活力很强、运行不息的极精微物质，含有巨大的能量，是推动和调控脏腑功能活动的动力来源，此气常以功能形式表现出来，其状态则以相关脏腑功能的盛衰与否来判断。

如果人体一元之气不足，则称为气虚。《黄帝内经》所言"气虚"的含义有真气虚、宗气虚、脏气虚等不同。如或言"恬淡虚无，真气从之""真气者，所受于天，与谷气并而充身也"，又言"气海不足，则气少不足以言""贯心脉而行呼吸"，又或言"气虚形虚""形弱气虚""形不足者，温之以气，精不足者，补之以味"，又言"气虚身热，得之伤暑""气虚者，寒也""身体日减，气虚无精""所谓气虚者，言无常也"。此外还言"气虚者，肺虚也……余藏皆如此"，由于五脏化气入经脉，阴经经气贯入五脏，且"阴受气于五脏"（《灵枢·终始》），故脏气虚时，藏精起亟不足，阳气则往往有余，此正《素问·方盛衰论》所谓："此皆五脏气虚，阳气有余，阴气不足，合之五诊，调之阴阳，以在经脉"。这些"气虚"所指不一，显示除气为一元之一身之气外，其他所言具体之气则有其具体层次与具体内涵，换言之，"气虚"有广义和狭义之别。

值得注意的是，中医理论中各种"气"的内涵，在概念逻辑上仍有许多亟待解决的问题，如孙广仁教授举例人们对于精虚、血虚、津液不足、气虚、阴虚、阳虚等"六虚"所指如何尚有商榷之处。

（4）气化论是"气为一元"的理论核心

气化是指气的运动变化，基本形式是升、降、出、入。

《素问·举痛论》提出："百病生于气也。"后世医家常把此"气"是指自然界之六气亦或是人体之病气混为一谈。其实，除外感六淫能够引起人体气化异常外，内伤七情等各种因素都可引起人体之气化异常，气化过度或气化不及，精气神、气血津液、五脏六腑经络之气升降出入紊乱或过胜或不足或障碍，都可导致疾病。《黄帝内经》强调既要"司外揣内"，又要"司内揣外"，取类比象。《素问·至真要大论》谓"夫百病之生也，皆生于风寒暑湿燥火，以之化之变也……审察病机，无失气宜，此之谓也"，其中所言六气，并非病因而是病机，是人体患病之后邪正交争过程中呈现出来的一种疾病状态，是以自然之六气比类人体之病象。前人据此建立了气化论的疾病观，人体之气与自然之气一样，气化正常则为生理，异常则为病理，并且都具有《素问·五常政大论》所言"化不可代，时不可违""无代化，无违时，必养必和，待其来复"等特点。

中医养生与论病，都要遵从"各从其气化也"之道，其理在于"气为一元"。《素问·六微旨大论》开篇即有："夫子数言谨奉天道……天之道可得闻乎？……此因天之序，盛衰之时也。"更有谓："气有胜复，胜复之作，有德有化，有用有变，变则邪气居之。""夫物之生从于化，物之极由乎变，变化之相薄，成败之所由也。故气有往复……出入废则神机化灭，升降息则气立孤危。故非出入则无以生长壮老已，非升降则无以生长化收藏……"细致揭示和刻画了生命之气升降出入的基本规律在于气的升降出入无器不有，同一层次的气可相互渗透，相互转化，相互通应，相互影响。同为一气，异常的盛衰变化又可以导致疾病，而表现为"病气"。

（5）以"气为一元"理论指导临床辨证论治

以"气"为思维视角进行辨证论治，通常依据气化理论。如《伤寒论》所言乃六经气化，藏象学说所讲乃脏腑气化。刘完素以气化立论，倡导五运主病和六气主病，并重视"玄府"和水火升降说，李东垣以脾胃为人体气化之中枢立论的同时还重视风之肝气在气化调节过程中的关键作用，朱丹溪从"万物同此一气"领悟到"故气开亦开，气浮亦浮，气降亦降，气沉亦沉，人与天地，同一橐籥"而有气血痰郁诸论，孙一奎把气化的动力归结为人身命门所藏之原气，张景岳发出"行医不识气，治病从何据……所以病之生也，不离乎气，而医之治病也，亦不离乎气，但所贵者，在知气之虚实，及气所从生耳"的感叹，黄元御把"一气周流""气郁为病"作为六经气化的基本生理和病理特征，缪希雍临证重视气机升降而有降气以降火等法，叶天士娴熟应用脾升胃降等脏腑气化理论于临床……诸贤皆悟出"气为一元"之医道，用之于临床皆能效验。

2.以"气为一元"为核心进行辨证论治的视角多种多样

古今中医辨证论治方法多种多样，尽管思维视角或切入点可以不同，但要回到气为一元之整体观则为相同，不同辨证方法之间是并列而非从属关系，但可以交叉活用。

（1）以"气分阴阳"为视角进行辨证论治

人体之气的气化，首先是阴阳二气之间的矛盾运动，这是采用两分法认识人体之气的属性，着眼于探讨对立双方的动态变化规律，既包含了形式逻辑又体现了辩证逻辑的思维方法，是古今东方先贤认识宇宙和人体并将之应用于指导临床实践最多的一种思维方法，寓含中国古代文化中的"执两端"思想。《易·系辞》有"易有太极，是生两仪，两仪生四象……"，阴阳和合之象乃为一元之气。

《伤寒论》中所寓八纲辨证方法，即是对《黄帝内经》阴阳学说上升到逻辑思维的形式，后世将其理论与临床结合，确定了八纲辨证的规范和六经气化理论的具体应用程式。如张景岳提出首辨阴阳两纲，再辨寒热虚实表里六纲，即寓此意。阴阳与气的关系是认识论与本体论的关系，既然气分为二则为阴阳，当然也可以为寒热或虚实，若按气在人体所处部位的深浅而言，则可以分为表里。

阴气与阳气共同成为人体之一气。由于人体之"气"又可细化分类为多个层次的具体之气（狭义之气），每个层次都有阴阳之分，所以五脏之气有五脏阳气与五脏阴气之别，如将一身之气分为"精、气、血、津、液"，则其中的气（狭义的气）属于阳，精、血和津液则属于阴。如从形与神两方面解读人体，则形属于阴，神属于阳。由于阴阳之间具有互根互用、互相转化等关系，因此，临床在应用阴阳学说进行辨证和论治过程中绝不能只顾其一端。当然，人体生命的标志在于有阳气，有了阳气才有了生命力，重视阳气自然是必要的，但如因此置阴气而不顾，也非真正理解气为一元、气分阴阳的本意所在，其实质是背离了整体观。

广义之"气"包括阴气和阳气，气虚应该是阴阳二气俱虚，或者以某一种为主的阴阳两虚。因此，气虚与阳虚、阴虚等概念之间并非是轻重或包含的关系，气虚理应包括阴阳两个方面的不足，阴虚强调的是物质层面的不足，阳虚强调的是功能状态的低下。阴不足无以充实阳气，必然也表现出气虚的征象。如果在此基础上理解后世医家，如朱丹溪的"阳常有余阴常不足"和张景岳的"阳非有余阴常不足"论点，二者所说皆是基于临床事实，惟所论思维视角不同而已，正如尤在泾所言："丹溪之所谓阳有余、阴不足者，就血与气言之也；景岳之所谓阳不足、阴有余者，就神与形言之也。形神切于摄养，气血切于治要，各成一说而已矣。"目前临床不少肾虚证在补肾的同时往往加上参芪等补气药物，也表明了补肾之阴阳与补气是两个不同的概念。

（2）以"气化五脏"为视角进行辨证论治

从时空而言，广义之气又可分为四时之气、五脏之气，四时应五脏。《黄帝内经》以气化作为生理活动的基本方式，主体就是五脏，可称之为"气化五脏"。

首先，如果说五行学说中的木火土金水绝非仅仅是物质分类，那么藏象学说中的五脏更是寓有人体结构、功能及时间属性的分类，《素问·玉机真脏论》云："五脏相通，移皆有次，五脏有病，则各传其所胜。"既指出五脏是由"一气"分为"五气"而成的一个整体，又说明其间具有彼此相通、互相迁移流动的特性，单用脏腑形态或单用功能阐释五脏都难成其说，明晰藏象学说的这种时空二重性和功能与脏器的二重性，是解决三千年来中医人困惑、争论的关键所在。

其次，关于何谓脏气？孙广仁依据《黄帝内经》之意提出："脏气是一身之气中各具相对特异性结构和功能的一类精微物质，是一身之气在各脏腑的分布，由后天之精与先天之精所化，并与自然界之清气相合而成。脏气合之则为一身之气，一身之气分之则为各脏腑之气。"这一论述是言之有据的，考《素问·上古天真论》开篇所谓女子之七七、男子之八八过程中脏腑之气的盛衰规律，所言肾气、肝气皆非当今中医学理论所指狭义之气的内涵，其中的女子三七和男子三八皆"肾气平均"显然是指肾气之阴阳均衡，而男子"七八，肝气衰，筋不能动，天癸竭，精少，肾脏衰，形体皆极"中的"肝气衰"与"肾脏衰"，当为同位语，"肝气"即指"肝脏"或"肝脏之藏精"，《黄帝内经》中所言"肝气"皆多为此意。

再次，五脏之气皆从属于人之一气。今人对五脏是否皆有气血阴阳津液颇多疑惑，如对脾阴虚、肝阳虚、肺血虚、肾血虚等理论皆有争议，见仁见智。人体每一脏气各有其自身特点，是否一定将每一脏气都分为气血阴阳津液则并没有非要统一认识的必要性。正因为此，《黄帝内经》将完整的人体（人身一团气，气为一元）分为"十二官"，将十二官进一步分为阴阳两类，而有五脏六腑，在此基础上形成以五脏为核心的藏象学说。五脏各藏其精，五脏之精既可分为阴阳也可分为气血两端，脏气之气化与四时、官能、神志五脏之说，纵横交错，构成五脏概念的全息内涵。临证首辨五脏之阴阳、五脏之气血津液之盛衰，但始终不能离开"五脏本于一气"这一基本原理。

因此，无论强调先天之肾气还是强调后天之脾胃之气，亦或无论强调"百病皆生于气"之肝气的重要性，还是强调心为君主之官、肺主一身之气等，所区别的只是所看待人体五脏之气的思维视角不同，其间无论如何争论，也皆需要回到"五脏本于一气"这一整体观原理上，才能从根本上实现人体阴平阳秘状态的修复。换言之，唯有掌握五脏六腑的整体观，才可能使得在气为一元基础上的脏腑辨证方法的优势得以充分实现。

（3）以"气血津液"为视角进行辨证论治

从构成人体基本物质而言，《灵枢·决气》言"余闻人有精、气、津、液、血、脉，余意以为一气耳"，鉴于精和脉各有其特殊内涵，加之后世在临床实践中对中药功效的进一步反证，人们逐渐将"气血津液"作为构成人体的基本物质，其间的关系是"气为血之帅，气为津液之帅，津血同源"，气属阳，血与津液属阴，三者共为人体生命活动所依赖的物质基础。明了三者之间的整体观内涵，便容易解读近现代名医强调"痰瘀同源""痰瘀相关"等理论假说，也就容易解读"百病皆生于气"，强调的是以气为中心的不同辨证思维视角的选择，本质在于调气便可调理血与津液。

人之精气布化于五脏，脏气化生气血津液，无论外感还是内伤，既病之后必然引起气、血、津液三者的气化异常。所以，古人称久病入络、怪病多痰、久病多虚等彼此之间看似矛盾的经验之谈，其实都暗含经典的中医之道，如张仲景对主治干血痨的大黄䗪虫丸方证特别强调五劳七伤皆可致瘀，甚至是用于治疗虚劳的薯蓣丸的方中仍配伍有桔梗、防风、川芎等，道理皆在于此。

因此，以气血津液为思维视角进行辨证，与脏腑辨证、八纲辨证和其他辨证方法本质上都密不可分。有名医尤其重视"气血辨证"，实质上从气、血与津液三者辨治，如仅言气、血而忽略津液，则无从谈起人体基本物质构成内涵的整体观。

（4）以六经气化为视角进行辨证论治

将人体之气，在一分为二（阴阳）的基础上，进一步再一分为六，便是六经（三阴三阳）辨证。

六经的概念源于《黄帝内经》，但六经辨证方法则由张仲景所创，是历来中医诸多辨证方法中最具争议的一种，争议的重点在于对六经所指为何分歧多多，如有认为六经为《黄帝内经》中的经络之经，也有人认为六经系指病类或系指病证之分野及部位或系指六经气化等，见仁见智。但这些争议皆并未影响六经辨证方法对临床的指导价值，可见不同辨证方法不过是中医辨证过程中思维视角的不同而已，此正所谓"医者意也"。

无疑，以六经为视角把握病证，是医圣张仲景给后人一种崭新而完整的一种"治病求本"的思维方式及其运用方法的示范。

无论外感内伤，在把握六经气化的同时，不仅不能离开经络学说，还必须认识到六经作为一个整体，不能将六经中的任何一经割裂开来单独对待，抑或陷入六经与六气的绝对对应之中而不能自拔，同时还必须着眼于八纲，兼顾六气病机、脏腑病机、卫气营血或三焦病机等，多层次地进行辨析病机之演变，才能提高临床疗效。

（5）以病气（病邪，邪气）为视角进行辨证论治

《黄帝内经》重点从正气与病气两端进行探讨人之生、长、壮、老、已过程中的健康与疾病状态。病气有时称为"虚邪"，强调的是因虚感邪或因虚邪生。周仲瑛教授提出"病机十三条"的重点即是以病气为纲。

病气（病邪，邪气）辨证不同于病因辨证。中医理论中的病因与病气（病邪）是两个不同的概念，后者实为病机概念，是指病性中的病理因素而言。也即病气（病邪）可以作为病因，但主要属于病机内涵。病因有内因、外因和不内不外因之别，但无论外感还是内伤，中医辨证论治始终是以邪正交争过程中的病机为对象。尤其不能忽视的是，病气（病邪）之间并非孤立存在而致病，其间常常互为因果、互相影响，相互兼化、从化，复合为患。因此，许多学者强调审因论治的本质是审机论治，审证求机、辨机论治才是中医学辨证论治过程中的的核心思维方法。

《素问·至真要大论》说："夫百病之生也，皆生于风寒暑湿燥火，以之化之变也"，明确指出凡病之所发必有其因，通过"以之化之变"的病理机转，而有病证之变化。其强调的是病气之间从化、兼化或转化的动态变化过程，病机的变化正是与邪正交争始终作为主要矛盾存在有关，进而形成复合病机，据此，笔者提出复合病机与病机转化论。

以病气（病邪）为辨证论治的视角的切入点可以多种多样，比如可以燥湿为切入点，也可以血瘀为切入点，或以气机郁滞为切入点，或以毒为切入点，或以火热为切入点等。但有了某个切

入点之后，进一步的病机分析则仍然要回归整个病气（病邪）转化与复合之病机网络，及其与六经，或与五脏，或与气血津液等"气为一元"之整体视角，全面探究病气（病邪）在人体疾病过程中与正气之间的因果标本、轻重缓急关系，治法与方药才能更为全面和准确。

3. 以整体观为基础，以病机理论为核心构建中医理论框架

（1）中医需要重新构建理论框架

有学者提出：确定性是人类认识，尤其是科学认识追求的目标，但随着科学技术的深入发展，人们发现不确定性才是世界的本来面貌。生物变异的偶然性和随机性，说明人体生命运动和疾病变化中存在着大量的不确定性。中医学采用不同视角和不同的切入点形成了不同的辨证论治方法，本质上是针对人体复杂多变的生命状态，在不确定性中把握生命和疾病运动变化的规律。

自《黄帝内经》以降，古今中医文献几数万部，所寓中医理论相关知识概念术语的数量繁杂、内涵多歧。立足于文献学角度进行"辨章学术，考镜源流"的意义自然不言而喻，但其所呈现出来的许多重要概念术语仍将始终处在百家争鸣、见仁见智、各说各理，甚至以讹传讹的怪圈之中，所呈现出来的中医学理论体系框架无疑仍然将是鱼龙混杂，令人莫衷一是，容易表现出仅仅是文字的搬家而已。一部《伤寒论》虽注家过百，但孰是孰非、孰优孰劣始终千古不解。如此，中医学理论体系似乎永无完善与成熟之日。因此，在笔者看来，要使中医学成为一门成熟的科学，必须重新构建中医理论新框架。

（2）基于"气为一元"整体观，构建辨证新体系要以病机理论为核心

中医学传统的不同辨证论治方法，本质上是针对人体复杂多变的生命状态，在中医学对从健康到疾病状态发生发展原理的独特视角和认知思维方式指导下，以气一元论为理论框架之核心，

与阴阳、藏象、气血津液、经络乃至四气五味等学说，这些从不同角度把握生命和疾病运动变化规律的理论，共同构成了中医学以整体观为特色的全部理论。

笔者认为：基于不同视角所构建不同的独立完整的理论模型，其间是平等关系而没有高低之别，其认识对象为"气为一元"之人体，不同理论模型之间所涉及的内涵必然有其交叉、融合甚至互补的关系，以其中所寓有的病机理论为核心构建辨证论治新体系是整体观思维的必然选择。这是因为，无论采用哪种传统辨证论治方法，都应进一步深入从病因、病性、病理因素、病位、病势等不同层面把握，方能实现"治病求本"之目的。如六经辨证首先确立六经气化失常所在，而后就要分析寒热、邪正虚实和脏腑所属；脏腑辨证首先确立何脏何腑，然后分析邪正虚实主次关系等。

当然，重新构建以病机为核心的现代中医学理论新体系框架研究，无疑是要在传承古人各种学说的基础上开展研究。周仲瑛教授提出"病机十三条"，倡建"中医病机辨证学"，核心在于强调"病气（或称为病邪、邪气或病理因素）"在病证过程中重要地位的基础上以把握邪正虚实病机为切入点。这些创建并非"无缘之木"，而是以"病机十九条"为基础，在张仲景、刘完素、朱丹溪和温病学家等后世中医大家病机理论的基础上进一步充实、完善，重新构建而成，充分体现出中医传承与创新的辩证关系（具体内容另文解读）。

4. 结语

本文以气为一元为核心，从整体观出发，基于正气之四时、五脏、阴阳、气、血、津液及经络的一体观，对构建以人体之气的波动为核心的病机辨证网络的原理进行探讨，旨在实现中医理论核心知识的提纲挈领，抛砖引玉，或有益于同道之感悟中医，或对未来构建一种崭新的中医学理论体系有所添加，敬请同道贤人指正。

八、周仲瑛教授"病机十三条"理论渊源及学术意义

　　中医学发展过程中的每一次飞跃，无不表现为以传承为基础，在临床实践中实现新的理论创新。病机理论是全部中医理论的核心，围绕病机理论开展研究对于中医理论传承与创新、提高临床疗效都具有重要意义。多年来，首批国医大师周仲瑛教授一直苦苦思索能否将传统各种辨证方法融会贯通，使医者在临床应用中既能做到"执简驭繁"，又能"知常达变"，实现中医学理论之"道在于一""大道至简"与"至道在微，变化无穷"两种境界，使初学者能够尽快"登堂入室"。进而感悟到：立足于经典中医学对健康与疾病状态的认知思维与方法，以服务于临床为目标，在全面系统梳理、精心提炼古今病机理论的基础上，自上而下，重新组合，构建以病机为核心的中医辨证论治新体系实属必要。本文重点对周仲瑛教授"病机十三条"新理论的学术渊源及其学术意义进行解读。

（一）以病机为核心开展辨证论治方法研究的初衷

　　辨证论治是中医学特色的集中体现。在传统中医学辨证论治体系中，包括八纲、六经、脏腑、卫气营血、三焦、气血津液和病因辨证等在内，多种辨证方法并存，都对临床有着重要的指导

作用。

过去六十多年来，许多学者对中医辨证论治的思路与方法进行了大量探索。如：① 1961 年，秦伯未先生重视审证求因，创十四纲要辨证，包括"风、寒、暑、湿、燥、火、疫、痰、食、虫、精、神、气、血"。这种方法内含病因与病机、外感与内伤等不同层次的内容，每纲设有主症与兼症，然后列出相应治法方药，进而又提出要结合八纲中寒热虚实的偏盛偏衰论治。② 1979 年，方药中教授提出七步法辨证论治，包括脏腑经络定位，阴、阳、气、血、虚、实、风、热、湿、燥、寒、毒定性，定位与定性合参，必先五脏，各司其属，治病求本，发于机先。③黄柄山教授提出 14 项虚实辨证法，包括气虚、气滞、气逆、血虚、血瘀、血热、出血、阴虚、痰饮、湿邪、阴盛、阳虚、阳盛、阳亢等。④成肇智教授重视病因辨证方法，提出将病邪归纳为 14 种，围绕风、热、湿、燥、寒、滞气、瘀血、痰、水、积食、燥屎、结石、虫、毒等病邪进行辨证。⑤此外，如沈自尹提出"微观辨证"和"辨证微观化"，王永炎提出"证候要素和病证组合理论"为代表的方证相应辨证，朱文锋创立证素辨证等辨证方法，王琦教授提出辨体质、辨证、辨病的辨证思路，皆引起关注。⑥近年来，许多学者回顾和反思了中医辨证方法研究现状，如于美丽发表"中医辨证方法体系的历史沿革与现代发展"，胡镜清发表"从病机原义解析辨证识机论治"，岳振松发表"辨病与辨证相结合的病机辨证源流考"等。

在七十年来的临床实践过程中，周仲瑛教授一直深感对于缺少丰富临床经验的医者而言，现有多种辨证方法在临床具体应用中往往较难把握，初学者更难甄别应用。有其症、辨其证、分其型是当前中医辨证体系的基本模式。由于疾病的症状、体征可因个体差异、病程、药物治疗等影响而复杂多样，加之医者水平、学术流派等因素的影响，对同一疾病的辨证分型各有不同，因而传统的辨证方法使证候分类繁多，无法统一，容易机械、僵化，难以体现中医辨证圆机活法及个体化治疗的特色和优势。

（二）辨证论治的关键环节首先是把握病机

中医学辨证论治体系的构建，必须符合中医学的基本认知思维方式。正是基于此，周仲瑛教授提出病机辨证方法，诚如张景岳所谓："夫病机为入道之门，为跬步之法"。

周仲瑛教授认识到古今不同辨证方法间的契合点在于病机理论。本质上，中医学针对人体复杂多变的生命状态，从不同角度把握健康和认知疾病变化的规律，形成不同的病机理论，进而才有不同的辨证论治方法。换言之，如果研究对象不尽相同（如不同疾病），分析视角各异（如同类疾病但关注角度与内容不同），所形成的病机理论也就不尽一致，进而所采用辨证论治方法自然各异。因此，自《黄帝内经》以降，尽管古今中医文献几数万部，所寓中医理论相关知识概念术语的数量繁杂、内涵多歧，但各种中医学派唯有从不同视角对人体复杂状态的整体把握，才会有很好的疗效。

对于病机的内涵，古今各家有不同的理解，甚至有将病因、病机、证和证候等中医重要概念术语的内涵互相包含阐释者。胡镜清提出中医病机内涵的核心是"病机即病之机要，是疾病发生发展之枢机"。笔者认为，依据《黄帝内经》"病机十九条"所寓内涵，病机实质上是指以中医的视角和思维方式认识从健康到疾病状态发生发展的机制，包括病性（或病理因素）、病位、病势等内容。病机有中医病机基本理论、疾病病机、证病机、症状病机等不同层次。

周仲瑛教授在长期的临床实践中感悟到：历来中医治病强调"审证求因"，对于其中"因"的所指不应理解为病因而是病机，即"审证求因"的实质当为"审证求机"，临床辨证论治应首重病机分析，病机为理论联系实际的纽带，是通向论治的桥梁。这是因为：无论内外各种致病因素作用于人体，随个体体质或基础疾病状态的差异而表现出复杂多变的病理状态，临床采用取类比象、司内揣外和司外揣内等思辨方法，通过综合人体内外相关信息（包括病因、症状、理化检查、疾病诊断等）辨析其内在病变的实质，获得辨证的结论，其过程便是审证求机。

（三）抓纲带目，倡建"病机十三条"的主要内容

从宏观整体层面上，根据病机要素的不同特性及相应临床表现，结合病位、病性、病势，周仲瑛教授倡建"病机十三条"，具体包括：①风病善变；②寒多阴伏；③火热急速（温暑同类）；④湿性缠绵；⑤燥胜伤津；⑥郁病多杂（气病多郁）；⑦瘀病多歧（血病多瘀）；⑧痰病多怪；⑨水饮同源；⑩虚多久病；⑪毒多难瘤；⑫疫为疠气；⑬多因复合（复合病机及兼夹病机，包括：风火相扇、湿热郁蒸、瘀热相搏、痰瘀互结、燥湿相兼、虚实相因、寒热错杂等），高度凝练和概括了常见病机要素的致病特点，并提出"据此病机十三条，可以灵活组合成中医病机辨证网络，显示其因果交叉复合关系，使病机辨证从源头上得到活化，体现证是病机单元交叉组合的客观现象，病机单元是证的基本要素"。

在此基础上，周仲瑛教授提出构建病机辨证新体系的总体思路是："以病理因素为纲领，脏腑理论为基础，病机证素为条目，症状体征为依据，病性病位为核心，病势演变测转化，多元辨证为内涵，活化辨证谋创新，提示治则为目的，真正体现辨证论治的灵魂"。这其中，以病理因素为纲、脏腑理论为基础，实际上寓有邪正虚实为中医病机理论的核心内涵（另文解读）。

笔者认为，这种以病机要素为单元，以病机证素为条目，构建辨证论治新体系，从病机层次解析中医学辨证过程，符合中医学临床辨证思维认识过程。既能反映病情的复杂多样性、个体性

和辨证的灵活性，又可执简驭繁，以免陷于僵化的固定分型，似可解决中医学理论研究与临床严重脱节的问题，对提高现代临床诊治水平，充实和完善中医学理论体系、促进中医学术的发展有着极其重要的意义。

（四）"病机十三条"的立论渊源

1. "病机十三条"是在传承基础上的理论创新

周仲瑛教授反复强调自己所提出"病机十三条"，首先源于《黄帝内经》"病机十九条"，并将历代医家病机理论充实其中，精炼不杂，自成体系。

病机辨证思想的最初形成，首先源于《素问·至真要大论》之"病机十九条"，认为后者给中医辨证思维方法提供了最初的蓝本。仔细研读《素问·至真要大论》，笔者发现其所言无非正气与病气两端而已，强调的是临证首先把握病气多寡与脏腑虚实如何。后世不同辨证方法，实际上是对"病机十九条"辨证思想的细化或具体化，其内涵皆离不开对"邪正虚实"这一病机核心的把握。如《叶选医衡》谓："凡邪正相搏而为病，则邪实正虚，皆可言也。"

"病机十九条"涉及"风寒湿热火、五脏上下"总计十二个方面。与"病机十九条"相比，增加了燥、郁、瘀、痰、水饮、毒、戾、虚多久病和多因复合等九条。其中，五脏病机和上下病机融合在各病机要素条目中的病位和"虚多久病"之中，增加"水饮"病机主要源于张仲景痰饮理论；增加"燥"病机是吸纳了刘完素对病机十九条的补充；增加"郁、痰、瘀"三条，则主要吸取了以朱丹溪为代表后世医家的经验；增加"毒"和"戾气"两条主要吸取了后世温病学的病机理论，二者看似属于病因层面的内涵，实则在致病过程中有其病机演变的特殊性，故将二者单独作为病机要素条目；最后，增加"多因复合（复合病机和兼夹病机）"

一条，则是周仲瑛教授充分认识到复合病机作为内科急难疑重症病证的主要病机特征，采用复法制方是古今名医临证的技巧所在，故应予充分重视而单列。

2. 如何理解多因复合（复合病机、兼夹病机）

笔者认为，在病机十三条中，周仲瑛教授将"多因复合（复合病机、兼夹病机）"作为最后一条单独列出，是对"病机十九条"所说"谨守病机，各司其属，有者求之，无者求之，盛者责之，虚者责之，必先五胜，疏其血气，令其调达，而致和平，此之谓也"的进一步补充，也是对"百病皆生于风寒暑湿燥火，以之化之变也"的进一步发挥。

周仲瑛教授感悟到病机有单一病机、兼夹病机、复合病机之别。所谓"兼夹病机"是指两种单一病理因素并见，虽有主次关系，但无新的质变，如"外寒里热""表有风寒，里有宿瘀"等；所谓"复合病机"包括多因复合、多病位复合、多病势复合三个方面：①多因复合：指两种以上的病理因素互为因果，胶结和合，形成新的致病特质，促使病势的演变发展。如风火相扇证的病机特点表现为"风助火势，火动风生"，湿遏热伏证的病机特点为"热处湿中，湿遏热外，如油入面"。②多病位复合：即多脏同病。如《素问·玉机真藏论》说："五脏相通，移皆有次，五脏有病，则各传其所胜。"显示了脏腑整体观的特色，病理生理的相关性，如多个病种表现的肝脾、肝肾、肺脾或肝脾肾等同病，特别是在急难病证方面的多脏同病，对临床更有重要的实用价值。③多病势复合：即同一病理因素或病位，可多向转化，若多因杂呈，则病机转化更为错综复杂，再若因果交并，病势演变千变万化。

近年来，笔者连续发表介绍了周仲瑛教授复合病机论探析、复合病机转化论初探、慢性肝炎湿热瘀毒互结复合病机的形成机制探讨、国医大师周仲瑛教授论复合与兼夹病机证素等数十篇论文，旨在阐述不同病机之间的多因交叉与转化是复合病机形成的发病学基础，反映了不同病理因素脏腑之间的病机转化、传变规律，是临床辨证必须把握的关键。

（五）以"病机十三条"为核心构建病机辨证新体系的学术意义

1. 充实和完善中医病机理论体系有助于融汇传统各种辨证方法

中医学理论自身内在固有并且先进的"医道"，首先是基于"整体观"的认知思维，强调必须治病求本，而各种辨证论治方法则是实现治病求本这一特色的具体途径，对此，可从以下方面理解：

所谓整体观，是指中医学认识、把握世界万物及人体健康或疾病状态的基本思维方法是通过言气彰物，以气之天道统一认识人体之道，天人一体、时空一体。因此，传统各种辨证论治方法本质上都不能背离气为一元这一整体观思想。如一气分为阴阳二气，则有以辨识阴阳为总纲，进一步分析则有虚实寒热表里病性为内容的八纲辨证方法；如一气分为五脏，则有脏腑辨证方法；如一气分为气血津液，则有气血津液辨证方法；如一气分为六经，则有六经辨证方法等。

所谓辨证论治，是要首先着眼于"辨"，辨的内容是"证"。关于"证"的定义，各家有不同认识与界定，笔者认为周仲瑛教授主编的《中医学概论》中所谓："证是综合分析了各种症状，对疾病所处一定阶段的病因、病位、病变性质以及邪正双方力量对比等各方面情况的病机概括"最为贴切与合理。据此可以理解为：证的表征依据是"证候"，证的内涵则是"病机"，辨证的过程即是辨析病机的过程，病机概括的目的是为"论治"提供依据，论治的重点看似在于精心进行选方用药以制方，而其依据则仍然是针对病机概况分析结果，确立当前疾病状态下患者各病机要素之间的标本主次、轻重缓急，从而确立为某证，为进一步的"治"（包括治法、选方、用药等环节）服务，此正是喻嘉言所说"先议病,后用药"之意。因此,无论采用何种辨证论治方法,都应强调进行全面的病机分析(或称病机辨识),方能实现"治病求本"之目的,如六经辨证首先确立六经气化失常所在,而后就要分析寒热虚实,分析正邪关系和脏腑所属;而脏腑辨证首先确立何脏何腑及其阴阳气血虚实,然后就要看其正邪关系等。

从总体上而言,由于人体在患病状态下无非表现为邪正相搏,治病求本的内容无非是求病机之虚实。如《素问·调经论》谓:"百病之生,皆有虚实。"《素问·至真要大论》谓:"谨守病机,各司其属,有者求之,无者求之,盛者责之,虚者责之。"因此,构建以"邪正虚实"为纲的病机理论体系创新中医辨证论治方法的必然选择。周仲瑛教授提出"病机十三条",其核心则是在强调"病气(或称为病邪或病理因素)"在病证过程中重要地位的基础上,以把握邪正虚实病机为切入点,进而形成"中医病机辨证学"。

2. 以"病机十三条"为核心构建病机辨证新体系的学术意义

在《中医病机辨证学》一书中,以"病机十三条"为纲要作为篇章标题,首先精炼论述该条的概念、病理要点、临床特点、治疗原则,以助理解与病机证素的相关性。次以病机证素为条目,在辨证部分,分列特异症、可见症、相关舌脉,以供辨析取舍,提示病性、病位、病势的辨证印象;治疗部分列举治法、方药范例、加减,以供参考应用。并列临证备要,以加深实践启悟。对兼夹病机证素则按主次归属,列出证名、治法,以与相关病理因素联系互参。在构建病机辨证体系的基础上,可进一步延伸到具体病证,根据临床表现,按其病理特点,制定病证的病机辨治方案,从多元辨证求机角度,交叉组合病机证素,落实到临床应用。

在周仲瑛教授看来,中医临床的最高境界是实现"圆机活法",活化辨证则是其必经之路。病机分析是辨证论治过程中的核心环节,"审证求机"的过程就是辨证的过程,通过审察证候以求得病机，抓住了病机也就抓住了病变本质，组合形成病机证素，得出证名诊断，治疗也就有了更强的针对性，从而实现治病求本的最高目标。因此，审证求机是活化辨证论治之钥，倡议构建以病机为核心辨证新体系的目的，正是旨在能使辨证论治的诊疗特色从源头上得到活化，回归到临床实用，走中医继承发展、自主创新之路。

笔者认为，提倡病机辨证的学术价值有四：①活化辨证：依据病机证素有机组合成"证"，避免分证分型。②理论前移：将病机理论融入辨证论治诊疗体系之中。③执简驭繁：既可继承多元辨证的优势，又能融多元辨证为一体，综合应用，有机组合，由博返约，由繁至简，提纲挈领。④求同存异：但求在治疗原则求得共识，既能提供治法和方药的参考范例，也可发挥各自特色，呈现不同学术流派的风格，彰显各家优势。

九、周仲瑛教授构建病机辨证网络思想钩玄

近年来，首批国医大师周仲瑛教授在回忆近70年的临床实践、科学研究、学术研讨、教材编写与教学实践过程中，经常深有体会的指出："医道无穷！"但同时又认为："中医之道所包含的基本知识网络原本是可以执简驭繁的，难点在于如何活化应用！"那么，究竟如何能够令后学者较快掌握传统中医各种辨证论治方法，在临证之际通过"活化辨证"，实现"圆机活法"这一中医治病的最高境界？

在周仲瑛教授看来，尽管古今中医文献汗牛充栋，中医理论中的知识概念术语的数量繁多，但如若除去属于思路、思辨、理念、方药等内容，单就临床辨证方法的知识体系而言应该是有限的，所谓道在于一、大道至简。依据《素问·调经论》谓"百病之生，皆有虚实"，和《素问·至真要大论》谓"谨守病机，各司其属，有者求之，无者求之，盛者责之，虚者责之"，提出可以"邪正虚实"为病机总纲，构建"邪正虚实病机辨证网络"。

笔者试从"五脏虚实病机网络"和"病气兼化与复合病机网络"两方面进行探讨，供同道斧正。

（一）以邪正虚实病机为核心是中医辨证论治的基本思维视角

周仲瑛教授认为，从临床实际出发，在全部中医学理论中，必须掌握的基本知识概念其实是有限的，无非是以气为核心的正气、病气（或称为病邪或邪气）两大方面（图9-1）：

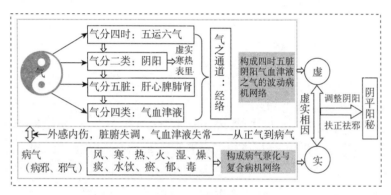

图9-1　中医学理论核心知识框架

（1）在阴阳学说的基础上，把握虚实病机是全部中医病机理论及辨证论治的关键环节。

周仲瑛教授在反复推敲《素问·至真要大论》强调"审察病机，无失气宜"和"谨守病机，各司其属"及"病机十九条"时，逐渐领悟到"病机十九条"本质上是通过执简驭繁的面对复杂、多变临床问题的一种示范。《素问玄机原病式》也提出"观夫医者，唯以别阴阳虚实，最为枢要，识病之法，以其病气归于五运六气之化，明可见矣"。回顾八纲辨证、六经辨证、脏腑辨证等不同辨证方法，实际上是前人基于不同认识疾病的思维视角而创立，其共性则以把握邪正虚实病机为核心。

（2）虚实相因是病证过程中邪正虚实之间的基本关系。

阴平阳秘是人体健康的最佳状态，如若邪正相争，则可导致人体阴阳失衡而发病。因此，无论是外感还是内伤病证，任何疾病的发生与否，以及发生形式、轻重缓急、病证属性等，都将受到人体正虚与邪实二者关系的影响或制约，笔者将后者称为虚实相因（内涵包括因虚致实或因实致虚两端），结果都将呈现出虚实错杂或本虚标实之病理状态。疾病的预后常取决于"邪正盛衰"的不同变化，若正胜邪退则病情渐轻、向愈，若邪盛正衰则病情渐重、恶化。

（3）以邪正虚实病机为核心构建辨证网络，是实现执简驭繁把握中医理论与临床实践的必然选择。

古今中医既往不同辨证论治方法，本质上都是以"扶正祛邪"为治则。任何病证的基本病机无非都表现为正虚邪实两个方面，通常所谓"本虚标实"正是对人体疾病状态病理性质的整体把握。《素问·六节藏象论》："不知年之所加，气之盛衰，虚实之所起，不可以为工矣"，最早提出临床辨证当以邪正虚实为纲，后世医家对此无不认同，如张景岳谓："治病之则，当知邪正，当权重轻"，缪希雍谓："夫虚实者，诸病之根本也；补泻者，治疗之纲纪也"，丹波元坚《药治通义》谓："为医之要，不过辨病之虚实也已"，周学海说："虚实者，病之体类也；补泻者，治之律令也。"沈明生说："万病不出乎虚实两端，万病不越乎补泻二法。"

（二）五脏虚实病机网络

1. 脏腑辨证学术源流钩玄

以藏象学说为核心的脏腑病机辨证方法的形成，最早可溯源到《黄帝内经》，常以五脏为纲分析证候及病因病机；东汉张仲景在《金匮要略》中对于内伤杂病尤擅用脏腑辨证方法；南朝陶弘景《辅行诀脏腑用药法要》、唐代孙思邈《千金方》、宋代钱乙《小儿药证直诀》以及金元张元素《脏腑标本虚实寒热用药式》等，都对脏腑病机辨证方法进行了有益的探索。明清如《景岳全书》《临证指南医案》《柳选四家医案》等名医立案与疏方，也更多从脏腑寒热虚实、生克乘侮以立论。以王旭高《西溪书屋夜话录》为例，其中详论"治肝三十法"，以肝气、肝火、肝风和肝虚为纲，涉及侮脾、乘胃、冲心、犯肺、及肾、夹寒、夹热、夹痰、在气、在络、本虚、标实等种种不同。随后，柳宝诒提出"肝病证治条例"，此二者可以说是"肝病虚实病机辨证网络"的倡导者。此外，民国彭子益在《圆的运动古中医学》中构建了五脏气机升降病机网络关系（图9-2）。

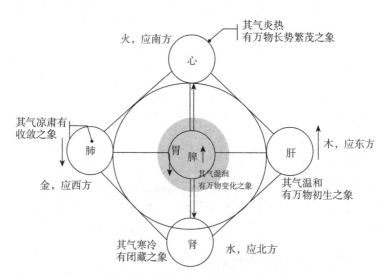

图9-2 五脏气机升降病机网络关系

现代《中医内科学》等教材主要皆是以脏腑辨证为纲，许多名医也对五脏病机理论进行了深入系统的研究，从不同角度揭示了五脏病机虚实转化的网络关系。如程士德曾提出"五脏调控系统"实质上寓有五脏病机网络理念，邓铁涛提出"五脏相关"说也旨在揭示五脏之间相互依存、相互资生、彼此制约、动态协调平衡的网络关系，避免了五行之间相生相克关系僵化思维的束缚。

2. 构建五脏虚实病机转化网络的必要性

在中医视角下，人体正气的强弱，主要体现在五脏功能状态方面，或虚或实，或失其气机升降出入之调达。五脏之气与阴阳二气、气血津液等皆随四时而波动，如其波动因外感或内伤所致超过了人体自我调节能力，则表现出不同的病证。因此，"扶正"通常可通过扶助五脏正气（内寓精阴、阳、气、血、津液等），或调理五脏气机升降出入功能来实现。由五脏为核心，与六腑互为表里，以经络、气血津液为媒介，进而形成一个上下统一、内外相应的纵横交错的立体网络系统，其大则人之一个整体，小则人之一个细胞，外则与天地环境都时刻密切关联，网络中各要素之间存在相生相克或反生反克、承制相因的功能网络关系，由此，构成"五脏虚实之病机辨证网络"。

单就人体脏腑构成而言，《黄帝内经》提出人体有十二官，对其进行阴阳分类，而有五脏六腑，其中又以五脏为核心。如果将人体之气落实到具体脏腑病位，则在病理上，既有五脏之正气虚，又有五脏之气机逆乱，而五脏虚实各有特点，如精虚以肾精虚损为主，气虚多见肺、脾、肾、肝、心之气虚，血虚常以肝、脾、心之血虚为主，阳虚每多见脾、肾、心之阳虚，阴虚则以肺、肝、肾、心之阴虚为主，气逆则以肝肺胃的气逆居多。临证若能明辨五脏气、血、阴、阳、津液之虚实，采用相应治法方药进行调治，即达到"扶正"之目的。

周仲瑛教授提出五脏虚实病机辨证网络的意义在于，医者要时刻重视关注五脏实为一体，五脏之间彼此功能协调才能共同完成人体全部生命状态，其间呈现复杂的网络关系，不仅具有五行之间正常的生克制化关系，也有反五行之间的关系。一脏有病必然引起他脏亦病，表现为多脏同病，临床多应采取多脏同治法、脏腑同治法等方能取得更好疗效。即使当前的确以一脏有病为主治疗时也应兼顾他脏，如"见肝之病，知肝传脾，当先实脾"等。

周仲瑛教授对于"提高中医药辨治慢性病毒性肝炎疗效的再思考"中，提出在思路上，要"根据审证求机，辨机论治的理念，辨清湿、热、瘀、毒等病理因素，肝郁、脾虚、肾亏等病位特点，识其因果交叉，病势转化关系，自可使辨证得到活化，提升实践能力，破解固定分证分型的瓶颈"，并指出在治疗上，除了要清化湿热瘀毒和治肝治脾治肾外，还要针对脏病传腑，要兼顾治胆、治胃、治肠等。此外，近年来不少作者在《黄帝内经》提出"五脏六腑皆令人咳"的基础上，进一步提出"五脏六腑皆令人喘""五脏六腑皆令人尿血""五脏六腑皆令人汗""五脏六腑皆可令人便秘""五脏六腑皆令人郁"、"五脏六腑皆令人瘀"等新观点，都提示五脏六腑整体观对临床确实具有重要指导意义。在五脏虚实病机转化网络的基础上构建脏腑虚实病机辨证网络，将能够使得中医的整体观落实到实处，避免医者因偏执一脏一腑以疗百病可能带来的弊端。

（三）病气兼化与复合病机网络

中医对病气（病邪，邪气）的认识尚不统一，多仍停留在外感六淫/疫毒、内生五邪、病理产物病因（如痰、瘀）等方面，但对祛邪作为中医学的重要治则并无争议，皆认为邪去则正安，祛邪即寓扶正之意。

1.关于病气（病邪、邪气）种类

古今中医对病气（病邪）种类的认识不一。《黄帝内经》中涉及的病气（病邪）种类很多，但《素问·至真要大论》病机十九条中，病气（病邪）病机包括风、寒、湿病机各一条，火或热病机共九条。在此基础上，后世张仲景对痰饮、水湿、血瘀等病邪都有深入论述，金元时期的刘完素通过对"病机十九条"进

行归纳与发挥为五运主病和六气主病共 11 条病机，尤对火、燥等六气病机颇多阐发。朱丹溪对内伤杂病中的郁、痰、湿热等病机进行全面发挥，王清任、唐容川则深化了血瘀病机认识，近现代人们对毒邪病机日渐受到重视。至此，中医病气（病邪）种类框架基本形成，但在中医视角下究竟有多少病邪，至今尚未有统一认识。如成肇智将病邪可归纳为风、热、湿、燥、寒、滞气、瘀血、痰、水、积食、燥屎、结石、虫、毒等 14 种，具有一定代表性，但其不足也显而易见。

笔者认为，所谓邪气，又称为病邪或病气，是与人体正气相对应的病理因素而言。既泛指多种致病因素，又是指病证状态下的病邪而言，不仅指风、寒、暑、湿、燥、火等六淫和疫疠之气，还包括由于脏腑功能失调、气血津液失常所产生的内风内寒内湿内热（火）内燥（即"内生五邪"），以及痰湿、水饮、血瘀、毒等病理产物。这其间的病气（病邪），既有病因概念又有病机内涵，错杂不一。考《素问·至真要大论》谓："夫百病之生也，皆生于风寒暑湿燥火，以之化之变也"，治病首先要"必伏其所主，而先其所因，其始则同，其终则异"，重点强调的显然是病机而非病因。无论内因外因，中医辨证论治所关注的对象始终是患者感邪或产邪后的病理反应状态，后者当属"病机"范围，"病机十九条"中的六气实则为"病气"，这在刘完素《素问玄机原病式》中论述甚详。

2. 周仲瑛教授对病气（病邪）及其从化、兼化、转化与复合病机的认识

在传统中医学理论中，由于更多强调正气，但如果以邪气为纲，需要考虑的是外邪与内邪之间存在什么关系？辨证论治过程中的祛邪究竟针对的是初始病因还是病机中的病理因素？病邪之间是否都存在某些规律性的兼化或从化与复合为患的关系？对于这些疑问，古今许多医家都曾散在论述，但远未成体系。

首先，关于病气（病邪）分类，周仲瑛教授认为：从病机层面而言，无论外感还是内伤，临床所见病邪主要包括风、寒、湿、热（火、暑）、燥、郁滞、痰、水饮、血瘀、毒（戾气）等10大类。至于积食、燥屎、结石、诸虫等主要属于病因或病证范围，可据其临床表现归属于湿、热、寒、滞等病邪之中，如积食引起胃肠气机郁滞，或兼寒湿、湿热，燥屎每表现为腑实气滞，或兼寒或兼热，结石常见表现为湿热郁滞等。

其次，关于病气（病邪）之间的关系，笔者研究提出：在邪正相争过程中，各种病气（病邪）并不是孤立存在的，而是会由于体质、邪气性质、治疗药物、病邪羁留时间等因素的影响，不同病气（病邪）常相互兼夹、从化、兼化、因果转化，复合为患，进而提出复合病机转化论。这种理论在前人散在论述，如《素问·至真要大论》有谓："六气标本，所从不同""夫百病之生也，皆生于风寒暑湿燥火，以之化之变也"，《素问·生气通天论》曾谓："病久则传化"，说明病邪久留不去则发生传变。《伤寒论》对外感风寒之后，化燥、化热、化火等病机转化的证治规律进行了总结。刘完素则主张六气皆从火化，提出"六气变乱而为病者，乃相兼而同为病。风热燥同，多兼化也。寒湿性同，多兼化也，性异而兼化者有之，亦已鲜矣"。朱丹溪谓："湿土生痰，痰生热，热生风。"《医门棒喝》谓"邪之阴阳，随人身之阴阳而变也"。《医宗金鉴》提出："人感受邪气虽一，因其形藏不同，或从寒化，或从热化，或从虚化，或从实化，故多端不齐也。"《温疫论》谓"邪热久羁，无由以泄，血为热搏留于经络，败为紫血"。《临证指南医案》提出"经年累月久痛，寒必化热，故六气皆从火化""气滞酿湿，郁而成热""湿甚热郁，三焦隧道气血不通"等病机转化方式。《重订通俗伤寒论》谓："邪热炽盛，郁火熏蒸，血液交凝。"《血证论》谓："血积日久，亦能化为痰水。""须知痰水之壅，由瘀血使然。"

以燥与湿二气病机为例，看似二者病性对立犹如水火不容，如《医门法律》说："燥之与湿，有霄壤之殊……水流湿，火就燥，各从其类，此胜彼负，两不相谋。"实则二者在临床上却具有密切关系，如《医原》有谓："往往始也病湿，继则湿又化燥……往往始也病燥，继则燥又夹湿。""燥郁则不能行水，而又夹湿，湿郁则不能布津，而又化燥。"对此，程门雪先生和周仲瑛教授都曾撰写论文，皆详辨燥湿病机异同和疑似，引古证今，参以经验，对疑难杂病犹有指导意义。

再次，就病气（病邪）分类中的层次而言，笔者认为包括三个层次，一是外感六淫或五脏失调所致的病气（病邪），表现为风、寒、湿、热（火、暑）、燥等六种病气（病邪），二是外感内伤所造成的气血津液失常形成的病气（病邪），主要表现为气机郁滞、痰湿水饮和血瘀为主，三是外感或内伤所致之毒的病机，则作为一类特殊的病气（病邪）而存在。

在中医视角下人体是一小宇宙，如从"五脏－六气"到"气血津液"两个思维视角，看待人体生理状态与病理状态，病证的病机网络关系如图9-3。

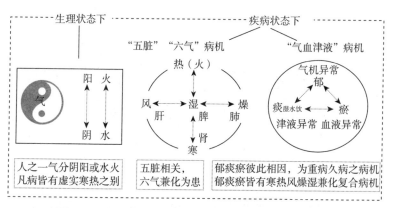

图9-3　"五脏－六气"与"气血津液"病证病机网络

3. 病气（病邪）兼化与复合病机网络的具体内容

在《中医病机辨证学》中，笔者以病气（病邪）为纲，勾勒出常见十种病气之病机网络的具体内容，依据其间的从化、兼化与转化规律，形成"多因复合"复合病机网络。

（1）"风病善变"病机网络

风邪为患，每多兼夹其他病邪，涉及五脏。华岫云谓："惟风能全兼五气。"（《临证指南医案》）外风如风寒、风热、暑风、风湿、风燥等。风邪极盛则为风毒。内风最常见热极生风，表现为"风火相扇"。刘完素谓："风火皆属阳，多为兼化，阳主乎动，两动相搏，则为之旋转。"（《素问玄机原病式》）张元素云："故风火多兼化也，风热相抟。"（《医学启源》）朱丹溪谓："湿土生痰，痰生热，热生风。"临床湿热化风、痰热生风或瘀热化风，以及风痰上扰或风痰阻络者均不少见。外风多伤肺，内风必及肝，内风之与外风又常彼此相招，内风、外风都可涉及五脏，祛风药物（比如防风、蝉蜕、僵蚕等）常难以绝对分为祛外风药和祛内风药，但凡见有风邪为患，皆可随证选用。

（2）寒多阴伏病机网络

寒邪是与火热相对应的一种邪气，五脏皆可受寒。外感寒邪每与风邪、湿邪、燥邪相兼为患，如风寒、寒湿、寒燥等，其中寒燥又称为凉燥，每易袭肺。内寒多因阳气不足所致，内寒与痰、饮、水、湿相合而成寒痰、寒饮、寒水、寒湿。"血得寒则凝"，阳虚寒凝，则为"寒瘀"。寒邪极盛则为寒毒。寒郁日久容易化热，寒热错杂常见有外寒里热、上热下寒、胃热脾寒等。

（3）湿性缠绵病机网络

湿邪致病，多随五气而化，病位在脾为主，涉及五脏。湿从热化则为湿热，湿从寒化则为寒湿、水饮，湿从燥化则为燥湿，风湿相兼则为风湿，暑多夹湿则为暑湿。湿性黏滞，最易阻滞气机，则为湿郁。湿邪或寒湿或湿热久留，皆可致瘀，而为湿瘀、寒湿瘀滞或湿热瘀滞。湿邪久羁或偏盛则为湿毒。湿邪易伤阳气，湿热则易耗气伤阴。此外，湿邪可随五脏而变，《素问病机气宜保命集》有谓："假令湿在于心经，谓之热痰，湿在肝经，谓之风痰，湿在肺经，谓之气痰，湿在肾经，谓之寒痰，所治不同，宜随证而治之。"湿邪久羁或偏盛则为湿毒。周学海云："燥湿同形者，燥极似湿，湿极似燥也。"

（4）火热急速病机网络

火热同气，热为火之始，火为热之极，火之与热均有虚实之分。外感火热多实，内伤火热有虚实两途。暑为外感，其性属阳、为热，又多易夹湿。火热炽盛则为火热之毒。前人有"六气皆从火化"之说，火热之邪常与五气关系密切，如风热犯表、暑热伤津、湿热伤中、燥热伤阴、寒郁化热、风火相扇等。内生火热如"气有余便是火"，更如寒郁化热、热极生风、湿火上炎、燥热相搏、痰火胶结、火毒走注等。血得热则煎熬成瘀，瘀血久郁化热，皆可致"瘀热相搏"。

（5）燥胜伤津病机网络

燥邪易与它邪相合兼夹为患，外燥如风燥、燥湿、燥寒、燥热、燥火。风燥又有温燥、凉燥之分。《重印全国各地医案类·燥淫病案》说："风为阳邪，久必化燥；湿为阴邪，久亦化燥；寒亦化燥，热亦化燥。"燥盛则为燥毒。内燥多见"血燥络瘀"。燥之与湿同属津液病变，盈亏有别，故"燥湿相关"，周学海云："风寒暑湿燥火六淫之邪，亢甚皆见火化，郁甚皆见湿化，郁极则由湿而转见燥化。"周仲瑛教授认为"燥湿同病"表现为燥中有湿，湿中有燥，如肺燥脾湿、脾湿胃燥、脾湿肝燥、脾湿肾燥等。

（6）痰证多怪病机网络

痰、饮、水、湿四者同源异流，每多相互转化或相兼为患，如痰湿、痰饮等。气滞痰生，痰阻气滞。或痰郁化热，或热盛伤津，则为痰热。或寒痰凝滞，络脉瘀阻，皆可致痰瘀并见，所谓"痰瘀相关"。他如风痰、燥痰、寒痰、痰火等在临床皆不少见。与水、饮、湿相比，痰之与火（热）关系尤为密切，如《名医指掌》中谓："痰即有形之火，火即无形之痰。未有有痰而无火，有火而无痰者。"痰盛或久羁则为痰毒。痰邪又最易入络，风痰瘀三者为患在痹证、头面诸病颇为常见。

（7）水饮同源病机网络

水饮均属阴邪，多由湿邪寒化而来。水饮内停多伴有气机郁滞，临床常见有风水相搏、外寒里饮等。如饮阻气郁，饮邪化热；水饮停滞，影响气血运行，则瘀阻水停，仲景有谓"血不利则为水"。水邪盛则为水毒。

（8）瘀有多歧（血病多瘀）病机网络

除仲景所谓五劳七伤可致瘀外，各种病邪也皆可致瘀，如血得寒则凝而为寒瘀，血得热则煎熬而成热瘀。瘀血形成后又可成为各种邪气产生之因，如血瘀极易化燥伤阴，血瘀则气滞，血不利则为水，瘀久生湿等。其中，瘀郁化热，表现为"瘀热相搏"，又有瘀热阻窍、瘀热血溢、瘀热水结、瘀热伤阴、瘀热动风、络热血瘀等多种病机转化与复合趋势。痰瘀相关，乃因痰瘀皆为津血不归正化的产物，瘀血阻滞，津液输布失常，积痰成瘀，以致痰瘀互结同病，互为因果，是多种疑难病证的共性病理环节之一。血瘀甚或久羁则为瘀毒。

（9）气病多郁（疑病多郁、郁病多杂）病机网络

"郁为百病之先"，多种难治性疾病常有从无形之气到有形之痰瘀的病机转化过程。气机郁滞往往与其他病邪复合为患。气机郁滞，无以推动血液的运行，则血为之瘀；脾气郁滞，中州不

健，易于食积为患；气不化湿，湿聚又可成痰；气郁、血瘀、积食、痰湿日久，可进一步化火、化燥等。气郁则血、痰、火、湿、燥、食等诸郁易生，夹杂为患，结石、食滞、燥屎也每多阻碍气机。因此，凡病皆宜治气，张景岳说："行医不识气，治病从何据。"目前认为，不独急性外感，许多慢性病，都是从无形之气到有形之痰瘀的病机转化过程。

（10）毒多难疴（疫为戾气）病机网络

"毒"的内涵广泛，如"毒损脑络""毒损肝络"等表述很多，但其内涵尚欠清晰。一般而言，特异性毒邪多指六淫邪毒、疫疠之毒、虫兽毒、药毒、食毒等而言。而各种病邪"偏盛"或"久羁"，也皆可称之为"毒"，如尤在泾《金匮要略·心典》谓"毒，邪气蕴结不解之谓"，《古书医言》也说"邪气者，毒也"。常见毒邪有水毒、痰毒、瘀毒、癌毒、火毒、湿毒、风毒等。周仲瑛教授认为"伏毒"是指内外多种致病的邪毒潜藏人体某个部位，具有伏而不觉、发时始显的病理特性，表现为毒性猛烈，病情危重，或迁延反复难祛的临床特点。更认识到"癌毒"是导致癌病的一类特异性致病因子，是在脏腑功能失调、气血郁滞的基础上，受内外多种因素诱导而生成，与相关非特异性病理因素杂合而为病，毒必附邪，邪盛生毒，毒因邪而异性，邪因毒而鸱张，以痰瘀为依附而成形，耗精血自养而增生，随体质、病邪、病位而从化，表现证类多端。

上述 10 类病邪，除毒邪（戾气）具有特殊性外，诸邪气之间客观上存在互相兼夹、因果转化、复合为患的临床特点。这些病邪之间构成一种多层次、非线性、复杂的网络关系，如再据此结合病邪所在脏腑，其间的关系网络更为复杂，但据此可建立以病邪转化为核心的病机辨证网络，应当是可行的。常见病气（病邪）之间兼夹、兼化与复合病机网络如图 9-4。

病邪兼夹、复合、因果转化网络

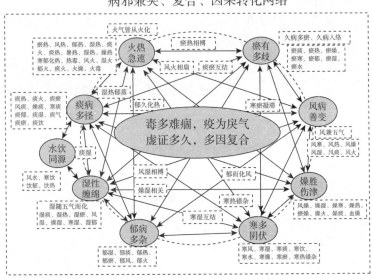

图9-4　常见病气（病邪）兼夹、兼化与复合病机网络

（四）构建虚实病机转化网络的学术意义

爱因斯坦曾谓："一切理论的崇高目标，就在于使这些不能简化的因素尽可能简单，并且在数目上尽可能少，同时不至于放弃对任何经验内容的适当表示。"本质的、内在的规律往往是简单的，如何能够通过执简驭繁而把握中医理论的全部精髓，同样应是中医辨证论治理论体系研究所追求的目标。本文基于周仲瑛教授经验，以整体观、动态观为指导，基于邪正虚实相因为患的临床特征，提出构建邪正虚实病机辨证论治网络，旨在从原理上把握中医之道，对促进和提高中医辨证论治理论与学术的发展具有重要意义。

在辨证方法上，既突出"谨守病机"，又能实现"各司其属"的前提下，通过证候信息，从病机证素中的病性（病理因素）、病位及病势三个方面把握病证病机的全部内容，明确其间内在的兼夹、兼化、因果转化及复合病机网络联系，及其标本、轻重、缓急，有望在"先议病"过程中做到执简驭繁、提纲挈领的辨识急疑难病证的本质（图9-5）。

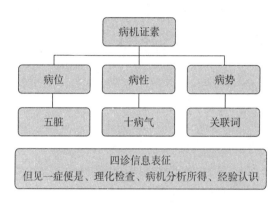

图9-5　虚实病机转化网络

在论治过程中，也即在"先议病"之后的"再用药"阶段，可据邪正虚实病机，采用复法制方，如朱丹溪谓："杂合邪者，当以杂合法治之。"《寓意草》谓："治杂合之病。必须用杂合之药。"曹仁伯言："每遇病机丛杂，治此碍彼，他人莫能措手者，必细意研求，或于一方中变化而损益之，或合数方为一方而融贯之。"三位名医所指，大抵皆合《黄帝内经》提出"有者求之，无者求之，盛者责之，虚者责之"，通过"圣人杂合以治，各得其所宜"，实现"必先五胜，疏其血气，令其调达，而致和平"的治病心法。

以虚实病机为纲，从整体上将中医病机网络之间的有关概念术语及其致病特点和治法方药领悟透彻，并在临床应用过程中不断揣摩与感悟，则必将有助于提高应对临床复杂性问题的能力。

学习中医，首先需要从整体上将这些核心术语的内涵彻底领悟透彻，并将之灵活地应用于临床过程中不断揣摩。如能对这些中医核心知识网络有了基本的理解与把握，则将能够应对临床复杂性问题，并且能够容易地去甄别古今中医学派优劣是非了。孙思邈谓"若夫医道之为言，实惟意也"，即指"医者意也"，中医之"道"究竟所指为何？诚如孟子所谓："梓匠轮舆能与人规矩，不能使人巧。"医术与医道之间犹如"规矩"与"巧"的关系，尽管公孙丑问孟子曰："道则高矣，美矣，宜若登天然，似不可及也；何不使彼为可几及而日孳孳也？"孟子则曰："大匠不为拙工改废绳墨，羿不为拙射变其彀率。君子引而不发，跃如也。中道而立，能者从之。"学习中医，不也应当遵守"中道而立，能者从之"吗？

十、复合病机及病机转化理论探讨

周仲瑛教授在长期的临床实践中发现，内科急难病证的共性病机特征为"复合病机"，复合病机是临床辨识病机证素论治的核心内容。指出："复合病机是指由于不同病因（如外感六淫，或脏腑功能失调）所产生的病理因素（主要包括风、寒、湿、热、火、痰、瘀、气、水、饮、毒等）之间相互兼夹、相互转化、复合为患，从而表现为复杂的发病特点。"基于复合病机与病机转化是内科急难病证的共性病机特征，本文对其理论基础进行初步探讨。

（一）立论渊源

中医对复合病机的认识，始见于《黄帝内经》，《素问·六元正纪大论》有"溽暑湿热相搏……民病黄瘅而为胕肿""感于寒湿，则民病身重胕肿"、《素问·痹论》有"风寒湿三气杂至，合而为痹也"等论述，即是对湿热、寒湿、风寒湿等复合病机的初步认识。《灵枢·百病始生》有谓"外中于寒，若内伤于忧怒，则气上逆，气上逆则六输不通，温气不行，凝血蕴里而不散，津液涩渗，著而不去，而积皆成矣"，指出积聚是由外感寒邪，内伤忧怒，气逆、血瘀、水湿等病邪复合为患所致。《伤寒论》对复合病机也有颇多论述，如"风湿相搏""瘀热在里"等都属于复合病机。后世如朱丹溪谓"热痰夹风""肺胀而嗽……此痰夹瘀血碍气而病""暑风夹痰夹火"，叶天士谓"素饮必有湿热，

113

热瘀湿滞，气血不行"等也是对复合病机的阐发。

病机转化肇始于《黄帝内经》"从化"理论。病邪性质因"从化"而变，如《素问·至真要大论》有："六气标本，所从不同。气有从本者，有从标本者，有不从标本者也……故从本者，化生于本，从标本者，有标本之化，从中者，以中气为化也。""夫百病之生也，皆生于风寒暑湿燥火，以之化之变也。"《素问·水热穴论》谓："人伤于寒，传而为热。"《素问·生气通天论》提出："冬伤于寒，春必温病。"以上均为对病邪性质转化的论述。《伤寒论》针对病机转化而在每个经方之后都附有多种随症加减的医嘱，对风寒侵袭后化燥、化热、化火等多种病机转化也进行了深入探讨，初步形成了基于复合病机转化理论的辨证论治特色。

金元刘完素倡导风、寒、湿、燥四气皆能产生火热病证。朱丹溪提出"湿土生痰，痰生热，热生风""气因郁而为痰""血受湿热，久必凝浊""病得之稍久则成郁，久郁则蒸热，热久必生火""清浊相混，隧道壅塞，郁而为热，热留为湿，湿热相生，遂生胀满"等诸多病机转化新观点。《医宗金鉴》有谓："六经为病尽伤寒，气同病异岂期然？推其形胜原非一，因从类化故多端。"认识到病机从化引起疾病变化多端，一般表现为"从阳化热，从阴化寒，从阴津亏化燥化热，从气虚寒湿盛化湿化寒"。

明清时期，人们对热毒湿痰瘀互化的研究颇多，如《温疫论》谓"邪热久羁，无由以泄，血为热搏留于经络，败为紫血"，《临证指南医案》提出："经年累月久痛，寒必化热，故六气皆从火化。""痰乃热熏津液所化。""气分之阻，而致水饮瘀浊之凝。""气滞酿湿，郁而成热。""湿甚热郁，三焦隧道气血不通。"《重订通俗伤寒论》谓："邪热炽盛，郁火熏蒸，血液交凝。"而《血证论》谓："血积日久，亦能化为痰水。""须知痰水之壅，由瘀血使然。"皆是对痰瘀互化的论述。

近年来，越来越多的学者开始重视对病邪互化开展研究，如罗致强提出"因湿致瘀"，吕文亮提出"湿热致瘀"，刘昭纯提出"瘀血生风"，朱虹提出"瘀血致燥"，董汉良提出"痰瘀相关"，朱祥麟提出"六淫化风"等。匡调元总结出六气有风从寒化、风从热化、湿从寒化、湿从热化、寒从热化、燥从热化、燥从寒化等6种从化形式。

以上表明,古今医家散在的从不同侧面认识到风、寒、湿（水）、热、燥、火、痰、瘀、毒、郁等诸邪之间及其与正虚之间常可相互转化、兼夹，进而形成复合病机。

（二）临床特征

1. 关于病机的内涵

病机一词始见于《素问·至真要大论》："审察病机，无失气宜。""谨守病机，各司其属。"《神农本草经》也曰："凡欲疗病，先察其源，先候病机。"张景岳谓："机者，要也，变也，病变所由出也。"《类经》有言："病机为入道之门，为跬步之法。"《居经小学》也说："学医之初，且须识病机，知变化，论人形而处治。"基于病机分析是临床辨证论治的关键环节，周仲瑛教授新近提出"病机证素"概念，其内涵包括三点：

（1）病位

病位包括五脏、六腑、经络、表里，也包括卫气营血、上中下三焦等。周仲瑛教授认为，人体是以五脏为中心，配合六腑，通过经络系统，联合五体、五官、九窍、四肢百骸而组成的有机联系的整体系统，并通过精、气、血、津液的作用，来完成机体统一的机能活动。因此，辨别疾病病位所属应以"五脏"为核心。辨识病位不仅要确立五脏所属，还应进一步分析各脏腑气、血、阴、阳病机变化状态，如肝气郁结、脾气亏虚等。

值得说明的是，张仲景的六经辨证方法着眼的病位是六经，重点探讨外感内伤病证六经气化所在，这与以五脏病位为核心的思路并非矛盾，而是切入点或视角不同，可以互相交叉，因此，不少学者从脏腑辨证解读六经辨证，同样能够说明问题。

（2）病性

病性即病理性质，即指病理变化的本质属性。辨证论治首先要从整体上或宏观上把握病变之属性，这是中医临证的基本要求。只有准确辨识病性，就可以确立基本治疗原则或治疗方向。疾病的基本病性首先是阴、阳，其次是寒、热、虚、实等，"八纲"中的表、里可归属于病位范围。

（3）病理因素

病理因素又称为"第二病因"，包括风、寒、湿、燥、火、热、暑、痰、水饮、瘀、郁、虚、毒、疫等。与阴阳等病性不同的是，这些病理因素的内涵更为具体或明确，根据病理因素就能够确立相应具体治法。

病理因素作为病机辨证的主体，其中的"风、寒、湿、燥、火"并不是病因概念。无论是内因还是外因作用于人体，都是通过与机体发生一系列反应（邪正交争）而表现出相应的外在信息表征，通过取类比象，在临证时可以依据这些表征分析其病位、病性和病理因素所属，从而就可作为治疗的依据。因此，无论是外感六淫还是内生五邪，通过"司外揣内"即病机分析所得到的风、寒、湿、燥、火等病邪都应归属于病机之"病理因素"范畴。

周仲瑛教授认为，病机证素（病位、病性和病理因素）作为辨证论治的基本要素，是"审证求机"的核心内容，其中又要以病理因素为纲，以病位、病性为目，临证把握病理因素之间的复合交叉、动态演变、有机组合规律，有助于形成基于病机证素为核心的辨证论治新体系。

2. 复合病机的表现形式

（1）多因复合

"多因复合"即"多种病邪（病理因素）复合，兼夹为患"。多因复合的"因"既是指多种病因（外感六淫、内伤七情、饮食和劳倦等）同时或先后侵袭人体，还包括多种疾病复合为患。患者往往表现在两种及两种以上的病理因素相互兼夹复合。常见的多因复合如风火相扇、瘀热相搏、寒热错杂、湿遏热郁、痰瘀互结等属两两相合，风痰瘀阻、痰湿毒蕴等为三三相合，湿热瘀毒互结等属于四四相合。周仲瑛教授认为，复合病机较之于单一病机而言，不仅具有各自病气的发病特征，还常产生新的病机特点，如"湿热"病机的致病特征不同于单纯的湿和热，"瘀热"病机不同于单纯的瘀或热。几种多因复合病机举例：

1）风火相扇

火热之邪燔灼肝经，引动肝风，或因风化火，致使"风"与"火热"两阳相合，风助火势，火动生风，风与火热两种病理因素互为因果，相因为病，复合为患，形成一种具有新的特质的复合病理因素。常见于急性温热病"气营两燔"阶段和内伤杂病急危重症过程中，具有发病暴急、变化迅速、病势猛烈的特点。《素问玄机原病式》谓："风火皆属阳，多为兼化，阳主乎动，两动相搏，则为之旋转。"《医学启源》谓："故风火多兼化也。风热相抟，则头目眩晕而转也。火性本动，火得风则成焰而旋转也。风势甚，则曲直动摇，更加呕吐也。"

2）湿热郁蒸

由于"湿"与"热"两种病理因素，胶结和合，如油入面，相互搏结，湿得热则愈深，热因湿而愈炽，或热由湿生，或因热生湿，二者复合为患，形成一种具有新的特质的复合病理因素。《湿热条辨》谓："湿热两合，其病重而速。""若湿热一合，则身中少火悉化为壮火。""上下充斥，内外煎熬，最为酷烈。"湿热为患，致病广泛，证候错综复杂、疑似难辨，既有隐匿起病、初始自觉症状不显者，也有突然发作、呈危急重症经过者。

3）瘀热相搏

由"瘀"和"热"两种病理因素互相搏结，形成具有新的特质的复合病理因素。在其致病过程中不仅有"瘀"和"热"的共同参与，而且瘀和热之间胶结和合，有内在的因果关系。"瘀热"作为一种新的复合病理因素，具有自身的特性，普遍存在于多种外感和内伤杂病过程中，致病广泛，多属急难重症。此时，无形之热毒以有形之瘀血为依附，并相互搏结，使邪热稽留不退，瘀血久踞不散，两者互为因果，可致血液稠浊，血涩不畅，加重血瘀；血瘀又可蕴积化热，而致血热炽盛，促使病势不断演变恶化。

4）痰瘀互结

由"痰浊"与"瘀血"相互搏结，相因转化，复合为患。如朱丹溪谓："痰夹瘀血，遂成窠囊。"痰、瘀皆因津血不归正化所生，津凝为痰，血滞为瘀，同源异物，虽各有特征，但二者互为因果转化、夹杂复合为患。如感受邪热，既灼津炼液成痰，又煎熬血液则成瘀；如阳虚寒盛，血凝为瘀，液聚为痰。若痰浊阻滞，气机不畅，血滞成瘀；瘀血阻滞，脉络不通，津液输布失常，津液停积而成痰。《血证论》所谓："痰亦可化为瘀。""血积既久，亦能化为痰水。"痰瘀互结多见于慢性疑难杂症或危重症患者，因病位不同而证候表现多端，故前人有"怪病多痰""顽症多瘀"之说。

5）燥湿相关

由"燥"与"湿"二气相兼、互化，燥中有湿，湿中有燥，燥湿同病而言。在生理状态下，燥湿有如水火互济的关系，保持不干不润的动态平衡，病则盈亏失调，互为影响，燥湿同病，转化相兼。外感燥、湿，合而为病；脏腑失调，内生燥、湿，夹杂为病；内外合邪，相兼为病。燥湿同病的证候特点既有"燥胜则干"，阴血津液亏耗表现，又有"湿性濡润"，水湿内停表现，湿多在脾，"湿胜则濡泄"，泻利必伤津，津伤则燥成，湿从燥化；肿胀，肝肾阴伤，燥郁不能行水，津液失于输布，水湿停聚，燥从湿化。对燥湿同病的机理，《医原》解释为"燥郁则不能行水，而又夹湿，湿郁则不能布津，而又化燥"，呈现《读医随笔》所说"燥中有湿，湿中有燥"的错杂局面。

6）虚实相因

在发病过程中，由于邪正交争，因虚致实，或因实致虚，形成虚实错杂、本虚标实的一类疾病状态。虚实相因多属于复合病机，也有属于兼夹病机者。从临床实践所见而言，纯虚纯实的情况较为少见，有以实证为主夹杂虚证、以虚证为主夹杂实证和虚实并重之不同。虚实相因为患，虚中夹实者，以虚为主兼见实候；实中夹虚者，以实为主兼见虚候；虚实并重者，正虚和邪实处于同等重要的地位。随着病情变迁，邪正矛盾双方互有消长，虚实之间总是处于动态消长变化过程中。

7）寒热错杂

由于"寒"与"热"的证候同一病人身上同时出现，患者既有寒证表现，又有热证表现，是机体脏腑组织阴阳失调的结果，属于《灵枢·根结》所说"阴阳相错"范围，寒热错杂证多属于兼夹病机。寒热错杂证候表现复杂多变，错综难识，且各个脏腑之间的寒热表现各有差异，或一脏有寒、一脏有热，或同一脏腑既有热象又有寒象。临床有寒热互结、上热下寒、上寒下热、表寒里热、表热里寒，或肝热脾寒、胃热肠寒、胃热脾寒、肺热肾寒、肺热肠寒、肝热肾寒、心热脾寒、心热肾寒、胃寒肠热等不同。

（2）多病位复合

"多病位复合"即"多脏同病"，表现为多个脏腑及经络并损，如肝脾、肝肾、肺脾或肝脾肾等功能俱损。人体是一个有机统一的整体，任何一脏有病，必然影响到他脏亦病，这是形成复合病机的重要基础。五脏传变通常按照生克传变规律而致多脏复合为患，如《素问·玉机真脏论》云："五脏相通，移皆有次，五脏有病，则各传其所胜。"临床多脏同病者如胃痛、泄泻、呕吐、呃逆等多为肝脾同病，积聚、鼓胀多为肝脾肾同病，哮病、肺痨、消渴、水肿等的肺脾肾同病，而如肿瘤、代谢综合征、慢性肝肾疾病等多种急、疑、难、顽症往往涉及多个脏腑，五脏同病者也不少见。

（3）多病势复合

在病机分析过程中，辨识"病势"是其重要的一环。"病势"是指病机转化的趋势，即疾病发生发展转归等过程中病情轻重缓急，或邪正交争所致的病机动态演变的趋势，如逆、冲、生、化、传、乘等皆为常见病势术语。《素问·生气通天论》曾谓："病久则传化。""冬伤于寒，春必温病。"张仲景则谓"见肝之病，知肝传脾，当先实脾"中的"传"，"肝气犯胃"的"犯"等。刘完素所谓"其病气归于五运六气之化"中的"化"，即"从化""转化""气化""变化"，都是指"病势"而言。

同一病邪可向其他多个方向从化、转化、类化，导致多种病邪杂陈，进而形成复合病机转化网络。既往人们更多的是重视分析病机之病性（阴阳、寒热、虚实）互相转化、错杂为患，古今文献对各种病机之病理因素之间的复合转化也有散在论述，如金元刘完素倡导风、寒、湿、燥四气皆能产生火热病证，《素问病机气宜保命集》有谓："假令湿在于心经，谓之热痰；湿在肝经，谓之风痰；湿在肺经，谓之气痰；湿在肾经，谓之寒痰；所治不同，宜随证而治之。"表明同一病邪之性质与转化方向与所处脏腑阴阳属性密切相关。朱丹溪更提出"湿土生痰，痰生热，热生风""病得之稍久则成郁，久郁则蒸热，热久必生火"。

周仲瑛教授在临床研究中发现：外感热病，热毒酿瘀；内伤杂病，血瘀郁而化热，都可导致"瘀热相搏"这一具有新的特质的"复合病机"，而瘀热又有瘀热阻窍、瘀热血溢、瘀热水结、瘀热伤阴、瘀热动风等多种病机转化与复合趋势。又如，湿邪化热而为湿热，湿邪得寒而为寒湿，湿邪碍气而为气滞湿阻，湿邪化痰而为痰湿，湿郁日久则为湿瘀互结等。气滞则有血瘀、水湿、痰湿内生、化火、动风等多种传变趋势。

（三）病机转化是形成复合病机的主要原因

1. 邪正交争，因果夹杂

病机转化反映了机体内部邪正交争的状态和疾病发展的趋势。常人始终处于阴阳动态平衡状态，而患病之后，"邪正交争"则是最重要的病理表现。邪正交争导致脏腑、气血、阴阳之间常相互影响、彼此传变，从而引起病位多向移变（病位传变）和（或）病邪之间相互转化（病邪从化），进而形成复合病机。

无论是病邪从化还是病位传变过程中的因果关系，并不是"果"形成之后，"因"自动消失，而往往都是"因"与"果"并存，因果夹杂，进而形成"因"和"果"并见的复合病机。如湿生热，形成热之后并非湿自动消失，而是湿热并存；热毒深入营血，搏血为瘀，并非热毒自动消失，而是瘀热相搏；血瘀郁久化热，而成瘀热等。若因湿生痰、因湿化热、因瘀化热和肝病传脾，则分别形成痰湿、湿热、瘀热和肝脾同病复合病机。

2. 影响病机转化的相关因素

病机转化是形成复合病机的主要原因，临床上，患者是否出现病机转化，如何转化，与哪些因素有关呢？或谓感受同样的病邪或患者目前处于同样的病理状态，其病机复合、转化趋势的影响因素有哪些？

（1）体质阴阳虚实状态决定病机转化方向

感受同样病邪，或机体目前处于相同病机状态，下一步将向何种方向转化，主要与机体体质阴阳强弱有关。正如《医门棒喝》谓"六气之邪，有阴阳不同，其伤人也，又随人身之阴阳强弱变化而为病"。《医宗金鉴》提出："人感受邪气虽一，因其形藏不同，或从寒化，或从热化，或从虚化，或从实化，故多端不齐也。"如阴虚阳盛之人体内诸邪每多从阳化热化火，阴盛阳虚之人体内诸邪气则易从阴化寒。如同样是感受湿邪，阳盛或阴虚之体，湿从热化，而为湿热黄疸，继则湿热由气分深入血分，而为湿热瘀毒互结，甚则化火、动风；阳虚之人，湿从寒化，而为寒湿阴黄，日久则为寒湿瘀阻。

（2）初始感邪性质及其所犯部位决定病机转化趋势

一方面，感受同种病邪所犯部位不同，其病机传变趋势则不同。五脏气血阴阳各具有不同的生理功能，其所受病邪转化趋势也不相同。如刘完素《素问病机气宜保命集》有谓："假令湿在于心经，谓之热痰；湿在肝经，谓之风痰；湿在肺经，谓之气痰；湿在肾经，谓之寒痰；所治不同，宜随证而治之。"表明同一病邪之性质与转化方向与所处脏腑阴阳属性密切相关。

另一方面，病邪性质不同，其致病性的强弱则异，病机传变特点也不尽相同。感受寒邪，易伤阳气，或入里化热，或寒凝血瘀，或水饮内停；感受热邪，则易伤阴，或因热煎熬，而为瘀热或阴伤。内伤热、燥、痰、瘀诸邪最易化火、伤阴，寒、湿、水、饮则易于伤阳气；风邪每多兼夹火、热而走上，传变多急；湿邪性质黏滞而趋下，传变则有湿热、寒湿两途，其势多缓。又如流感、非典、乙脑、肺炎等疾病早期虽多类似于"风温"，但病情传变规律并不相同。

（3）病邪久羁每多出现病邪转化

《素问·生气通天论》曾谓"病久则传化"，说明病邪久留不去，则发生传变。《临证指南医案》有谓："风寒湿三气合而为痹，然经年累月，外邪留着，气血皆伤，其化为败瘀凝痰。"也说明邪气久羁是产生痰瘀的主要原因。颜德馨老中医曾提出凡"久发频发之病""奇症怪病""久虚羸瘦从瘀""久积""常法论治不效者"等情况下都可从瘀论治而取得良效。在这些情况下，患者未必有痰或瘀的外在信息表征，但其机体内部存在痰或瘀病机转化之实，因而从痰或瘀论治能够取效。其共性是原发病邪迁延、久羁，病气持续时间长，导致脏腑功能失调，久则气血津液失于正常输布，则向痰或瘀转化"久"的时间条件具备，尽管尚未形成显著的痰或瘀的外在信息表征，但从痰从瘀论治却有奇效。

（4）初病脏腑功能失调的程度影响病邪转化方向

感邪后初病脏腑功能失调的程度对病邪是否转化密切相关。如虚人感邪与壮人染病的病机传变情况不同。感邪量多，正不胜邪，其变迅速。感邪量少，正能抗邪，即使传变其势也缓。如某些疫毒痢，正虚而邪实，往往尚未见有腹痛、里急后重、下利赤白脓血，发病之初即见邪入心肝、营血，而见厥或脱。不少慢性病证，尽管机体存在一定的病邪，但含量较少，或邪毒潜伏，邪正交争不甚剧烈，脏腑功能尚为正常，病机转化较慢。如初始病邪同是湿热疫毒，但乙肝携带者发展为肝硬化往往需要几十年，而急性重症肝炎则在数月内形成坏死而致肝硬化。

（5）饮食、起居、情志及治疗药物等因素促进病邪转化

饮食、起居、情志失调常常是形成体内诸邪及其转化的重要原因。饮食不节而致脾虚，内生痰湿；饮酒过量，湿热内生；起居失常，寒热不调；情志失调，气机郁结，郁、湿、痰、瘀、寒、热等新生之邪可引动原发病邪（伏毒），发生病邪传变。如肝炎携带者湿热疫毒内伏，但若嗜食肥甘厚味或酗酒引起脂肪肝、肥胖，湿热、痰湿致使慢性肝炎湿热疫毒病机的内在转化，形成湿热瘀毒互结的复合病机。

又如治疗不当，药毒所加，可引起病邪转化。药用寒凉则易伤阳，药用温热则易耗阴，滋腻之品则易碍气。如治疗黄疸如苦寒太过、太久，可使湿热之阳黄转化为寒湿脾虚之阴黄。放化疗药物常使肿瘤患者原本癌毒病邪向热化、耗气伤阴的趋势转化。

（6）四时之气、地域的不同影响病邪转化趋势

发病时所处季节、地域不同，病邪转化趋势也有差异。若素有痼疾，伏毒内伏，新感病邪，则使原有病邪性质发生转化。如《素问·四时刺逆从论》指出："是故邪气者，常随四时之气血而入客也，至其变化，不可为度。"张志聪《素问集注》谓："冬伤于寒，邪不即发，寒气伏藏，春时阳气外出，邪随气而化热，发为温病。"这些都指出邪气性质可"随气而化"。临床可见许多疾病多有好发或容易加重季节，即与病邪"随气而化"有关。

（四）复合病机转化与证候表征的非线性关系

病机转化进而形成复合病机，其后果是导致证候动态演变形式的复杂性。在疾病过程中，邪正双方的力量是互为消长的。病邪在包括正气在内的多种因素的作用下，从开始出现转化之"势"到潜在转化，形成尚未有外在表征的新病邪，进而出现新旧病邪的外在表征并存，这一内在的病机转化过程与外在四诊信息表征之间是非线性关系，后者未必能够完全真实反映前者，并且后者的出现无疑会滞后于前者。

近年来，薛珂等提出"潜在病机"假说，把"临床虽无相应的症状出现，但确实存在于病机中，且对主证的形成和发展有重要影响的病理环节"称为潜在病机。曹洪欣等曾提出证候动态演变过程中有"前沿证、非典型证、典型证、偏原发证、间位证、偏继发证"之分。笔者认为，证候的显、隐及动态变化的内在基础是病机转化，探讨证的这些特征必须从复合病机转化理论研究入手。

由于在病机转化及复合病机的形成过程中，各种病理因素之间的转化有从量变到质变的过程，客观存在的内在病机转化过程未必都能够随时通过四诊信息表现出来，即并非是机体内部病机演变的每个环节都能随时出现相应的外在表征。这些尚未出现外

在信息表征的病机即属于潜在病机，其证即属于隐证，其演变过程正是证候动态演变的基础，因此，可以认为复合病机转化是潜在病机、隐证存在及证候动态演变的内在本质，复合病机转化论较好地阐释和补充了传统中医学认为"有诸内，必形之于诸外"的科学内涵，为"司外揣内"之"揣"提出了更高的要求。"但见一症便是"是千古名言，验之于临床确有实际意义，历代医家对此都有深刻认识和经验体会。笔者认为，"但见一症便是"的实质在于透过"一症"就抓住内在病机的关键环节，相应针对性的治疗自然能够取得上佳疗效，但这取决于医者病机分析的水平。

（五）周仲瑛教授有关复合病机转化论举要

20世纪80年代，周仲瑛教授在临床实践过程中，深刻体会到探讨基于病机证素的复合病机动态转化规律的重要性，对多种外感内伤急难病证进行了深入研究，揭示出多种急难病证复合病机转化规律，为临床提供了有效的辨证思路与方法。认识到病机转化、复合病机、证的复杂性和辨证论治之间是辩证统一的关系，提出"病理因素不仅直接致病，还可以在疾病过程中起因果关系，促使病情恶化""病机之间的演变转化可致多证相关""必须随病机动态转化相应处理……临证尤其要掌握病机转化时的错综兼夹情况施治""必须在中医学理论指导下统一临床辨证论治的逻辑思维程序，要特别注意抓住证的特异性、可变性、非典型性、夹杂性和隐伏性……对证候交叉复合、病机错杂多端者，应采用不同的病机词汇组合表达，体现其因果及内在关系"等。

内科急症多见"内外合邪，每多因果夹杂；病理因素责之风火（热）痰瘀，常可转化并见；邪盛酿毒，毒邪性质多端……正是由于这些病理因素的演变转化，使得急症多种病证之间相互关联"，这些论述至今对临床具有重要指导价值。病机要素中的病因、病位、病性等都可表现为复合为患，病势多变则是病机转化的基本特征。与急症相比，慢性病的复合病机转化过程具有缓、慢、潜、隐、久等特征，不易为医家所重视。笔者近年来对周仲瑛教授大量临床病案进行分析时发现，周仲瑛教授基于复合病机转化而采用"复法大方"治疗者随处可见，如痰瘀同治、寒热并治、虚实并重等。此外，对于脏腑病机复合转化的研究是周仲瑛教授复合病机转化学术思想的重要内容，如周仲瑛教授对肝病及脾、肾虚肝旺、痰火扰心等复合脏腑病机研究颇多。早在 20 世纪 80 年代基于脏腑病机之间常常相互转化、临床医生难以明辨而撰写的《脏腑病机词汇类证鉴别》，在学术界产生了广泛影响。

（六）基于"复合病机"理论的临床应用思路

近年来，朱清时提出中医学是一门复杂性科学，引起中医界共鸣。周仲瑛教授认为：要把复杂的理论变成简单、易懂、容易掌握、能确实指导临床提高疗效的工具，需要从复杂性中凝练升华，回归简要，提纲挈目，构建切合临床实用的以脏腑病机证素为核心建立辨证论治新体系，借此可以突破有关标准化、规范化、量化思维的桎梏，真正体现辨证的灵活性。该体系既有别于辨证分型论治的僵化模式，也区别于证候标准化（如主症、次症积分）非实用模式。

周仲瑛教授尝谓：临床上，不同疾病、个体差异及其证候的多变性决定了辨证方法的复杂性和灵活性。中医有脏腑辨证、六经辨证、八纲辨证、气血津液辨证、三焦辨证、六淫辨证、内生五邪辨证、经络辨证等多种辨证方法，同时，也有"病证结合""舍证从病""舍病从证""舍病舍证从症"等治疗思路，不同方法在内科不同疾病或疾病的不同阶段有着不同的优势，临床对上述各法的综合应用，取决于医生临证思辨、知常达变的能力，其中的"思辨""达变"的核心就是病机证素分析。所谓"顾医之难也，非读书识字则不能医，非格物穷理则不能医，非通权达变更不能医"。

1. 明确单行病机证素的基本特征

复合病机由单行病机（单一病理因素）构成。周仲瑛教授十分重视对单行病机的基本致病特征进行总结，新近从临床实用角度提出"病机辨证十三条"：风病善变，寒多阴伏，火热急速（温暑同类），湿性缠绵，燥胜伤津，痰证多怪，水饮同源，瘀有多歧（血病多瘀），郁病多杂（气病多郁），虚病多久，毒多难痼，疫为戾气，其中包含风、寒、湿、火（热）、燥、痰（水、饮）、瘀、毒、郁、戾气等 13 种常见病机证素，基于这些病机证素进行灵活施治的学术思想是周仲瑛教授集一生临床经验的精华所在。

围绕单行病机，需要从以下几个方面进行把握：①致病特征：不同病机证素各有其致病特征与规律，"但见一症便是"正是基于病机证素的特异性证候表征而言。如风邪为患，无论外风还是内风，只要具有"善行而数变，病情突然发作，来去无常，或变化多端，病变部位游走或动摇不定"的发病特征，都可以按"风"论治。②易犯部位：风与肝，湿与脾，瘀在络，寒与肺脾肾，火热在心肝肾。③复合、兼夹、转化趋势。

2. 把握关键复合病机转化规律

因此，在明了患者现阶段复合病机的病性、病位和病势之后，确立发病关键尤为重要，这是进一步处方用药的基础，传统意义上的"机"，即含有"机要"之意。"关键病机"是指患者发病某一阶段的复合病机中的核心病机或病机枢纽，是能够影响复合病机转化链条中的关键环节，针对关键病机进行论治，能够终止复合病机转化过程，使得发病过程得到有效逆转或终止。如周仲瑛教授提出慢性肝病之湿热瘀毒互结、出血性中风急性期之瘀热阻窍、糖尿病之燥热、湿热、瘀热等皆为其关键复合病机。

正在构建的复合病机转化网络框架中，涉及的复合病机繁多，但临床上没必要逐一研究，而是要整体把握复合病机转化这一内科急难病证的重要特征，在临床进行病机分析时，围绕关键复合病机进行施治，灵活掌握。临床常见的关键复合病机包括风火相扇、瘀热相搏、寒热错杂、湿遏热伏、痰瘀互结等。此外，值得注意的是，关键病机常因病的不同或病情所处阶段不同而异。比如，在慢性肝炎中早期，湿热为关键病机，血瘀为次要病机，治疗重在清利湿热，兼顾活血化瘀；但随着病情进展，湿热瘀毒互结，且瘀热又成为关键病机，治疗要以清化湿热瘀毒为要着，且以清化瘀热为核心，在此基础上，兼顾湿热、阴伤、气虚等。

（七）结语

基于以上研究，笔者认为，周仲瑛教授复合病机论基于内科难治病的重要发病特征，充分体现了中医学认知疾病的整体观、辨证观特色，是对传统病机学理论体系的完善和补充。把握复合病机转化论，有助于认知疾病动态演变规律，预测疾病传变规律，从而提高中医治未病的能力；有助于从整体上高度的概括和诠释古今诸多病机新假说；基于"复合病机转化论"对指导临床辨证和复法组方应对急难重症具有重要临床意义。因此，有关复合病机转化理论及其临床应用的思路与方法值得今后深入系统的研究。

十一、"虚实相因"复合病机探要

中医临证首辨八纲，实为千古真知灼见，古今不少名医又尤其重视辨析"虚实寒热"四纲，此四纲包涵临床识病治病、处方用药之奥妙。本文重点讨论正虚与邪实两纲。

中医历来讲究正气在防病治病过程中的重要性，如"正气存内，邪不可干""不得虚，邪不能独伤人""邪之所凑，其气必虚"等，这与希波克拉底所说"病人的本能就是病人的医生""病人最好的医生是自己"，即人体有强大的"自愈力"本质上是一个道理。《春秋》有"君子原心，赦而不诛"，强调"扶正祛邪""开门逐寇"是中医诊疗的基本思路，可避免单用攻邪可能导致"两败俱伤"的局面。

进而，前人有把正气比作"君子"把邪气比作"小人"者，此喻首见于张洁古云："壮盛人无积，虚人则有之，故当养正，则邪自除。譬如满座皆君子，（纵有）一二小人，自无容身之地（而去）。"对此，后世不少医家（如张景岳）曾多有引用，但《景岳全书发挥》则反驳道："惟小人最难去，自古历朝小人当权，但见贤人君子为其攻击驱逐，不知凡几，而小人未见能自去耳，必大刑大罚始得退去，此喻不合。"由此可见前人针对虚实及其相应的扶正祛邪法的争议之一斑。

临床内科疑难杂症，往往多是"积劳成疾"，"多因相关"，从无形之"气"到有形之"痰瘀"，而呈现"多病杂陈"状态。

在此过程中"虚实相因"病机尤为不能小觑，徒攻邪或徒补虚，急于求成，单刀赴会，往往都会造成更为难治的错综复杂局面。扶正固然有利于祛邪，祛邪亦寓扶正之意，但如何把握二者关系，实为临床之难题。

（一）何谓"虚实相因"

"虚实相因"病机是指发病过程中，由于邪正交争始终存在，因虚致实，或因实致虚，形成虚实错杂，本虚标实的一类疾病状态。有以实证为主夹杂虚证、以虚证为主夹杂实证和虚实并重之不同。虚实相因是指在发病过程中，《内经·通平虚实论》之所谓"邪气盛则实，精气夺则虚"应作为虚实辨证之总纲。

有以实证为主夹杂虚证者；有以虚证为主夹杂实证者；亦有虚实并重者。《通俗伤寒论·气血虚实章》则认为："虚中夹实，虽通体皆现虚象二处独见实证，则实证反吃紧；实中夹虚，虽通体皆现实象，一二处独见虚证，则虚证反为吃紧。景岳所谓'独处藏奸'是也。"丹波元坚《药治通义》提出："为医之要，不过辨病之虚实也已。虚实之不明，妄下汤药，则冰炭相反，坐误性命，是以临处之际，不容毫有率略矣。""惟医之所最难者，在真实真虚混淆揉杂者而已。何者？其病之视为虚乎，夹有实证；视为实乎，兼有虚候；必也精思熟虑，能识毫厘，而其机始可辨认。"《通俗伤寒论》认为："虚中夹实，虽通体皆现虚象二处独见实证，则实证反吃紧；实中夹虚，虽通体皆现实象，一二处独见虚证，则虚证反为吃紧。景岳所谓'独处藏奸'是也。"《临证指南医案》也有云："治病固当审乎虚实，更当察其虚中有实，实中有虚。"

（二）"虚实相因"病机勾要

虚实与邪正交争和邪正盛衰有关。《素问·通平虚实论》谓：

"邪气盛则实，精气夺则虚。"

邪气泛指多种致病因素，不仅指风、寒、暑、湿、燥、火等六淫和疫疠之气，还包括由于脏腑功能失调、气血津液失常所产生的水、湿、痰、饮、瘀血、毒等病理产物；无论外感之邪，还是内伤之邪，其实总常见的不过十种邪气，包括风、寒、湿、热火、燥、湿、痰、水饮、郁、毒。

正气是指生命机能的总称，它是人体生长、发育、吸收、运化、敷布、排泄等各种功能活动的基本动力，具有对疾病的防御、抵抗、再生及促使疾病趋向痊愈的职能，表现在脏腑的气、血、阴、阳各个方面。

正气的强弱不能以通常所说阴虚、阳虚、气虚、血虚等泛泛而谈，而是应落实到五脏之气血阴阳津液的失调或虚弱层面方有临床指导意义，后者指如此才能可有针对性地选方用药。如肝气虚、肝阳虚、肝阴虚、肝血虚、肝气郁、肝阳上亢、肝风内动、肝火上炎、肝胃不和、肝脾不调、肝气乘肺、心肝郁热、肾虚肝旺等。

在疾病邪正交争过程中，由于邪正的消长盛衰，不仅可以产生单纯虚或实的病理变化，而且可以形成虚实同时存在的虚中夹实、实中夹虚等虚实错杂的病理变化。

（1）因实致虚

外感病证或内伤疾病早期，常以邪实为主导环节，邪正交争，初起邪气过盛，正气不衰。由于失治、误治，病情迁延，邪气未尽，正气已伤，病理变化由实转虚（如热病伤阴，因寒伤阳），转为虚实错杂证。

（2）因虚致实

内伤病证多属痼疾，脏腑亏损与失调，正气本虚，无力祛邪外达，导致气血津液不能正常运行，内生五邪（内风、内寒、内湿、内燥、内火），气滞、瘀血、痰饮、水湿等病理产物（第二病因）

凝滞不解，后者又作为新的致病因素进一步耗伤正气，正气愈虚，邪气愈盛，如此恶性循环，终致阴阳失调、气机逆乱的虚实错杂局面。

《景岳全书·虚实篇》曰："虚实者，有余、不足也。……虚者宜补，实者宜泻，此易知也。而不知实中复有虚，虚中复有实，故每以至虚之病，反见盛势，大实之病，反有羸状，此不可不辨也。"

（三）临床如何辨别 "虚实相因"

1. 辨证候

虚实是疾病过程中正邪盛衰的病理反映。临床虚实相因过程中虚实证候的多寡每多有异：以虚为主者，多见面色淡白或萎黄，精神萎靡、身疲乏力，心悸气短，形寒肢冷，自汗，大便滑脱，小便失禁，或为五心烦热，消瘦颧红，口咽干燥，盗汗潮热等；以实为主者，多见发热，腹胀痛拒按，胸闷，烦躁，甚至神昏谵语，呼吸气粗，痰涎壅盛，大便秘结，或下利，里急后重，小便不利，淋沥涩痛等。

（1）虚中夹实，以虚为主，兼见实候

如鼓胀脾虚湿困，病属湿邪困遏，脾阳不振，水湿内停，虽有腹胀大如鼓之实象，但终究以脾阳虚弱为主要原因，脾健水湿自消。病理变化以虚为主，实居其次，治疗应温中健脾为主，兼顾行气利水，可予实脾饮以振奋脾阳，温运水湿。

（2）实中夹虚，以实为主，兼见虚候

如外感热病在发展过程中，常见实热伤津之象，因邪热炽盛而见高热、汗出、便秘、舌红、脉数之实象，又兼口渴、尿短赤等邪热伤津之征，病本为实为热，津伤源于实热，而属于虚，此为实中夹虚，治疗应祛邪为主，兼顾扶正。

（3）虚实并重，正虚和邪实处于同等重要的地位

多见于外感、内伤杂病过程中，邪正交争，敌我双方力量

平衡，势均力敌，虚证和实证表现旗鼓相当，治疗应扶正与祛邪并重。

随着病情变迁，邪正矛盾双方互有消长，虚实之间总是处于动态消长变化过程中。一般而言，"新病多实，久病多虚实错杂"，"外感多实，内伤多虚实错杂"，"轻壮多实，老迈多虚"。但临床并非尽然，初病有时未必就实，如虚体感冒；久病有时亦未必尽虚，往往伴有气滞、痰饮、水湿、瘀血等。临床若见"喘咳痰多，气短胸闷，气急不能平卧，咯吐泡沫痰，下肢浮肿，小便量少"；或"腹大胀满不舒，腹内积块坚硬，隐痛或剧痛，小便短少，疲劳乏力"等，皆可明判为虚实并见之证。

2. 辨病性、病位

病性：有阴阳之分和气血津液之别，多见"本虚标实"。进而言之，虚者往往涉及阴虚、阳虚、气虚、血虚、阴虚、津液耗伤等方面；实者则无非气机郁滞、风、寒、湿、燥、热（火）、水饮、痰、瘀、毒等。

病位：涉及五脏。临床虚多以肺、脾、肾为主，实多见心、肝。

3. 辨病势演变

中医学常言"至虚之处便是留邪之所"，其实，"有一分邪气便有一分正气亏虚"，"有一分正气亏虚便有一分邪气产生"。"虚实相因"，"邪正消长"盛衰，可以形成虚中夹实、实中夹虚等虚实错杂的病理变化。

因实致虚者，如疾病初起，邪气过盛，正气未衰。由于失治、误治，病情迁延，邪气未尽，正气已伤，虚实错杂。因虚致实者，正气本虚，脏腑亏损与失调，内风、内寒、内湿、内燥、内火、气滞、瘀血、痰饮等凝滞不解，成为新的致病因素，进一步耗伤正气，正气愈虚，邪气愈盛，如此恶性循环，形成虚实错杂的局面。

（四）如何治疗"虚实相因"

1. 治则治法

一般以"扶正祛邪""攻补兼施"并重为原则，"复法制方"。

前人有强调扶正以祛邪，又提出祛邪即寓扶正之意、祛邪以安正，相关认识纷繁杂乱，见仁见智，大令后学莫衷一是。

"治病必求其本"，但虚实二者孰为标、孰为本通常并不固定，应采取具体问题具体分析，不能胶着鼓瑟。如"急则治其标，缓则治其本"，对痰浊壅塞、气机不利的哮喘病人，其本在肾，其标在肺，当其发作阶段，当先顾其标，缓图其本，分清缓急。扶正当需避免留邪、敛邪，祛邪当需顾及正气，避免因祛邪而伤及正气。

2. 方药选择

柳宝诒曾说："虚实错杂，若粗工为之，或与疏散，或与补涩，均足致损。"其实，无论是仲景经方还是后世名方，纯补纯攻者少，虚实兼顾组方者居多，举不胜举。所以，通常既可选用扶正方药与祛邪方药联合应用，随证加减，也可直接选用既能祛邪又能扶正的常用方药。实际上，古今许多有效经方、时方都是扶正祛邪并用的组方思路，小方如枳术丸、大小柴胡汤、真武汤、六味地黄丸、增液承气汤，大者如大黄䗪虫丸、薯蓣丸、鳖甲煎丸、苏子降气汤、温脾汤、九味羌活汤等。

以薯蓣丸加减为例。该方药用山药、人参、茯苓、白术等健运脾胃以定中州，当归、地黄、川芎、芍药等养血活血，阿胶、麦冬滋阴，桂枝散太阳之邪，防风散阳明之邪，柴胡散少阳之邪，大黄豆卷解表祛风兼宣湿热，桔梗、杏仁升降气机，诸药共奏补气养血、滋阴活血、疏风散邪等功效。加减：痰湿偏重，身重咳痰者，加茯苓、半夏、僵蚕、陈皮、白芥子等化痰祛湿；瘀血阻滞，腹内结块者，加鳖甲、穿山甲、土鳖虫等软坚散瘀消癥；肝肾阴虚、腰酸肢软者，加枸杞子、女贞子、旱莲草、杜仲等，滋养肝肾；脾肾阳虚、畏寒怕冷者，加干姜、仙灵脾、鹿角霜等温养阳气。

3. 结合虚实病位，随证选方用药

举例如下：

（1）肺实肾虚证

症见咳嗽痰多，气急，胸闷，腰酸，下肢欠温，苔腻，脉沉细或兼滑。病性属上实下虚，本虚标实，病位在肺肾。治疗宜化痰降逆，温肾纳气。方选苏子降气汤。药用苏子、半夏、前胡、厚朴降气化痰。肉桂、当归、炙甘草温肾纳气。上盛为主加用杏仁、白芥子、莱菔子，下虚为主加用补骨脂、胡桃肉、紫石英补肾纳气，肺脾气虚，易汗，短气乏力，痰量不多，酌加党参、黄芪、防风健脾益气，补肺固表。

（2）阳虚水泛证

症见心悸，喘咳，咳痰清稀，面浮，下肢浮肿，甚则一身悉肿，腹部胀满有水，脘痞，纳差，尿少，怕冷，面唇青紫，苔白滑，舌胖质暗，脉沉细。病性属本虚标实，心肾阳虚，水饮内停。病位在心肾肺。治以温肾健脾，化饮利水。方选真武汤加减。药用附子、桂枝温肾通阳，茯苓、白术、猪苓、泽泻、生姜健脾利水，赤芍活血化瘀。若水肿势剧，上凌心肺，心悸喘满，倚息不得卧者，加沉香、黑白丑、川椒目、葶苈子行气逐水；血瘀甚，紫绀明显，加泽兰、红花、丹参、益母草、北五加皮化瘀行水。

（3）阴虚水停证

证见腹大胀满，或见青筋暴露，面色晦滞、唇紫，口干而燥，心烦失眠，时或鼻衄，牙龈出血，小便短少，舌质红绛少津、苔少或光剥，脉弦细数。病性属本虚标实，肝肾阴虚，津液失布，水湿内停。病位在肝肾。治以滋肾柔肝，养阴利水。方选六味地黄丸合一贯煎加减。药用沙参、麦冬、生地黄、山萸肉、枸杞子、楮实子滋养肾阴；猪苓、茯苓、泽泻、玉米须淡渗利湿。津伤口

干明显，可酌加石斛、玄参、芦根等养阴生津；如青筋显露，唇舌紫暗，小便短少，可加丹参、益母草、泽兰、马鞭草等化瘀利水；如腹胀甚，加枳壳、大腹皮以行气消胀；阴虚阳浮，症见耳鸣，面赤、颧红，宜加龟板、鳖甲、牡蛎等滋阴潜阳。

（4）正虚瘀结证

症见久病体弱，积块坚硬，隐痛或剧痛，饮食大减，肌肉瘦削，神倦乏力，面色萎黄或黧黑，甚则面肢浮肿，舌质淡紫，或光剥无苔，脉细数或弦细。病性属本虚标实，癥积日久，中虚失运，气血衰少。病位在脏在血。治以补益气血，活血化瘀。方选八珍汤合化积丸加减。药用人参、白术、茯苓、甘草补气；当归、白芍、地黄、川芎益血；三棱、莪术、阿魏、瓦楞子、五灵脂活血化瘀消癥；香附、槟榔行气以活血。若阴伤较甚，头晕目眩，舌光无苔，脉象细数者，可加生地黄、北沙参、枸杞、石斛。如牙龈出血、鼻衄，酌加山栀、牡丹皮、白茅根、茜草、三七等凉血化瘀止血。若畏寒肢肿，舌淡白，脉沉细者，加黄芪、附子、肉桂、泽泻等以温阳益气，利水消肿。

（五）临证注意要点

"虚实相因"为患，虚中夹实者，以虚为主兼见实候；实中夹虚者，以实为主兼见虚候；虚实并重者，正虚和邪实处于同等重要的地位。随着病情变迁，邪正矛盾双方互有消长，虚实之间总是处于动态消长变化过程中。临床把握扶正与祛邪的主次轻重缓急的关系实为一大难点，蒲辅周曾谓"张仲景在虚劳篇中设大黄䗪虫丸一法令人深思，瘀血有所留着，病人致羸，祛瘀方可生新。但外感致病虽正虚不可妄补，因势利导乃为祛邪第一要义，邪去正安，从而体现正气为本，但祛邪当求不伤正，且顾护正气。"

因此，临证应详辨是因实致虚，还是因虚致实，要在虚虚实实、纷繁复杂的临床证候中，寻找其主要矛盾，确定正虚与邪实之间的因果、标本、轻重、缓急、主次、先后等关系，通盘分析。如区分大虚大实、微虚微实、二虚一实、二实一虚、表虚里实、里虚表实等，相应地制定出补多补少、泻多泻少、补中兼泻、泻中兼补、先泻后补、先补后泻等治疗方法。尤其要注意"大实有赢状，至虚有盛候"等特殊情况。

辨别虚实，临床应不被西医疾病诊断所迷惑，也不能被患者年龄、病程久暂、外感内伤所迷惑，如仍难辨别虚实主次，临床可以"投石问路"之法。正所谓"能于虚实疑似之间探出真谛，胸中既能了了，笔下自无余蕴"。

（六）赵绍琴辨别虚实真假疑似案赏析

虚实证候常为假象所迷惑。赵绍琴老曾有这么一例验案，可供后人参考：

胡某，女，52岁。初诊：患者因重症肌无力住院半年，西药每日注射新斯的明二次，中药出入于八珍汤、十全大补汤之间。4日前突然发热，体温38.5℃，致病情迅速恶化，每次吃饭前必须加注1次新斯的明，否则不能坚持将饭顺利吃下。因虑其呼吸肌麻痹而致衰竭，已准备向外院借用铁肺备急。由于体温持续上升，病情难以控制，遂请全院老大夫（皆为全国重量级名老中医）共同会诊。病人面色萎黄，形体消瘦，精神不振，舌胖苔白糙老且干，两脉虚濡而数，按之细弦且数，自述心烦梦多，小溲色黄，大便两日未行，身热颇壮，体温39.4℃，已从协和医院借来铁肺准备抢救。

会诊时，诸医皆曰：气血大虚，必须甘温以除大热。赵绍琴老问曰：前服参、芪、桂、附诸药皆甘温也，何其不见效？诸医又曰：原方力量太小，应增加剂量。赵绍琴老曰："个人看法，虽属虚人，也能生实病，此所说实病，包括新感病、传染病或其他实证。为慎重起见，先请经治医生用冰箱冷水步少与之。"

结果病人非常喜饮，又多给了一些，病人仍想多喝，将一杯（约300mL）喝完，病人说"我还想喝"，遂又给约300mL。饮毕自觉头身有小汗出，心情愉快，即时安睡。赵师曰：病人素体气血不足，用甘温补中，本属对证。但目前非本虚为主，乃标热为主，暮春患此，当从春温治之。如是虚热，病人何能饮冰水600mL，且饮后小汗出而入睡？根据其舌胖苔白糙老且干，两脉虚濡而数，按之细弦且数，心烦梦多，溲黄便秘，断定是阳明气分之热，故改用白虎汤：生石膏25g，生甘草10g，知母10g，粳米60g，煎100mL，分2次服，1剂。二诊昨服白虎汤后，夜间汗出身热已退，体温37℃，两脉虚濡而滑，按之细弱，弦数之象已无。病人今日精神甚佳，食欲亦增，心烦减而夜寐甚安，大便已通，小溲甚畅，舌胖苔已滑润，改用甘寒生津益气方法，以善其后。生石膏12g，沙参10g，麦门冬10g，生甘草10g，知母3g，一药后体温36.5℃，精神益佳，食眠均安。

按语：病有标本，宿疾为本，新病为标。宿疾虽多虚但未必尽虚，新病多实但亦未必尽实，反之亦然。故不可一例而视之。虽是虚人，亦可患实证。此患者素服八珍汤、十全大补汤等甘温之剂，此治其重症肌无力，原属对症。然其暮春患感，陡然高热，脉舌症皆显热象，岂可以虚热对待。虽前贤有甘温除大热之法，然其可治内伤虚热，不能退外感之实热。故虽从医皆曰可补，独赵绍琴老能力排众议，坚请用清。若无定见于胸中，宁不随波逐流以免涉险乎？其用冷水试饮一法，又见诊断之细致入微。如果系实热，则必喜冷饮，若属虚热，则必不喜冷饮。以此法试之，虚实立判。

十二、"痰瘀互结"复合病机杂谈

近年来，不少学者发现临床许多疾病都需要"痰瘀并治"才能取得更好的疗效，进而提出"痰瘀同源""痰瘀互结"或"痰瘀相关"理论。相关文献多多，据说有人尚有意将"痰瘀相关"列为国家计划项目进行研究。如同此前中医领域最为"成功"的两项研究："血瘀证与活血化瘀法""络病理论与从络论治心脑血管疾病"一样，"痰瘀相关"理论本身亦非什么新鲜的创新理论，历代医家均有论述，重要的是后人如何辨识和灵活应用。

（一）各家名老中医不约而同提倡"痰瘀相关"理论

自 20 世纪 80 年代以来，来越多的学者从不同角度提出"痰瘀相关""痰瘀同病""痰瘀同源"学说。

如浙江宁波名医董汉良率先发表"试谈痰瘀相关"（中医杂志，1980）"痰瘀同源初探"（浙江中医药大学学报，1980），这两篇论文从痰瘀同病同治的源流、痰瘀相互依存、相互转化、共同消长关系及临床意义等方面，结合临床实践进行了全面论证，可谓是一篇痰瘀相关有关论文最早、最全面的佳作——之后 30多年的相关文章超过这两篇水平的不多。其后，武汉名老中医章真如发表"风火同气与痰瘀同源"（中医杂志，1983），姚岳撰写发表"朱良春老师治病注重痰瘀的经验"（新中医，1983），匡奕璜提出"怪病多痰瘀"（山东中医杂志，1982），1992 年韩文提出"痰瘀同源学说应增补到中基教材中"。近年来的相关报道更多，如冠心病、中风、高血压、类风湿关节炎、脂肪肝、肥胖、高脂血症、糖尿病并发症、代谢综合征、血管性痴呆、哮喘、肺炎、肿瘤、偏头痛、失眠等，但多停留于文献罗列或病案佐证层面。

在当代名医中，周仲瑛教授在早年报道的"两例肾脏炎的治疗分析"（中医杂志，1958）中，就曾用凉血化瘀之归芍丹栀合健脾渗湿化痰之半夏、茯苓、陈皮、厚朴、杏仁治疗难治性肾炎案，并指导弟子李七一发表"痰瘀同病与痰瘀同治探源"；邓铁涛老研究团队认为邓老70年代开始研究"痰瘀相关"理论与冠心病防治；颜德馨老重视气血理论之"衡法"，重视从痰瘀论治疑难杂症，分析这些名医学术思想的演变就可发现，这些名医晚年尤其重视从痰瘀论治疑难杂病，可谓"君子所见略同"。

至于前人文献，从《黄帝内经》到张仲景都有痰瘀同治类似的理论渊源，如桂枝茯苓丸等，在此无需赘述。值得一提的是，金元朱丹溪对痰瘀同病同治发挥最多，笔者认为其原因在于丹溪翁重视"气、血、郁、湿、痰、热"等病机的同时，尤重病机复合为患，如越鞠丸之治六郁，无疑本身就是针对"复合病机"而言，在此过程中自然会发现痰瘀并病、复合为患的临床实际，其所谓"湿土生痰，痰生热，热生风"，笔者看作是病机转化形成"复合病机"理论的源头之一。后世至今一直有人指责金元四家，尤其怀疑丹溪翁的临床水平，实在是有失公允；叶天士谓"胃痛久而屡发，必有凝痰聚瘀"，看似就案说案，实乃屡遇多验而发。若从古今方剂配伍而言痰瘀同治，相关文献则更多了。

（二）近年来对痰瘀互结生物学基础研究

此前，人们对包括对痰、瘀、湿、湿热、寒湿、多种虚证、脏腑病机、卫气营血病机的本质或生物学基础研究很多，但很少有人关注这些病机之间的密切关联与相互转化，如对"痰瘀互结"研究的项目有限。有些研究把甘油三酯 TG、胆固醇 TCH 等同于痰，把微循环障碍等同于血瘀，或者把血管内皮细胞的物质或脂质代谢交换异常等同于痰瘀并见，这种痰瘀本质化的研究思路，其实是存在很大问题的，明显局限了痰瘀的丰富内涵。

之前，笔者一直关注中医研究院宋剑南教授自 1990 年代连续开展痰瘀同病的相关研究，其中"从生物化学角度看痰及痰瘀相关"（中国中医基础医学杂志，2000 年）值得一读，作者从生物化学角度探讨了痰的化学本质、痰的成因和痰瘀相关的物质基础。认为：痰是机体物质代谢过程失控生成并过量积累的各种病理性产物，且可以在一定条件下转化成新的致病因素的那些物质的总称。痰瘀既是同源，但并非同物。从各自的理化性质来看，痰属于病理性生化物质在体内堆积的结果，存在一个量变过程，在其物理化学性质未发生变化之前尚不是主要的致病因子，而只是疾病的表现形式和物质基础。瘀则是病理性生化物质的物理化学性质和生物学功能发生了改变或同时伴有相关细胞形态结构和功能改变的结果。笔者认为，尽管这些研究必将越走越窄，但在当下或许仍然不失为一种探索性的研究思路。

（三）中医应如何认识和把握"痰瘀互结"病机

痰瘀互结是指"痰浊"与"瘀血"相互搏结，相因为患，以局部肿块刺痛，或肢体麻木、痿废，或胸闷多痰，或痰中带紫暗血块，舌紫暗或有斑点、舌苔腻，脉弦涩等为常见证候的一种新的复合病机。如朱丹溪谓："痰夹瘀血，遂成窠囊。"

1."痰瘀互结"病机勾要

痰、瘀皆因气机失调，津血不归正化所生，津凝为痰，血滞为瘀，同源异物，各具特有的征象，但二者往往互为因果，胶结难解。

（1）痰瘀既可同生，又可互生，因果夹杂为患

如热邪灼津炼液成痰，而血液受热煎熬，又可结而成瘀；寒邪客于络脉，寒凝血滞而瘀，寒邪伤阳，液聚为痰；痰浊阻滞脉道，妨碍血液循行，则血滞成瘀。瘀血阻滞，脉络不通，影响津液正常输布，或离经之血瘀于脉外，气化失于宣通，以致津液停积而成痰。《血证论》明言："痰亦可化为瘀。""血积既久，亦能化为痰水。"

（2）脏腑功能失调是痰瘀生成之本

津液成痰主要关系到肺脾肾，而涉及肝；因"肺为贮痰之器"，"脾为生痰之源"，"肾为痰之本"。血凝成瘀则以心肝为主，病及肺脾，因"恶血必归于肝""瘀血不离乎心"。因此，痰瘀互结往往涉及多脏腑功能失调，病位以脾、肾两脏为主，涉及肝、肺、心。

（3）痰瘀互结之病势演变

痰瘀互结，既可化热、酿毒，而成痰热瘀毒；又可伤阴耗气，表现为虚实夹杂为患。痰瘀互结可涉及五脏六腑、肢体骨节经络，见证多端：痰瘀壅遏肺气，则病肺胀、肺痈、哮喘；痰瘀痹阻胸阳，可致胸痹、心痛、心悸；痰瘀闭塞脑窍，可见神昏、癫狂、痫病、痴呆、健忘等；痰瘀阻滞肠胃，形成胃痛、噎膈；痰瘀阻滞肝胆，引起胁痛、积聚、黄疸、鼓胀；痰瘀引动肝风，上扰清窍，而成眩晕、头痛、中风诸证；痰瘀阻肾，可见水肿、关格、癃闭、腰痛、尿浊、淋证等病。痰瘀阻滞四肢骨节经络，可成顽痹、肿块、结节。

2."痰瘀互结"证候特征

（1）特异症

胸脘闷痛，咳痰或痰中带紫暗血块；胸闷痞塞，呈压榨样疼痛；肿块固定不移，痛有定处、刺痛；肢体麻木或痿废；精神抑郁，面色晦滞，口干不喜饮；关节漫肿而硬等。

（2）可见症

咳痰喘促，泛恶痰涎，心悸，眩晕，头痛，口唇紫暗，目下发青，爪甲紫绀，局部肿块固定活动痛不甚，表情淡漠，甚若木鸡，或喜怒无常，语言错乱，神昏谵语，呕吐痰涎，健忘，失眠，水肿等。

（3）相关舌脉

舌体胖大质暗边有齿痕或瘀点苔腻。脉弦涩或脉滑、脉沉，或结代脉等。

3.基本治法：化痰祛瘀理气法

临证应审证求机，详辨痰瘀二者因果、兼加、复合主次，结合病性、病位、病势，辨病辨证相结合，随证施治。临证注意掌握以下几点：

（1）化痰祛瘀，二者并治

由于痰瘀阴性凝滞，胶结难化，互相影响，仅去其一，病难根除，故痰瘀必须同治。即治痰必治瘀，瘀去则痰易化；治瘀必治痰，痰化则瘀易除。同时应注意不可孟浪过剂，宜"中病即止"，以免耗伤气血阴阳，变生坏病。选药以平稳有效为原则，慎用毒猛辛烈之品。《医宗粹言》言："先因伤血，血逆则气滞，气滞则生痰，痰与血相聚，名曰瘀血夹痰……治宜导痰消血；若素有郁痰所积，后因伤血，故血随蓄滞，与痰相聚，名曰痰夹瘀血……治宜破血消痰。"

（2）调畅气机，助消痰瘀

气痰瘀三者之中，气机失调最为关键，因此，治疗痰瘀同病应配理气药，行滞开郁，条达气机，以增化痰祛瘀之效。《丹溪心法·痰》谓："善治痰者，不治痰而治气，气顺则一身津液亦随之顺矣。"《血证论》谓："凡治血者必调气。"另一方面，痰瘀既停又复阻碍气机，导致气滞加重，痰瘀去则气自顺。《医碥》说："气本清，滞而痰凝血瘀则浊矣，不治其痰血则气不行。"

（3）从本图治，调补五脏

调整五脏功能，扶正补虚，则痰瘀自消，所谓"不治痰而痰化、不治瘀而瘀祛"是也。因气血冲和，百脉流畅，自无生痰停瘀之患，故景岳谓："治痰当知治本，则痰无不清，若但知治痰，其谬甚矣。"王肯堂亦曰："虚证有痰，勿治其痰，但治其虚，虚者既复，则气血健畅，津液流通，何痰之有？"

（4）求因定位，辨证分治

痰瘀的生成既可因于邪实，亦可缘于正虚，病变涉及脏腑、肢体、骨节、经络、九窍。治疗应审证求因，在化痰祛瘀的基础上，配合相应治法。因邪实所致的"寒痰瘀阻"当温通祛寒；"痰热瘀阻"当清热凉血，"风痰瘀阻"当祛风和络，"燥痰瘀结"当润燥滋液；"湿痰"瘀阻当苦温燥湿；"痰气瘀阻"当理气解郁；因正虚所致者，又当据证配合益气、养血、滋阴、助阳等法。同时，必须区别脏腑病位治疗，"痰瘀阻肺"者宣利肺气，"痰瘀心脉"者养心通脉，"脾胃痰瘀"者当健脾和胃，"肝胆痰瘀"者当疏肝利胆，"肾虚痰瘀"当补肾培元，"痰瘀阻窍"者当开窍醒神，"痰瘀络脉"者当宣痹通络，"痰瘀结聚"者当软坚散结。

4."痰瘀互结"方药范例

双合汤加减。药用当归、川芎、白芍、生地黄、桃仁、红花等以活血化瘀，陈皮、半夏、茯苓、白芥子等燥湿化痰。

加减：血瘀化热者，衄血、斑疹隐隐者，加用牡丹皮、茜草根、赤芍、水牛角、紫草等凉血化瘀；脉络痹阻者，加桂枝、鸡血藤、穿山甲等活血通络；痰湿化热者加黄芩、鱼腥草、冬瓜子等清化痰热；痰瘀伤阴者，重用生地黄、白芍，加旱莲草、女贞子。痰瘀互结，痹阻于胸，证见胸闷痛或刺痛或绞痛阵作，固定不移，入夜或受凉是痛甚，咳吐痰涎，舌质暗紫，舌下络脉曲张，苔白腻，脉弦滑或结代，可加瓜蒌、薤白、石菖蒲、丹参、郁金、三七、降香、桂枝等养心通脉、活血化痰。

此外，结合痰瘀所在病位，随证选方用药，举例如下：

（1）痰瘀热毒壅肺证

证见咳吐黏痰或泡沫血痰，或咯紫暗色血块，或气味腥臭痰，胸部胀闷刺痛。喘促咳逆、胸部满闷或隐痛，甚则不宁平卧，面青唇紫，舌质紫、多瘀点瘀斑，舌下青筋曲张明显，苔腻，脉沉细、结代、促。病性属实，病位在肺。方选千金苇茎汤合小陷胸汤化裁。药用苇茎、薏苡仁、冬瓜仁、桃仁、黄芩、黄连、山栀、黄柏、甘草、桔梗等涤痰化瘀、清热解毒、宣利肺气。

（2）痰瘀阻肺证

证见喘息不能平卧，胸部膨满，憋闷如塞。咳嗽痰多，或痰中夹血，喉间痰鸣，胸闷刺痛，面色灰白而暗，唇甲紫绀。舌质暗或紫，舌下瘀筋增粗，苔腻或浊腻，脉弦滑。病性属实，病位在肺。治予涤痰祛瘀，泻肺平喘。方选葶苈大枣泻肺汤合桂枝茯苓丸，药用葶苈子涤痰除壅、开泄肺气，桂枝通阳化气、温化寒痰，茯苓除湿化痰，牡丹皮、赤芍活血化瘀，大枣甘温安中缓和药性。

（3）痰瘀络痹证

症见痹证日久，肌肉关节刺痛，固定不移，昼轻夜重，或关节肌肤紫暗、肿胀，按之较硬。肢体顽麻或重着，或关节僵硬变形，屈伸不利，有硬结、瘀斑，面色暗黧，眼睑浮肿，或胸闷痰多。口干不欲饮。舌质紫暗或有瘀斑，舌苔白腻，脉弦涩，或细涩或细滑。病性属实，病位在经络关节。方选大活络丹化裁。药用桃仁、红花、当归、川芎、白芍、茯苓、半夏、陈皮、白芥子、竹沥、姜汁等，化痰祛瘀、通络止痛。

（4）痰瘀阻窍证

证见癫狂日久不愈，面色晦滞而秽，情绪躁扰不安，多言不序，恼怒不休；甚至登高而歌，弃衣而走，妄见妄闻，妄思离奇，头痛，心悸而烦。舌质紫暗，有瘀斑。少苔或薄黄苔干，脉弦细或细涩。病性属实，病位心肝，涉及脾胃，久而伤肾。方选癫狂梦醒汤，药用桃仁、赤芍、柴胡、香附、青皮、陈皮、半夏、苏子、桑白皮、木通、大腹皮等豁痰化瘀，调畅气血。

（5）痰瘀积聚证

症见体内存有肿瘤，局部肿块刺痛，或乳腺内肿块坚硬如石，或胸膈脘腹痞闷刺痛，或进食梗塞，呕吐痰涎，或肢体麻木、痿废，或胸闷痰多。或手术后局部、腋下又起肿块，或胸胁腰背骨骼疼痛，或肝肺查及占位灶。或痰中带紫暗血块，舌暗或紫或有斑点，苔腻，脉弦或涩。病性属本虚标实，病位在五脏。方选鳖甲煎丸或化积丸，药用白花蛇舌草、龙葵、白毛夏枯草、漏芦、红豆杉、白附子、山慈菇、泽漆、蜈蚣、全蝎、露蜂房、半夏、制南星、炙僵蚕、贝母、炮山甲、紫丹参、当归、川芎、赤芍、桃仁、红花、莪术、鬼箭羽、八月札等，活血化痰、消癥散结、解毒抗癌。

5. 临证备要

痰瘀互结多见于慢性疑难杂症或危重症患者，可兼虚兼寒或兼火热，因病位不同而证候表现多端，故前人有"怪病多痰""顽症多瘀"之说，其实，所有难治之症不妨都从"痰瘀互结"考虑，结合寒热虚实，相应立法用药。

辨证治疗时，临证要区分痰重还是瘀重，因痰致瘀还是因瘀致痰，确立化痰与祛瘀用药轻重、主次。一要注重痰瘀必须同治，治痰必治瘀，瘀去则痰易化；治瘀必治痰，痰化则瘀易除。二要注意调整五脏功能，扶正补虚，则痰瘀自消，所谓"不治痰而痰化、不治瘀而瘀祛"。三要应配伍理气药，行滞开郁，条达气机，以增化痰祛瘀之效。

此外，还应注意不可孟浪过剂，化痰祛瘀之药毕竟隶属"消法"之列，宜"中病即止"，以免耗伤气血阴阳，变生坏病。选药以平稳有效为原则，慎用毒猛辛烈之品。

（四）痰瘀互结相关研究展望

痰瘀互结、痰瘀同源、痰瘀同治本质上反映了中医学视角下的一种常见疾病的病理变化状态。痰瘀的形成与气的升降出入与寒热、气血津液、阴阳、五脏功能失常都密切相关。既然生理上"津血同源"，病理上也必然有"痰瘀相关"。既然人体是由气血津液三者组成，必然存在"气与血""气与津液""津液与血"三组密切关系，三者之间必然互相影响，一方面有病，其他两个方面必然因之也病。

在《黄帝内经》"司外揣内""司内揣外""取象比类"等思维方法下，其"内"者，当指人体功能状态或病机分类，通过现代检查所获得的血脂、微循环、细胞因子、代谢组学、蛋白质组学、基因等（内在，微观）与证候（外在，宏观）都应成为"象"之内容，是中医辨识有痰无痰、有瘀无瘀，或其他病机是否存在的依据。因此，可称之为"司内揣内""司微揣内"，后者应与"司外揣内"并重。

中医学视角下的整体观、动态观绝非说说而已，要落实到实处，孤立研究某一种或几种病机而忽视该病机与其他病机的密切联系，必然终将研究走向歧途，如肾阳虚、血瘀证本质研究等。笔者反复提起"复合病机"，其意乃指人体五脏阴阳气血津液既然密切关联、相互转化，各种病理因素之间必然密切关联，病机间的因果、从化、兼夹、转化、复合，而非孤立为患致病，这是中医学病机、证候研究过程中不应忽视的重要环节。

（五）小结

笔者在90年代所写本科毕业论文的题目是"从肝论治痰瘀研究"，当时深受指导老师刘建文教授的赞赏，论文从不同角度论证了肝与气机及其与痰瘀病机之间必然联系，可惜因为字数太多当时未能发表。现在想来其理论仍然可取。前文提到，如果从气血津液一体的整体观考虑，不仅痰湿水饮属于同源异流，痰瘀二者本质上也是同出一源，二者与气又有密切关联，朱丹溪从气血痰郁瘀论治内伤杂病之由正在于此。

　　本文基于痰瘀相关研究概况，提出"痰瘀互结"病证特点和辨治概要，最后总结认为：要深入理解"痰瘀相关"等学说，还是要基于中医学整体观、动态观的"复合病机"理论入手，唯有如此，才有可能深入、全面、系统地掌握和创新中医学视角下的病机理论。

十三、方剂"君臣佐使"配伍原则浅议

　　"君臣佐使"类似于一种国家或军队中的"建制"，中医学将之借用于制方原则，所谓"用药如用兵"，这是中医学整体观在方剂配伍中的具体应用，在理论上中医学制方皆应讲究皆遵循"君臣佐使"思路，使之成为中医学制方的法式、规则。但古今中医对君臣佐使的解读却始终是见仁见智，多数医家在临床制方之际也只将之"了然于心"，并未成为制方法则的主流，及至现代的《方剂学》教科书上对名方的解读才多假以君臣佐使，但其间的矛盾与牵强附会很多。这是很有意思的一种现象。

　　博友 cyn1949 留言咨询《黄帝内经》中有关"中医制方的君臣佐使"方面的几点疑问，笔者再三斟酌之后，深感这是很重要的一个中医话题，但却是一个"无解"的问题，写下如下文字，供各位参考。

（一）君臣佐使之源流

　　关于目前《方剂学》中的君臣佐使四者各自的含义，一般认可明·何柏斋所说："大抵药之治病，各有所主。主治者，君也。辅治者，臣也。相反而相助者，佐也。引经及治病之药至并所者，使也。"早有约定成俗，在此不再赘述。

　　至于"君臣佐使"配伍理论的来源，一般首推《神农本草经》所谓"药有君臣佐使，以相宣摄，合和宜一君二臣三佐五使；又可"一君三臣九佐使也"。其次是来源于《黄帝内经》，如《素问·至真要大论》言："方制君臣者，主病之谓君，佐君之谓臣，应臣之谓使，非上、中、下三品之谓也。所以明善恶之殊贯也。"进而又谓："调气之方，必别阴阳。定其中外，各守其乡。内者内治，外者外治。微者调之，其次平之，盛者夺之，汗之下之，寒热温凉，衰之以属，随其攸利。谨道如法，万举万全，气血正平，长有天命。"换言之，临证制方须"谨道如法"方能"万举万全，气血正平，长有天命"，并示以"君一臣二、君二臣三佐五、君一臣三佐九、君二臣三、君二臣四、君二臣六"六种药物组合模式。显然这些模式只是示范，后世名方数十万首很少据此立方者。

后世医家对"君臣佐使"内涵的论述，代有补充和发挥。如陶弘景曰："用药犹如立人之制，若多君少臣，多臣少佐，则气力不周也。然检仙经世俗诸方，亦不必皆尔。大抵养命之药多君，养性之药多臣，疗病之药多佐，犹依本性所主，而复斟酌之。"所论中肯。张元素曰："为君者最多，为臣者次之，佐者又次之。药之于证，所主同者，则各等分，或云力大者为君。"所说"药之于证"的"证"显然是指证候而言，临床多种证候并存者可以多种治法的药物等分而并驾齐驱，有主症次症之别者则针对主症药物力大为君。李东垣曰："主病为君……兼见何证，以佐使药分治之，此制方之要也。"朱丹溪曰："有君臣佐使之分，凡主病者为君而多，臣次之，佐又次之，须要察其兼见何症而佐使之。"李时珍曰："五味入胃，各归其本脏。久服则增气偏胜，必有偏绝，故有暴夭之患。若药具五味，备四气，君臣佐使配合得宜，岂有此害哉？如芎，肝经药也。若单服既久，则辛喜归肺，肺气偏胜，金来贼木，肝必受邪，久则偏绝，岂不夭亡？故医者贵在格物也。"时珍先生强调君臣佐使的制方要求实际上是使处方中的四气五味配合得宜，否则，大凡那些气味偏颇的方剂不宜久服，这源于古人"久必致夭"之说，经方中的白虎汤、承气汤、四逆汤之类即是如此。王子接在《绛香园古方选注》则谓:"夫一方之中,必有君臣佐使,相为配合,况药味有浓薄,药质有轻重,若分两相同,吾恐驾驭无权,难于合辙也。夫用药之道,等于用兵,废孙吴之法,而曰我善为阵、我善为战,乌合之众,足为节制之师也明矣……窃选古方之合于三方四制十剂者,为之显微阐幽,申明其方之中矩,法之中规柔有变,约制有道,治三焦则分大小之制,处铢两则分多寡之数,其间辨五行之生化,时之温严,审人事之阴阳虚实,与夫药性之君臣佐使,无不调而剂焉,所谓运用之妙,在乎一心,皆古人未发之蕴,而犹不敢参以臆说也。盖医之精义,皆具于书。"

以上论述虽多,但观点各异且零散,尚缺乏共识。

(二)君臣佐使之道,在于给人临证制方以思路和示范

从单味药物之"单行"到若干种药物的有机组合而成为"方剂",的确是中医学用药史上的一次飞跃。较之于单味药物,方剂具有增强药效、扩大药效或产生新药效、监制药物之烈性或毒性等作用,一张好的方剂正是要能够体现这种"复杂网络的群体作用优势""团队作战优势"。诚如徐灵胎《医学源流论·方药离合论》所说:"药有个性之专长,方有合群之妙用。""方之与药,似合而实离也,得天地之气,成一物之性,各有功能,可以变易气血,以除疾病,此药之力也。然草木之性与人殊体,入人肠胃,何以能如人所欲,以致其效。圣人为之制方,以调剂之,或用以专攻,或用以兼治,或以相辅者,或以相反者,或以相用者,或以相制者。故方之既成,能使药各全其性,亦能使药各失其性。操纵之法,有大权焉,以方之妙也。"

药物的功用各有所长,也各有所短,只有通过合理的组织,调其偏性,制其毒性,增强或改变原有功能,消除或缓解其对人体的不良因素,发挥其相辅相成或相反相成的综合作用,使各具特性的群药组合成一个新的有机整体,才能使得疗效实现最优化。

所谓"帝曰：气有多少，病有盛衰，治有缓急，方有大小，愿闻其约奈何？岐伯曰：气有高下，病有远近，证有中外，治有轻重，适其至所为故也"。

方书是中医理论与临床经验的重要载体，自晋唐宋以后名医著书多以方书为名，如葛洪《肘后备急方》、陈延之《小品方》、孙思邈《千金要方》、许叔微《类证普济本事方》、王怀隐《太平圣惠方》、陈师文《太平惠民和剂局方》、赵佶《圣济总录》、严用和《济生方》、苏东坡及沈括《苏沈良方》、杨士瀛《仁斋直指方》和朱橚《普剂方》等。古人藉方书以载医道，无疑方书在中医古籍中占有重要地位，可惜古人究竟如何用方、制方则难以考据，吴鹤皋之《医方考》、柯韵伯之《名医方论》、汪訒庵《医方集解》集众说而成注，皆递相祖述，辅翼前人，厥功至伟。

"方者仿也"，方剂（成方）的意义在于给人临证制方以思路、示范、参照或模仿。正如朱丹溪曾谓："知医之为书，非《素问》无以立论，非《本草》无以主方。有方无论无以识病，有论无方何以模仿？夫假说问答，仲景之书也，而详于外感；明着性味，东垣之书也，而详于内伤。医之为书，至是始备；医之为道，至是始明。"

既然"方"的价值在于模仿，则必然离不开规矩，药物之间配伍遵循君臣佐使便是这种规矩之一。历代医家公认仲景之经方配伍谨严，成无己《伤寒明理论》首次用君臣佐使思路分析经方的组方原理——但也仅仅只分析了20首经方。后世，莫说晋隋唐宋方书，甚至连《景岳全书》的古方八阵、新方八阵中皆少谈及，而叶天士临证制方更是"出神入化"般的用药，其君臣佐使之意尽在心中。王子接《绛雪园古方选注》常用君臣佐使分析古方，开启了基于君臣佐使的现代方剂分析思路——但其论也多有牵强。其实，古今中外很少有照搬兵法来指挥作战的将军。

但用兵之道必须把握战场上的"常"与"变"，《孙子》所谓：

"兵无常势,水无常形;能因敌变化而取胜者,谓之神。故五行无常胜,四时无常位。敌有变化,兵势随之变化而无常,若守常势,不应敌势而变化,便不能克敌取胜。"中医临床也当如此,临床所见病/证/症/机之变化无常,相应的选方用药自然也应灵活多变。选用哪些药物组合、用药种类和剂量的多少,都不能僵化对待。又如不少著名方剂中哪个是君药常常引起无数争议,笔者看来大可不必,关键要看治疗目标和用方时机如何。比如临证常用六味地黄丸以"补肾虚",但其实则未必始终一定以干地黄为君,随着病证主次的变化,其间君臣药物的地位也当改变,如完全可以通过其间药物剂量的变化使六味地黄丸变成一张祛痰化湿或清热的处方。

(三)临证是选择古方的成方还是随宜制方,需要灵活对待

明清以后尤其是当代,不少人喜欢以习用经方而自诩,以用经方为招牌的"名医"可谓多矣!不少病人也据此认为使用经方的中医大夫的水平肯定很高。其实,这都未必尽然。

经方在内的成方最早也都是自制方,也是针对一个具体案例或一类病证所设,吴鞠通等后人在仔细揣摩叶天士《临证指南医案》中的若干个案用药之后,便产生了许多经得起考验的成方。面对临床各种复杂性病证,喻嘉言一生只创立清燥救肺汤新方一首,曹仁伯面对"病机杂丛"也只创立清宣瘀热汤一首。而如傅青主、张景岳、张锡纯所创新方皆多之又多,虽别出心裁,疗效却好。其实,包括《千金要方》《太平惠民和剂局方》《景岳全书》在内,古方中君臣佐使配伍严谨的好方很多,也有配伍不怎样疗效却相当惊人的好方。如金元李东垣在年轻时针对大头瘟流行的现状随手写下的普济消毒饮("时人皆曰,此方天人所制,遂刊于石,以传永久")之时尚未真正以医为业,其后又有用升阳风

药治寒湿泄泻以及滋肾丸的发明，皆是通过案例创新而成，后世验之可以重复而成为名方。由此可见，无论是创立新方还是沿用古方，都必须做到知常达变，知成方者为常，依据成方加减变通或创制新方者为变。大凡能活用成方者则治病有余，凡是针对某些临床常见病证之病机研制出相应的新方，皆能成为后世学习之名方。

东汉以后，包括孙思邈在内的晋唐宋时代的名医喜欢搜集包括经方在内的成方/验方，到了金元时代的名医们，如刘完素、李东垣和朱丹溪等人治病，每多自制方，原因在于金元医家不仅仅研读《伤寒杂病论》，更多的是针对当时临床更为复杂的实际问题，熟悉本草药性，洞悉《黄帝内经》处方要法，深研病机理论，故能创制新方，如刘完素之双解汤、李东垣之补中益气汤、朱丹溪之越鞠丸等。而一般时医，人皆案置方书，临病索检成方，不敢或不知变动一分，故虽成方皆名医所制，其君臣佐使配伍虽谨严，但用不对又岂能奏效？此为丹溪撰写《局方发挥》、天士撰写《景岳全书发挥》之由也，二人所贬的正是"执方索病"之庸医。

后世也有时医喜用经方者，但却喜好捷径，往往不读《本草》，不究《黄帝内经》，不明仲景用方之道和用药剂量之规，盲目效颦，或不论上下率用轻剂或率用大剂，或不论缓急率用汤煎，或药性不明处方之法莫究，反致生无甚有变症多端，鲜不误人也！喻嘉言曾因此曾感叹："迩来习医者众，医学愈荒，无方之书全不考究，有方之书奉为灵宝。"

（四）临床制方未必胶着于君臣佐使的完整性，关键在于病机与病情的需要

制方之道，理当针对所治病证之"证候 - 病机 - 证 - 治法 - 方药"之理法方药的一致性，此即"证因机明""法随证立""方从法出""药以方裁"。

《伤寒杂病论》的经方可谓配伍法度最为严谨的典范，但仲景却从未用君臣佐使思路来分析方药，仲景所用经方中的君臣佐使始终处于随证而变的过程中。因此，临证不必胶着于选用成方还是自制方，朱丹溪的高徒戴思恭在《推求师意》曾说："方制君臣佐使各适其宜，岂可守已定之方执而不通耶！"

孙一奎也曾在《医旨绪余·不执方说》谓："上古之世无方……至张仲景乃始有方。"认为东汉之前"医皆妙悟心法，察病投剂，未尝徇方也。彼岂私其方不欲授之人哉，诚惧后之人拘执不变，必致误人尔"，进而认为学习古方的同时必须深研前人立方之道，详审病机、药性等中医理论，方自心出："古称用药如用兵，然齐步伐，肃部伍，坐作进退，刺杀攻击，一定而不乱者，法也，胡可废也。乃若知己知彼，置伏设奇，临变不测，其运用妙于一心。药之君臣佐使，味之甘苦寒凉，方之丸散汤引，着于载籍者，法也。察病之寒热虚实，感之脏腑表里，所以君臣佐使，甘苦寒凉，补泻而丸散汤引者，不废方，亦可不执方也。故按图用兵而不达变者，以卒与敌，执方治病而不察因者，未有能生人者也。虽然，不执方而又合法，亦匪易臻也，脱非生平融通《素》《难》《本草》，仲景、洁古、守真、东垣、丹溪诸书，不可以语此秘密，医何容易谈也！……然立法处方，不过酌病机之详确，审经络之虚实，察药性之宜悖，明气味之走守，合色脉，衍天和，调燮阴阳，参相造化，以一理贯之。理融则识真，识真则机顺，自然应变不胶。方自吾心出，病可去而功可成，以成功而名方，谁曰不可。余何能，余仅守方而不执焉己，子宁以余言为迂乎。"

神医叶天士最善选方用药，曾谓："夫用药如用兵，须投之必胜，非徒纪律已也。况强敌在前，未可轻战。戢民固守，则是可为。"显示，在叶天士看来，制方的目的在于治病，不在于君臣佐使结构之严谨与否。慢性病证每多病机杂陈、虚实并见，要根据轻重标本缓急确定治疗目标，然后再据此选方用药。单方一味也好，复法制方也好，实现能够"投之必胜"是最根本的，但所谓"必胜"，又有近期目标和远期目标、单一目标和多重目标的不同，由此看来，君臣佐使在制方中的意义也就显然明了了。

综上，在笔者看来，尽管《黄帝内经》对君臣佐使表述的前后不尽一致，但其制方用药的原则始终是"观其事也""求其所属""所治为主，适大小为制也""适事为故""气有高下，病有远近，证有中外，治有轻重，适其至所为故也"，也即仲景所谓"随证治之"，明乎此，也就会认可学习古方不必完全以君臣佐使的固定模式看待了。配伍再法度谨严有序的方剂，在具体应用时方中君臣佐使的地位是随时变化的。有时候，一张方子所起的疗效未必就是君药的贡献度最大，也未必是写处方时排在处方前边的那个药物在起关键作用，方剂的疗效终究是处方中的集体团队力量。

（五）小结

本书将临证组方称为"制方"，旨在强调中医个体化与辨证论治精神要体现在临床辨证之后的论治（选方与用药）过程中，选用已有成方还当进行药物加减和剂量调整，以"适事为故"，用药更需视角广、经验足、针对性强，充分权衡所用每一味药的利与弊，并考虑方中药物之间的协同后的新作用。孟庆春老曾在"常用中医临证组方方法定义与特点探讨"中，提出中医临证组方方法是指中医在临床诊疗过程中选择药物，合理配伍，组成方剂的方法。包括"病因组方法、病机组方法、辨证组方法、辨病组方法、汤头组方法、原方组方法和药理组方法"七种制方方法。笔者认为其准确的表述应为临证制方都需要综合通盘考虑，七个方面不应孤立对待。

早年，笔者曾很欣赏《绛雪园古方选注》的处方分析思路，将之与《本经疏证》对照研读，发现二者各有奥妙。之后，笔者认识到：通过分析经方和著名时方中每个药物的选择理由，再看看这些名方的制方者以及后世医家的灵活加减应用（以桂枝汤的加减法、补中益气汤的加减法等尤为著名），因为古方经加减或剂量比列变化之后，原本的君臣佐使之间的地位发生了变化，而效应也相应发生变化，这其中奥妙尤其值得好好推敲和揣摩，此证是前文"经方之用要在学仲景心"的本意。比如：从四物汤到桃红四物汤、从四逆散到柴胡疏肝散，以及二者合方之后的血府逐瘀汤，但其奥妙更又不限于此，要知桔梗、牛膝的使用则使之生动无穷，这些就很难只用君臣佐使来阐释，但如此分析，自然而然制方之"套路"也就了然于心，临证之际也就能"熟门熟路"了。

十四、从气味配伍理论谈制方之道

"气味配伍"理论是最为重要的中医学临床制方理论之一，掌握气味配伍理论有助于领悟中医之道。叶天士曾谓："论药必首推气味。""圣帝论病，本乎四气，其论药方，推气味。"李东垣则称："凡药之所用，皆以气味为主。补泻在味，随时换气。"可惜，当今大多数的中医早已将之"束之高阁"了。

有网友 cyn1949 问："经云：脾欲缓，急食甘以缓之，但药有寒凉温热之区别，此时用甘温，与用甘寒之药，二者会有什么不同？或者，同为缓脾，什么情况下应用甘温？什么情况下则应用甘寒？"。为回答这个问题，笔者认为有必要从《黄帝内经》有关气味配伍理论解读中医用药之道，供同道参考。

笔者曾在前文中提出："欲理解《黄帝内经》大旨，当从其时代背景、全文、整体、前后通盘互参，并紧密结合临床实际方可。"对"脾欲缓，急食甘以缓之"的理解也应如此。

（一）关于中药药性（性味）

中医药能够疗病的主要原理在于"补偏救弊"，依靠的是中药性味之偏，中药性味主要是指"四气五味"，四气指寒热温凉，五味指辛甘酸甘咸淡。这是中药药性理论的核心，也是中医临床用药的依据和原则。成无己《伤寒明理论》曰："其寒热温凉四气者生乎天，酸苦辛咸甘淡六味者成乎地，生存而阴阳造化之机存焉。"

每味中药，必然是有气有味，气味并存，而一味中药往往同时具有多种性味。五味之中，每味都有不同的四气所属，如辛温、辛凉、辛热、辛寒，甘温、甘凉、甘热、甘寒等。对此，缪希雍《本草经疏》所言诚是："药有五味，中涵四气，因气味而成性。合气与味及性而论，其为差别，本自多途。其间厚薄多少，单用互兼，各各不同，良难究竟。是故《经》曰：五味之变，不可胜穷。此方剂之本也，阴阳二象，实为之纲纪焉。咸味本水，苦味本火，酸味本木，甘味本土，辛味本金，此五味之常也。及其变也，有神明之用焉。"

在中医药文献中，尽管中药每味中药的"四气五味"属性，在不同医家和不同版本的著作表述和认识不一致（如东北与南方所产人参、高原与沿海所产红景天的气味并不一样，同一产地不同时间或不同产地所产苹果的酸甜之味绝不一样），但客观指导着临床用药组方。后人在理解《黄帝内经》的五脏"苦、欲"与五味之间的"补、泻"关系时实际上每多见仁见智、争议颇多，如再加上"四气"，则更上一个层次了，属于"气味配伍"理论。鉴于一个中药有气有味，甚至多味多气，组方更需君臣佐使，"气味配伍"的形式必然包括"味与味""味与气""气与气"三种类型的复合配伍。

（二）《黄帝内经》有关气味理论与四时五脏阴阳紧密关联

《黄帝内经》详述了五脏生成、五脏所苦/所欲与五味之间的关系，如：《素问·宣明五气》谓："酸入肝，辛入肺，苦入心，咸入肾，甘入脾。"《素问·至真要大论》谓："辛甘发散为阳，酸苦涌泄为阴；咸味涌泄为阴，淡味渗泄为阳。六者或收或散，或缓或急，或燥或润，或软或坚，以所利而行之，调其气使其平也。"这是中药方剂配伍的最早依据之一。许多经方或后世著名时方（如银翘散）皆可用此理论阐释和理解。由此看来，《黄帝内经》中的"五味"实质上是与"四时"与"五脏"与"阴阳"都是密不可分的一种应象／比类的思维模式。

有学者提出把"五脏－五味"理论落实到中药的"四气五味"则是宋代以后的事情了。如成无己《伤寒明理论》较早的用气味配伍理论来阐释《伤寒论》方，如："真武汤：茯苓味甘平，白术味甘温，脾恶湿，腹有水气，则脾不治。脾欲缓，急食甘以缓之。渗水缓脾，必以甘为主。故以茯苓为君，白术为臣。芍药味酸微寒。生姜味辛温。内经曰：湿淫所胜。佐以酸辛。除湿正气。是用芍药生姜酸辛为佐也。附子味辛热。内经曰：寒淫所胜，平以辛热。温经散温，是以附子为使也。"《医学启源》强调制方必须"凡此者，是明其气味之用也。若用其味，必明其味之可否；若用其气，必明其气之所用也"。李东垣的制方理论和叶天士《临证指南医案》的用方依据，以及吴鞠通《温病条辨》等，皆多用气味理论阐释制方之道。

基于《黄帝内经》有关"气味配伍"理论，后世许多名方都是四气五味之间的"多气多味之间的复合配伍"方法。如依据"风淫于内，治以辛凉，佐以苦甘，以甘缓之，以辛散之"，指出祛风要以辛凉。"湿淫于内，治以苦热，佐以酸淡，以苦燥之，以淡泄之"，针对风胜要以辛凉苦甘、针对湿胜要以苦热酸淡，都是四种气味复合施治。其中原委，正如王冰所说："是以药不具五味不备四气而久服之。虽暂获胜，久必致夭，故绝粒服饵者，不暴亡，无五味资助也。"正因为如此，有些人喜欢用只具有一两味药性的小方重剂治病，虽效也不可久服。《易》曰："一阴一阳之谓道，偏阴偏阳之谓疾……故大寒大热之药，当从权用之，气平而止有所偏助，令脏气不平，夭之由也。"

（三）如何理解五脏苦欲与"气味补泻"理论

在五脏所苦、所欲中，人们对"脾欲缓，急食甘以缓之"的疑义好像最少，但你提出"为达到'缓脾'的目的，如何与寒热温凉配伍——即甘寒、甘凉、甘温、甘热配伍思路如何"，其理解难度则加大许多。

《黄帝内经》首先提出"辛散、酸收、甘缓、苦坚、咸软"五味的基本属性，这与收、散、润、缓、软、坚、补、泻等不同治法对应。但五味皆可补泻，某"味"对于某"脏"是否具有补或泻的作用，还是应从脏的生理、病理、五行及五脏虚实、标本等多方面来理解。总之要"以五味之性，结合五脏之性，以调理脏腑之气血阴阳失调，恢复五脏之间的阴平阳秘状态为补为泻"。

对此，缪希雍谓："五脏苦欲补泻，乃用药第一义。……盖形而上者，神也，有知而无质；形而下者，块然者也，五脏之体也，有质而无知。各各分断也。肝藏魂，肺藏魄，心藏神，脾藏意与智，肾藏精与志，皆指有知之性而言，即神也。神也者，阴阳不测之谓也。是形而上者，脏之性也。惟其无形，故能主乎有形。故知苦欲者，犹言好恶也。违其性故苦，遂其性故欲。欲者，是本脏之神所好也，即补也。苦者，是本脏之神所恶也，即泻也。补泻系乎苦欲，苦欲因乎脏性。不属五行，未落阴阳，其神用之谓与！……明乎此，斯可以言药道矣。"

如"脾欲缓，急食甘以缓之，用苦缓之，甘补之"。甘性能缓，与脾性相合，故脾以甘为补，但主要适用于脾之阴阳气血不足之时，即在针对脾虚时方可发挥其"补"的作用。如在脾气壅滞、湿热或寒湿困脾、食滞脾胃等情况时，徒用甘补，则犹抱薪救火，适得其反。此时，以辛散滞、以苦燥湿，对脾胃气滞或脾胃湿阻而言辛或苦亦为"补"脾。祛邪即是补脾，也即进而言之，四气之寒热温凉五味之酸苦都能"补"脾。

再考《素问·至真要大论》言："湿淫所胜，平以苦热，佐以酸辛，以苦燥之，以淡泄之。湿上甚而热，治以苦温，佐以甘辛，以汗为故而止。"既然是湿邪炽盛，为什么需要用到苦热、苦温，还要佐以酸辛、甘辛或淡？用苦辛温或热的代表是李东垣善用风药的制方思路，佐以酸辛则是二陈汤中有用乌梅的用药配伍理由，"古人用辛散，必用酸收，所以防其峻厉，犹兵家之节制也"。而"佐以甘辛"的理由何在？这是因为苦酸皆属阴，必佐属阳的甘辛之品。

（四）从脾胃生理、病理和代表方看"脾欲缓，急食甘以缓之"本义

仔细品味《素问·五运行大论》"中央生湿，湿生土，土生甘，甘生脾，在脏为脾。其性静兼，其德为濡，其用为化……其政为谧"，《素问·气交变大论》"其政安静"。可知：

1. 生理

脾之性"静兼"表明脾性有厚德载物之本质。其性"静"为本"兼"为用，动静相宜。脾主四时，"兼寒热煊凉之气"（王冰），脾持中央而运行于四旁，故脾土能兼金木水火之气。

脾之德为"濡"表明脾与湿气的是辩证的关系，既不可或缺又不可过多。"中央生湿，湿生土"表明人体生理之"湿"在于脾；脾之用为"化"表明脾之功主要是"化物"，包括化湿。其间的动与静、有与无、燥与湿、寒与热、虚与实的关系始终反映在脾之从生理到病理过程中。所以，所谓脾胃喜甘而恶苦、喜香而恶秽、喜燥而恶湿、喜利而恶滞等特性实质上都是相反相成的辩证关系。

2. 病理

脾胃之虚实寒热，大抵可分为几种情况：脾气虚而湿阻，脾阳虚而寒湿，寒湿困脾，湿热困脾；脾阴虚而燥或热，脾血虚而燥或热，胃阴虚而燥热，胃阳虚而寒滞等。概而言之，脾之"虚"无非脾之气血阴阳不足，脾之"实"主要是"湿"（"湿热""寒湿"，进一步而言还有痰热、寒痰，水饮和水饮化热）和"燥"。既有因虚而燥或而湿，也有因燥或因湿而虚，既有因湿而燥，更

有因燥而湿,他如阴血虚而燥、湿胜津伤而燥、火热炽盛耗津而燥、湿热而燥、寒极而燥等。

在这些病理状态下的"脾欲缓,急食甘以缓之",所选药物显然不能一概而论,必须进一步用甘与辛、苦、酸、咸、淡等其他五味和寒热温凉四气之间配伍,方能实现相应的疗效。

3. 甘味与其他"四气五味"配伍举例

关于甘味及其配伍功效,《黄帝内经》称甘入脾、甘生脾。

叶天士提出以下观点:①甘缓益气:"正气已虚,当以甘缓""正气已虚,宜甘温益气""宗内经凡元气有伤,当与甘药之例,阴虚者用复脉汤""考内经治肝,不外辛以理用,酸以治体,甘以缓急""久损重虚,用甘缓方法,金匮麦门冬汤去半夏";②甘温化阳:"虚热宜用温补,药取味甘气温,温养气血,令其复元""补阳宜甘温""以甘温浓味,养其阴中之阳",此亦为李东垣所用清暑益气汤法、升阳散火汤法;③甘寒缓热:"甘寒缓热为稳""甘寒治气分之燥""甘寒润降,以肃肺金""甘寒生津,解烦热是矣""甘寒醒胃却热""阴虚温邪,甘寒清上""甘寒清补胃阴""内经以热淫风消,必用甘寒",此亦为王孟英所用清暑益气汤法;④甘凉益胃:"甘凉益胃阴,以制龙相,胃阴自立""甘凉养胃中之阴,胃和金生""大凡理肺卫者,用甘凉肃降""阳明阳土。非甘凉不复""甘凉之属,清养胃阴,以化肺热";⑤甘味息风:"上实下虚之象,质浓填阴,甘味息风";⑥辛甘化风:"用辛甘化风方法。乃是补肝用意";⑦辛甘运阳、辛甘理阳、辛甘化阳:"络虚,治在冲任,以辛甘理阳。""用当归桂枝汤,辛甘化阳,以和营卫";⑧甘酸化阴:"夫清养胃阴,必先制肝阳之扰,故取甘酸化阴之法"。

甘味药本身有寒、热、温、凉、平之别,当甘味与其他四气五味之间的复合配伍之后,其功效则变化多多,以大家所熟悉的常用方为例,如:甘温配伍补脾气如保元汤、甘麦大枣汤、建中汤、复脉汤等；甘辛热配伍回阳救逆如四逆汤；甘凉或甘寒能濡润脾胃之阴配伍如沙参麦冬汤或益胃汤；甘热则助脾胃之阳如甘草干姜汤；甘寒辛则清脾胃伏火如清胃散；甘辛酸苦配伍如连梅汤；甘辛苦寒热配伍如半夏泻心汤；甘温酸寒辛配伍如四物汤；甘辛苦咸寒热并用配伍如乌梅丸。至于酸甘配伍以化阴、辛甘配伍能化阳，甘淡配伍能渗利湿热之邪等皆为大家所熟知。

4. 延伸理解：燥湿相关论

对于本句的进一步理解，还可从"燥湿相关"来分析，这与脾胃的生理病理特性有关，对此，笔者对程门雪先生"燥湿同形同病解"和恩师周仲瑛教授的"燥湿浅识"两篇短文颇多体悟。

缪希雍《本草经疏》尝谓："脾过燥则复欲缓之以甘。"既然脾喜燥恶湿，湿盛则燥之以苦，燥胜则缓之以甘。在此过程中，依据湿或燥的虚实寒热，或甘寒甘凉，或甘温甘热，或与其他四气五味合用，皆合乎《黄帝内经》先哲们所给出的用药之道，自然而然。至于仲景麦门冬汤中麦冬与半夏同用、叶天士石斛与厚朴同用、黑地黄丸（熟地黄与白术、干姜与五味子），皆润燥同用之列，以及叶天士脾胃分治理论，皆是进一步发展与深化了"脾欲缓，急食甘以缓之"大旨。

（五）结语

关于气味配伍理论，张景岳也有高论，如《景岳全书·气味篇》曾谓："药物众多，各一其性，宜否万殊，难以尽识，用者不得其要，未免多误。兼之本草所注，又皆概言其能，凡有一长，自难泯没。惟是孰为专主，孰为兼能，孰为利于此而不利于彼，孰者宜于补而不宜于攻，学者昧其真性，而惟按图以索骥，所以用多不效，益见用药之难矣。用药之道无他也，惟在精其气味，识其阴阳，则药味虽多，可得其要矣……用纯气者，用其动而能行；用纯味者，用其静而能守。有气味兼用者，和合之妙，贵乎相成。有君臣相配者，宜否之机，最嫌相左。既曰合宜，尤当知忌，先避其害，后用其利，一味不投，众善俱弃……阳中还有阴象，阴中复有阳诀，使能烛此阴阳，则药理虽玄，岂难透彻。"

综上所述，中药气味配伍理论是一源自《黄帝内经》就已设想构建的中医方剂配伍、临床制方之道，张仲景在《金匮要略》开篇有所涉及，李东垣、张元素等金元医家开始将之用之临床，其后成无己、叶天士、吴鞠通更有发挥，其中，单就甘温、甘热、甘凉、甘寒配伍源流而言，可以"仲景–东垣–叶天士"为主线，阅读相关文献之后，必将有助于领悟中医之道。

十五、经方之用要在"学仲景心"

近年来，人们对养生保健、防病治病需求的渴望，使得社会呈现出"中医热"，在中医行业内则呈现出"经典热"，而其中又尤以"经方热"为著。但究竟该如何读好经典，尤其是如何学好经方、用好经方和拓展到掌握古今成方，并进而能够随证制方，日渐成为不少人关注，甚至忧心的新话题。

在笔者看来，古今成方的价值在于学习中医制方之道和在临床之际模仿应用。朱丹溪曾谓："有方无论无以识病，有论无方何以模仿？"临证之际，在辨证准确之后，通常可以选择一两张针对当前基本病机或核心病机的成方为基础，结合兼证、夹杂证和变证等因素，随证加减变通，以实现最大程度切合患者病证过程中的复杂病机变化，使疗效实现最大化。单就从古今有成就名医的成才经验而言，仲景之书当为中医学临床经典之首，学经方是学习中医学的入门课，善用经方则是中医临证的基本功，但中医学经典并不止于仲景之书，临床用方更不能局限于仲景之方，学经方用经方，要在"学仲景心"！

前贤多有先得我心之论，如罗天益《卫生宝鉴》则谓："昔在圣人，垂好生之德着本草，作内经。仲景遵而行之以立方，号群方之祖。后之学人，以仲景之心为心，庶得制方之旨。"孙一奎《医旨绪余》也谓："医以通变称良，而执方则泥。故业医者，能因古人之法，而审其用法之时，斯得古人立法之心矣。"

（一）学好中医当读仲景书，用好经方当谙仲景心

尽管，在中医发展史上，汉代的张仲景只能算作一个源流。在仲景之前，中医已有数千年的发展史——当然以《黄帝内经》在理论框架上的构建、《难经》对脉症的创建、《神农本草经》对本草药物学的奠基之作为代表。即使，与仲景同时代的华佗及其300年之后的"道医"孙思邈（著《千金要方》）的医道医术与仲景所创理法方药理论体系并不相同，但二者的医疗水平并不在仲景之下，可惜那个时代的其他名医给后人留下的医道医术太少——当然孙思邈除外。事实上，把张仲景尊为"医圣"的也只是明代之后的事情，但张仲景之《伤寒杂病论》在中医学发展史上的地位是毋庸置疑的。

仲景对于中医学的贡献在于示人以一种垂范/规矩和准绳。所谓"示人以垂范"是指仲景只是列举了他在读书和临证过程中一些常见临床问题的应对思路与方法。《伤寒论》中详于风寒而略于火热、燥、湿、毒与瘟疫。《金匮要略》针对杂病也非临床杂症的全部——临床常见问题可谓多之又多。以方证为例，经方方证其实只是临床常见的有限的一部分，后世名方验方时方的方证都有其价值所在；所谓示人以"规矩和准绳"是指仲景所创六经辨证、八纲辨证、脏腑辨证等思路与方法，对后世其他医家应对更为复杂的临床难题都有指导和示范价值。仅就选方用药而言，仲景所给人在示人以垂范和规矩的同时总是不厌其烦地反复交代、再三叮嘱，诸如桂枝汤、麻黄汤、柴胡汤、四逆辈等之加减法、饮食起居、治疗用药宜忌等不胜枚举。由此让笔者深感：莫非孙思邈之"大医精诚"之心源于仲景之心？而仲景更有"观其脉证，知犯何逆，随证治之"和"但见一证便是"等句，则给后人在临证之际以无限发挥的空间，此岂非当今辨证论治的最早表述？

仲景之高，非仰望不能显其伟大，后世华佗、孙思邈、金元

四家、张景岳、叶天士等高人无不对其敬佩有加，尤其是当今无论何种流派都以仲景为鼻祖，都能够从仲景所言之中找到源流，很少有医家敢对仲景之说提出质疑。

但是，古今注解《伤寒论》者几数百千人，其中能够引起共识的却寥寥无几——可见欲知仲景之心真是困难的很。孟今氏《医医医》尝云："学医尤忌误解《伤寒论》，仲景自序云作《伤寒杂病论》合十六卷，原为万病立法，所谓法者，即六经气化传变，而方药随之而变之法也。以六经提纲者，使医者必先明六经经界，则万病不外乎六经。"往往，许多人读仲景之书或用仲景之方，每多容易陷入或胶柱鼓瑟或断章取义或执方索病 / 证 / 症之偏之狭，犹如井底之蛙或如门缝看人乃至盲人之于象。诚如《医学心悟》一句"医门论治，本有八法，而方书或言五法，或言六法，时医更执偏见，各用一二法，自以为是，遂至治不如法，轻病转重，重病转危，而终则至于无法"，真是肺腑之言！

仲景医道医术之难学，难在难知仲景之心。古今名医，能够深谙仲景之心者首推《普济本事方》的作者许叔微学士了，其在《伤寒发微论》言："予读仲景书，用仲景之法，然未尝守仲景之方，乃为得仲景之心也。"清代徐彬也曾谓："古来伤寒之圣，惟张仲景，其能推尊仲景而发明者，唯许叔微为最。"俞东扶在《古今医案按·伤寒》中称赞许学士说："仲景《伤寒论》，犹儒书之《大学》《中庸》也。文词古奥，理法精深，自晋迄今，善用其书者，惟许学士叔微一人而已。所存医案数十条，皆有发明，可为后学楷模。"叶天士曾曰："盖士（许学士）而精于医者也。观其用药制方，穷源悉委，深得古人三昧。苟非三折肱，良不易辨。盖其心存普济，于以阐发前人之秘，以嘉惠后人者，厥功伟矣。"尤在泾撰写《金匮要略心典》的方法也是"务求当于古人之心而后已……以吾心求古人之心"。其实，当中医从汉唐走到清代，真正深谙仲景之心而善用经方的当首推叶天士。

如何品读仲景之心？周学海曾说："伤寒非奇症也，《伤寒论》非奇书也。仲景据其所见，笔之于书，非既有此书。而天下之人，根据书而病也。读者须每读一段，即设一病者于此，以揣其病机治法。而后借证于书，不得专在文本上安排。总之读《伤寒论》只当涵泳白文。……着力乃在气化上推求，不得专在部位上拘泥。……读者只应各就本文思量，不必牵扯上下文，积久自能融会贯通，此真善读伤寒论之活法也。"何廉臣则谓："古方不能尽中后人之病，后人不得尽泥古人之法，全在一片灵机……读书与治病，时合时离。古法与今方，有因有革。善读书斯善治病，非读死书之谓也。用古法须用今方，非执板方之谓也。专读仲景书，不读后贤书，譬之井田对建，周礼周官，不可以治汉唐之天下也。仅读后贤书，不读仲景书，譬之五言七律，体宫词，不可以代三百之雅颂也。"张介宾说："凡用药处方，最宜通变，不可执滞。"此言给那些非经方不用、主张经方不能随意加减变通的人以警示。

以桂枝汤为例，张仲景将桂枝汤具有解肌祛风、调和营卫、调理脾胃、滋阴和阳等用，其加减变通方三十数种，总计用于外感发热类、气上冲类、心阳虚类、腹痛类、肢体痹痛类、肌肉痉挛类、精微不固类、虚劳类、黄汗、黄疸，而后世医家将之用于无论外感内伤，只要具有营卫不和病机，甚至大凡需要调和阴阳者，皆可考虑随证加减变通应用。

恩师周仲瑛教授善用经方，曾谓："经方主要是指仲景的伤寒、金匮方，它是汉代以前临床医家实践经验的积累，经得起重复考验的效方，其特点是方随证立，配伍严谨，组药精炼，加减有度。古方今用，活法在人，临床若能方证相合，自能变通应用于外感、内伤多种疾病，取得显著的疗效，如执方不变，舍证从病，势必误以为古方不可治今病矣。"并列举抵当汤治腰椎间盘突出症、脑梗死，桃仁承气汤治流行性出血热，小青龙汤治腹胀腹水，白虎加人参汤治产后高热，柴胡桂枝干姜汤治急性肾盂肾炎等验案为证，对临证应用经方颇有启迪。

（二）读书不能止于仲景，用方不能囿于经方

如何看待张仲景之于中医？笔者很欣赏程钟龄《医学心悟》所言："医道自《灵》《素》《难经》而下，首推仲景，以其为制方之祖也。然仲景论伤寒而温热、温疫之旨有未畅。河间论温热及温疫，而于内伤有未备。东垣详论内伤，发补中、枳术等论，卓识千古，而于阴虚之内伤，尚有缺焉。朱丹溪从而广之，发阳常有余、阴常不足之论，以补前贤所未及，而医道亦大全矣。夫复何言？不知四子之书，合之则见其全，分之即见其偏。兹集兼总四家，而会通其微意，以各适于用，则庶乎其不偏耳。"

仲景之书并非中医临床之全书/大典。如《医学心悟》还谓"风、寒、暑、湿、燥、火，天之六气也。六气相杂，互相为病，最宜细辨。若概指为伤寒，投以散剂，为害实甚""然时移世易，读仲景书，按仲景法，不必拘泥仲景方，而通变用药，尤为得当""读仲景书，举一隅当以三隅反，不可执一而论也"。莫枚士《研经言》也谓："读仲景书，而穷源于《灵枢》《素问》，人知之；读仲景书，当竟委于《千金》《外台》，人不知。盖《千金》《外台》之视若僻书也久矣。抑思仲景之书，其文简，其义隐，其症略，其方约，其药省；除伤寒桂枝、麻黄、柴胡、四逆等汤症反复辨论外，大抵为后学发凡起例，未暇致详，墨守其书无益也。"告诉后学学好中医不仅要研读仲景之书，还要学好《黄帝内经》《千金方》《外台秘要》等。

在整个中医学发展史，仲景之学并未涵盖中医之学的全部内容，后世名医对中医学皆有新的添加与贡献——包括在"医道"（学术理论）层面的不断深化、细化与完善和在"医术"（如方与药）层面的不断添加与丰富。况且，仲景所用药物不过一百多种而当

今临床常用中药几近千种，仲景所用经方不过 265 张（也有说是253 张），后世逐渐在临床中探索出来的有效名方多达千万张。仲景是在《汤液经法》的基础上，将《黄帝内经》的中医理论和《神农本草经》中的药物实践于临床的第一人，经方所寓临床常见病证的共性的一般规律，所以经方最能经得起临床的重复验证，因此，其经方堪称后世方药的"祖方"是自然而然的。临床不仅要用"祖方"演变出更多的"类方"，还要应用后世历代医家所创的新方也称之为"时方"来以疗万变之病，如李东垣补中益气汤就比经方之黄芪建中汤的制方原理要另有新意，不可混为一谈。古人"读仲景书，当竟委于《千金》《外台》"，其道理也是如此。

清代名医曹颖甫以善用经方而著称于世，其处方用药大都遵循仲景，但他用药并不排斥时方，且常借助于西医诊断之力为己服务，认为治病"贵具通识"，如常以阳和汤治发背脑疽、仙方活命饮治痈疽、称犀黄丸为治肺痈"最为消毒上品"等，见恽铁樵用羚羊角、犀角治愈脑膜炎后说："足见治危急之症，原有经方所不备，而借助于后贤发明者，故治病贵具通识也。"秦伯未说："曹师的极端主张研究经方而不坚持反对时方，便是这个道理。他充分指出了中医应该从源寻流，不应当舍本逐末，给予后学一个明确的方向。"这与当今诸多经方家的言行迥异。

当然，不少人执着于经方并非没有其深层次原因，在笔者看来，后世时方因为其数量太多必然内容鱼龙混杂。但几十年来，中医人开展的有关文献研究仅仅停留在集方药之大成的层面上，而没有进一步提炼出来究竟有哪些方药能够具有经方那样经得起临床疗效考验的效用。人们开展了许多有关中药或方剂药理的研究，取得丰富的成果，但其中究竟有哪些可以直接写入教科书并用之于临床却不得而知。但这些内容才应是真正的中医学转化医学的主体，不断完成这些工作，学习中医学的人也就再也不必胶着于有限的经方之中而不能自拔了。

（三）学好中医，要善于边临证边读经典

孙思邈在"论大医精诚"中转引张湛之语："夫经方之难精，由来尚矣。今病有内同而外异，亦有内异而外同，故五脏六腑之盈虚，血脉荣卫之通塞，固非耳目之所察，必先诊候以审之。而寸口关尺有浮沉弦紧之乱，穴流注有高下浅深之差，肌肤筋骨有浓薄刚柔之异，唯用心精微者，始可与言于兹矣……世有愚者，读方三年，便谓天下无病可治；及治病三年，乃知天下无方可用。故学人必须博极医源，精勤不倦，不得道听途说，而言医道已了，深自误哉。"诚哉斯言！

学好中医学，要多临证多读书，正如陆懋修在《仿寓意草·序言》所言："临证而不读书，不可以为医。东坡有言，药虽出于医手，方多传于古人。故惟读书多乃能辨证，亦惟读书多乃能用方。彼之不用古方者，非弃古方也，直未一见古方耳。善用方者，且读无方之书，不执方以治病，而方自与古合。"此言古方显然不止于经方。之前，笔者对陆懋修竭力批评叶天士走向极端有不同意见，但陆懋修的这段关于临证与读书、随证制方与经方关系的论述可谓精辟，令人敬重！

提到"经方"必然与"时方"对论，何绍奇先生所写"经方与时方之争"，论述非常中肯，经方派医家不妨一读。

十六、傅青主中医的学术境界与制方之道

关于傅青主，笔者最早在 20 世纪 80 年代初学中医学习方剂时知道其人，年轻时读武侠小说也经常能够遇到其人轶事。近年来看到网上有人对其中医水平推崇备至，甚至有称之为"仙医""医圣"者。更有对于陈士铎与傅青主之学术关系的大量学术探讨。遂仔细研读《傅青主男女科》，浏览相关研究论文几近千篇，初步对傅青主其人其事其学其方略知一二，渐有心得，本文试图换个角度来解读一下傅青主之于中医学，尤其是其"制方"思路方面，或有益于同道。

（一）傅青主中医的学术境界

1. 傅青主其人：学贯书画医文哲侠

名医学术思想的形成，往往与其所处历史时期、家庭环境、成长经历、学术渊源甚至其性格或人品如何等背景有关。一张处方往往能够反映出开方之人除方药本身外的其他更多信息。临证如何把握和取舍补虚祛邪、轻重缓急全在乎于在医者个人的因素，所谓"用药如用兵"，如同面对同样局面的战争前状态，同样是熟读过孙子兵法，但不同阅历、德行、品性、性格、经验和能力的指挥者会选用不同的谋略、计策一样，笔者认为，欲解读傅青

主为医之学术思想和"制方"之道，不应忽略于此。

国医大师何任老早年曾指出："傅山（1607—1684 年），字青主，号石道人、朱衣道人，山西太原人，为明末清初的著名文人。工书画、医学，为当时著名医学家。博学而尚气节，少年时聪慧而善记忆、喜花草、性嗜酒、任侠。曾上书使袁继咸冤案得以昭雪，名扬天下。明亡入清后，隐居崛山以医为事。主于医道至精，且以儒字义理用于医学研究。不拘学派，应手而效。家有禁方，常资以活人，名重一时。"这段评价在其他许多文献中都能得到佐证。

傅青主与顾炎武是互相比肩的思想家，二人都是名垂青史的文化名人之一，其友人曾这样评价："世人都知青主的字好，岂不知他的字不如诗，诗不如画，画不如医，而医又不如人。"显示傅青主"德才兼蓄、医儒皆精。"

其实，明清两个时代儒医兼通者颇多，官居三品以上的名医也有，但毕竟多数都不是以医为专攻，而为对医一知半解者，如《温热经纬》有言："搢绅先生（指古代仕宦者和儒者），博览之余，往往涉猎岐黄家言，或笔之于书，或参赞亲友之病，世人因信其知儒，遂并信其知医，孰知纸上谈兵，误人不浅，吕晚村是其尤者也。安得如徐洄溪者，一一而砭之哉！"笔者以为，王孟英此评甚是，古今情形一样，先有苏轼"误信圣散子之事"，后有吕晚村（字"留良"，是与傅青主同时代的文化名人）极力推荐赵献可《医贯》凡病皆用八味丸以温补造成流弊极多，为此，徐灵胎不仅在《医学源流论》专篇讨论"涉猎医书误人论"，更著有《医贯砭》，言多切中，可以垂戒。另如崔国因在《男科》中曾言："黄元御、陈修园两家，儒医兼通，谡论辩才，其文之驰骋，足以使文人降心，试之于用，则不切，则医道之难言也。"尽管崔氏如是说，但黄元御、陈修圆两位对中医的贡献实际上不亚于傅青主。眼下不少文化名人等（也都兼有专家之职称）读过几本中医书，见过几个有效病例，教过或管理过一些专家，于是这些人就可以进入专家库、写专著，甚至在媒体向公众大谈其治病经验，就可以对中医学术发展方向与研究方法指手画脚了，事实是严重影响了和误导了大批公众、制约了中医学科研与学术的发展。

与苏轼、吕晚村等文化名人（苏、吕等人虽读过中医书但从未把主要精力或心思放在中医临床上更多的只是纸上谈兵）相比，傅青主同样属于那种智商、情商都极高的人，其才智贯通书、画、文、医、哲、侠等各道，且为上乘水平，其学识过人旁涉众多领域，人生境遇又复杂深邃广博，则鲜有人能够与之比肩了。有人评价其社会启蒙思想表现在："反对封建专制、倡导人性解放，批判宋明理学、主张学以致用，注重子学研究、强调经子不分。"

笔者认为，一个人的精力毕竟是有限的，傅青主能够在多方面都达到上乘，且皆非常人所能企及，这其中必有其奥秘可循。事实上，正因为其特殊的历史与政治境遇，反而有时间、精力和有必要将身心投入到中医学临床实践，救贫穷百姓于疾苦之中，他确实救治了不少病患者，但相对于专职的其他中医大家而言，傅青主所读古医书和临证时间相对有限，但却得益于其擅于"学以致用"，其处方用药很少用经方，成方最喜李东垣补中益气、当归补血汤等，更喜欢创制新方——最大特点是扶正重于祛邪、擅长委君药以重剂而不忘佐使之量小用大（这种组方经验深得北京名医岳美中老的高度评价），这些新方确有疗效，正是如此，造就了傅青主在中医学历史上的较高学术地位，诚为中医学史上极其特别的一位高人。

2. 傅青主之人格与思想：萧然物外，自得天机

明末清初思想家顾炎武先生称傅青主的人格与思想是"萧然物外，自得天机"（引自许苏民 . 释"萧然物外，自得天机"——顾炎武何以认为自己不如傅青主 . 文物世界，2007.6）。这是指一种超越世俗的人生享乐和富贵利禄之追求，把对于真理和正义之追求看得高于一切的崇高精神。其中：

　　"萧然物外"出自佛典《肇论》之"挺拔清虚，萧然物外"，萧然有寂寞、冷落之意，出家之人摈弃世事，屏绝情欲，与青山绿水、古佛青灯为侣，真可谓寂寞、冷落之至矣。这种境界要比孙思邈"大医精诚"还要高出许多！也许，正是因为傅青主有此境界，后人才将之称为"仙医"的吧！

　　"天机"出自《庄子》和佛典，是指天才的直觉、灵感的源泉，是直探本原的洞察力。同时，"天机"又指天地造化的奥秘，是人所追求的最高智慧。"自得天机"之于中医，其意当是能够领悟中医学精髓者所为。一直以来，学习经方、搜集秘方、验方成了无数中医人提高临床水平着力追求之路。喻嘉言曾因此曾感叹："迩来习医者众，医学愈荒，无方之书全不考究，有方之书奉为灵宝。"人们喜欢读有方之书，而对《灵枢》《素问》等无方之书全然不顾。

　　为医者，如能"萧然物外"，在临床实践中能够最大限度接近于"大医"之境界，岂还有学派之争、一偏之见、金钱名利至上啊？医乃仁术，非有仁心无以致高远。古今医者若成名医大家，无一不是心揣大爱救民于病痛之中。傅青主以其"兴怀静远"之心，而虽处乱世却以其满腹经纶救国、救民、救学术于水火疾病困苦之中。一个中医要成才一般要潜心苦读多练几十年，这中间根本就无法得到更多的经济、社会价值回报，正所谓："学书费纸，学医费人。"在当今社会为医要做到"萧然物外"的境界实在是困难得很！尽管此乃社会生存压力所致，但诚如经方家黄煌教授所云："医乃大道。道，就是一种情怀，一种理想，一种追求，一种人生的态度。医生这个职业，本来就是为看好病，为救人命。但后来，医生被当成挣钱的职业，但又挣不了大钱，于是，很多开方医生变成卖药的人。特别是市场化的时代，卖药人当然吃香，因为挣钱比开方人容易得多。所以，我觉得入门时，大家要想好，如为钱，应该去考商学院；如为兴趣，则去考医学院……。"

为医者，如能"自得天机"，在临床实践中随证研制出新的传世名方实属必然，傅青主即是。当然，古今能"自得天机"者不独傅青主一人。固然，张仲景为"博采众方"之祖，但仲景更是"随证治之"、灵活加减众方之祖，所以，学习《伤寒杂病论》绝非背诵好经方或方证就能达到仲景那样水平。若论背功，今人无一比得上古人的！问题是，如何灵活应用这些古今有效验方、经方、时方？这就需要"自得天机"的境界了！

汉唐医家、金元四家、张景岳等名医都曾创制新方若干流传后世，至今中医有名之方已多达十万首以上，但临床究竟能够用到多少、如何应用则是难题。叶天士尝谓："方愈多，治愈乱。自古医书以备，学者神而明之，临机应变，治病有余。若欲炫己长，排众论，创一说，变一方，适足以淆惑后人，鲜有不误人者。……神明于规矩，惟能神明于成法中，乃能变化于规矩之外。"傅学渊也谓："病变无常，方难执一，然无定之中，自有一定之法，此即中无定体，随时而在之道也。……至矜家秘而执成法，头痛医头，寻方觅药，一切无方之书置之高阁，此又孟浪之流，不足与语斯道者矣。"多识强记一些名方、验方固然是学医之必经之路，但若忽视医道医理，临证之际不也难也？

3. 傅青主创制新方的思路：法因证立方随法出

中医临证需要"制方"，但张仲景"博采众方"更重要的是示人以"随证治之"的思路。所以说：真正的中医高手从不执方临证，而是随证制方，仲景如此，东垣如此，后世尤以叶天士最为擅于临证随机制方之名家高手。观叶氏医案，其通常是随证随手既得一方，或用经方灵活变通，或用前人时方加减化裁，或随手因证制方，其"活泼泼"的水平直令常人眼花缭乱，吴鞠通《温病条辨》中的许多方药皆化裁于叶氏医案。叶天士本人却说强调认为临证之关键在于"识证、立法、用方"。近代蒲辅周教授曾谓："辨证论治的真谛是什么？是一人一方，病同，其证也同，也未必用同样的方药，还要看体质、时令、地域、强弱、男女而仔细斟酌，不要执死方治活人。"蒲老诚得天士之学！

尽管傅青主平时非常注意搜集有效验方、秘方，但在临证之际同样是"自制方"居多，而少用经方、时方等现成方，此可反证，傅青主对于"识证""立法"二者也必然自有其心得之处，尽管《男女科》书中对中医学理论的创新缺乏系统阐述，但《女科》中每一张新方的创立，都未违背"法因证立方随法出"之大旨，仔细分析方前适应证候和立法理由，皆属辨证论治、治病求本制原则。

（二）《傅青主女科》的"制方"之道

学习中医学，临证制方是不可缺少的重要环节。古今中医，无论名医大家，还是普通中医，都会在选方用药、组方配伍上下功夫。所不同者，名医精于医道医理以意组方——所谓"手中无剑，心无定方"，善于变通；普通中医喜欢索求经方、秘方、验方——常囿于"执方索病"，不善灵活。傅青主之于妇科学或中医学的贡献，很大程度上是其组方配伍思路的创新，所创制的妇科新方常能够经得起临床疗效的检验。

傅青主的确堪称中医名家。尤其是《女科》部分的理法严谨，方药简效，辨证论治不落古人窠臼，制方用药之道独特而见新意，学术思想独树一帜，值得后辈仔细品味学习。

傅青主临证制方思路究竟如何？除了文献中已有的相关研究外，本文继续从另外的视角解读其制方之道，以飨同道。

1. 看思维：围绕"特征证候群"，明确主要"功效靶标"

中医学视角下的疾病状态，主要是在基于整体观、动态观、天人合一、取类比象等思维指导下，"有诸内必形之于诸外"，进而进行细致全面的病机分析，以取得辨证的准确性。所谓辨证就是通过全面搜集四诊信息，分析机体邪正虚实寒热病机性质，治病有效的主要标志也首是证候的改善。因此，在完成对患者四诊信息的分析归纳后就会发现，在患者所出现的复杂的证候群中，实际上其形成原因并不一定都是"一元论"，可能是由几种病机复合兼夹而成，这时，论治时的选方用药也就要有主次轻重缓急之别。

张仲景通过《伤寒杂病论》开创了辨证论治之先河，但其方药来源于"博采众方"，其组方被后世认为"配伍严谨、用药精当、疗效卓著"，其组方配伍特色以"方证相应"为主，如麻黄汤针对的是表实感寒卫表失和、桂枝汤针对表虚感风营卫不和、小柴胡汤针对少阳表里不和、白虎汤针对阳明热盛等。相应地，这些经方都有其对应的适应证候，如果患者不仅有这些证候还合并其他证候，或这些证候多寡轻重比例有变化等，仲景则采取随证加减、多方合方并用的思路。如麻黄桂枝各半汤、柴胡桂枝汤、小青龙汤等，小柴胡汤除了有不同的多种适应证外包括但见一证便是外更有七种加减法。经方实际上来源于仲景之前的数千年医家的积累，仲景的贡献在于将之赋予理论内涵，给人以应用指南，尤其是灵活加减、随证治之的方证思路。很难想象，为什么每个经方都能经得起多角度的理论阐释？这种组方水平令后世医家深感难以企及。

傅青主深谙仲景用方之道，同样采取了这种以针对相互关联的一组特异性证候作为疗效靶标为制方思路。如把"带下病"以带下之白、黄、青、黑、赤五种颜色作为辨识带下病的特异证候，其共性病机却是都是"湿"；"崩漏"分为伴有昏暗、年老、少妇、交感、郁结、闪跌、血海大热七种类型，初看这七种类型互不相干，并非平行关系，但实际上却是崩漏常见的七种类型，不同类型证候病机既有共性又有个性；他如"月经不调"分为 14 种类型，"不孕症"分为 10 种类型，至于"妊娠""产后"等各篇，分类更为细致，这些与仲景的方证思维非常相似。

试从傅青主对同一病证的证候分类方法看其临证制方之道，

从书中目录所示的证候分类标题即可看出，每种分类实际上都隐含着一种或几种病机的客观存在，或说仅仅通过标题中的这种有限的证候信息就可以确立其背后存在某种病机，这些证候信息恰恰是该病证的特异性证候，之所以称之为"特异"是由于这些证候的出现暗含了相应的病机变化。也就是说，傅青主实际上是找到了证候信息群与不同病机之间的对应关系，要消除或改善这种证候群，就必须针对相应的病机采取相应正治疗方药，因此其选用组方的依据也就得以确立，而用药主次或治疗目标靶点就非常清晰，那么选择药物也就变得非常需要有高度的针对性了。所以，傅青主的新制之方，用药不多，君药剂量十倍或百倍于佐使药的理由也就"昭然若揭"了。也可以说，傅青主这种制方思路本质上说几乎是单方治大病（证或症）的进一步延伸而已。

2. 谈识证：辨析特征证候病机之常与变

事实上，傅青主对于中医理论体系并没有过多的创新，其着眼点在于"实用"。人们都知道仲景的经方非常实用，仲景的经方是汉代之前数千年积淀下来的"众方"中的精华，仲景的作用在于为后人点亮了如何应用这些经方的指路明灯，是对如何应对其他病证进行辨证论治组方用药的一种思路或示范。

但傅青主在临床上使用仲景经方的情况并不多。《傅青主女科·序言》云："其居心与仲景同，而立方与仲景异……谈症不落古人窠臼，制方不失古人准绳，用药纯和，无一峻品，辨证详明，一目了然，病重者十剂奏效，病浅者数服立愈，较仲景之伤寒论，方虽不同，而济世之功则一也。"说明傅青主崇经而不拘经，师古而不泥古，勇于创新，别具一格，这与其在书画儒学方面的成就或治学思想"同出一辙"。

傅青主曾说："医尤兵也，古兵法阵图，无不当究，亦无不当变。"遍查相关研究文献，尚无人注意到傅青主在新制方之前的那段"制方依据"的表述中大多有一个共性："人以为……谁知……"笔者仔细分析这些"人以为"的内容其实并非都是错误的，但这些"人以为"往往只是看到形成相应证候病机的表象，乃为其常；傅青主看到的却是形成这些证候的内在本质，是言其变。

如傅青主对"月经先期"的表述是："妇人有先期经来者，其经甚多，人以为血热之极也，谁知是肾中水火太旺乎！夫火太旺则血热，水太旺则血多，此有余之病，非不足之症也，似宜不药有喜。但过于有余，子宫太热，亦难受孕，更恐有烁干男精之虑，过者损之，谓非既济之道乎！然而火不可任其有余，而水断不可使之不足。治之法但少清其热，不必泄其水也。方用清经散。"这种论述方法，实际上是傅青主一方面肯定了常人认为的"月经先期"是由于血热之极，经凉血治疗没有取得理想疗效，而改从肾中水火太旺治疗获效。在此基础上，傅青主更是分析出尚有另外一种可能情况："又有先期经来只一二点者，人以为血热之极也，谁知肾中火旺而阴水亏乎！夫同是先期之来，何以分虚实之异？盖妇人之经最难调，苟不分别细微，用药鲜克有效。先期者火气之冲，多寡者水气之验，故先期而来多者，火热而水有余也；先期而来少者，火热而水不足也。倘一见先期之来，俱以为有余之热，但泄火而不补水，或水火两泄之，有不更增其病者乎！治之法不必泄火，只专补水，水既足而火自消矣，亦既济之道也。方用两地汤。"

由此可见，傅青主制方，本质上是在抓住"特异性证候群"的基础上，进行细致的病机分析，将形成这一主症的可能原因分为若干种类，常人看到的只是容易看到的一面，傅青主关注的往往是另外一面，却是最为关键的一面，然后针对性组方治疗，必然取得上佳疗效。这充分表明了傅青主临证极善于思辨的特点——如同其在理学的成就，此正是喻嘉言说"先议病，后用药"之临证模式。

3. 论治法：尤重脾肾肝，脏腑气血正气

关于正气与邪气，《黄帝内经》提出"正气存内，邪不可干"，

"邪之所凑，其气必虚"。傅青主总体上是认为扶正以祛邪，当然这是针对妇科这一特殊人群而言，对于男科，傅青主则当祛邪之机亦毫不犹豫。

究竟扶正与祛邪是什么关系，历代中医有不同的认识。如徐灵胎曾谓："邪之所凑，其气必虚，故补正即所以驱邪，此大缪也。惟其正虚而邪凑，尤当急祛其邪以卫其正，若更补其邪气，则正气益不能支矣。"又如，对于"积证"治法，一般分为初、中、末三阶段分虚实主次确立扶正祛邪主次但自张洁古提出："故治积者，当先养正，则积自除，譬如满座皆君子，纵有一小人，自无容地而去，但令其真气实，胃气强，积自消矣。"之后，李东垣、张景岳等人纷纷附和，惟《景岳全书发挥》则反问曰："惟小人最难去，自古历朝小人当权，但见贤人君子为其攻击祛逐，不知凡几，而小人未见能自去也，必大刑大罚始得退去，此喻不合。"《叶选医衡》也曰："倘有以养正则邪自去，君子进则小人退之说为喻，是故大虚之中兼有实者论也。若夫因病似虚之不可补，又如一齐众楚，虽进君子之药，转为小人进之用矣。"

有许多学者研究《女科》都发现傅青主治疗妇科疾病尤重脾肾双补，兼调肝气之法的应用。即使明显以邪气为主要矛盾仍以扶正为主，对此，笔者觉得其思想有些极端。笔者曾粗略的统计其所用药频次以说明这一规律：在《女科》中，使用最多的成方是四君子汤、四物汤、补中益气汤和八味地黄丸。使用最多的药物依次是：当归（113次）、人参（87次）、川芎（69次）、白术（72次）、甘草（72次）、黄芪（47次）、熟地黄（44次）、茯苓（42次）、白芍（42次）、麦冬（36次）、陈皮（32次）、桃仁（29次）、荆芥（28次）、黑姜（27次）、山药（21次）、柴胡（20次）。其临床常用药物的种类不过百余种，治法上补法占73.26%，其中补气法占32.12%，补血法占21.89%，气血并补占54%，说明补气药明显多于补血药，补气法也多于补血法。这与傅氏强调"补血以益气为先"有关，李东垣创制的当归补血汤本有此意。

傅青主为什么在治疗女科病证尤其重视肝脾肾？近代民间中医王文奎曾提出中医"五脏阴阳"辨证纲领和"三维守恒"法则，倡导"以调为本，以平为期"治疗新理念，主张"七学归宗，七派统一"中医学新思路。其在治疗上重点强调"肝、脾、肾"三维关系，应当常调，使其守恒，这些认识可谓深得五运之要。傅青主对于女科，重视先后天之脾肾，其学术思想与李东垣、赵献可、张景岳等一脉相承，其弟子陈士铎更是在此基础上提出"三才合一观"，加上人所皆知的"女子以肝为先天"，傅青主治疗女科病证在调补脾肾的基础上加上疏调肝气之品，顿时可令静药为动、动静相合、补而不呆滞，可谓善补，切合《黄帝内经》思想。

4. 看用药：君君臣臣、佐佐使使，关系层次分明而整合一体，堪称典范

君臣佐使的制方思路源于《黄帝内经》，但究竟何谓君臣佐使，古今医家意见并不统一。对于傅青主制方中君臣佐使的剂量分明特征，近代名老中医岳美中最为推崇："傅氏用药，十分大胆，方剂组合尤其巧妙，用药多者恒多，动辄以两，少者恒少，仅用几分。这种轻重悬殊合于一方的用药法，实是匠心独运，后人评谓：'用药不依方书，多意为之，每以一二味取验'。傅氏之方，粗看虽无法度，实际还是本仲景制方准则而来，不过能够神明变化而已……傅氏精于药。女科诸方，凡用补养强壮之药则往往量大，如白术、山药、熟地、黄芪等，极量可至二两，用升提开破之药则往往量小，如升麻不超过四分，陈皮不超过五分。此等处皆为人所不敢为。盖傅氏亲自采药卖药，对于药物性能了然胸中，分量轻重自能权衡在手。……读傅氏书，须知最大创造发明处就是他的方剂。这是他几十年研究医学，经过实践总结出来的经验，万物忽略。"岳美中老的这些评价非常中肯。要知道岳美中老是近代最知名的仅靠自学成才的名家（各位同道可以看看《岳美中医话集》肯定会有诸多启发），据其晚年自述其一生最佩服三个古代中医分别是张仲景、李东垣和叶天士，但在"制方"方面，则对傅青主的"制方"之道尤为欣赏并加以学习。

不少学者都注意到傅青主所创新方中药物组合间的剂量悬殊，一张方剂最大量与最小量相差到100倍！其原因何在？笔者认为，岳美中老推测傅青主因为知药懂药——已知傅青主对《神农本草经》《证类本草》，尤其是对《本草纲目》三代承学，且傅青主自开中药店，其对药性之精研程度可知。笔者这样认为：其实，中医最早治病更多的还是用单味药，从单味药到复方的演变是一种升华，复方针对的多是一组证候，证候有主次，药物自然也要遵守君臣佐使之道。单味药物的功效虽然往往也有多方面，但总以对某些病证有特殊作用，此可谓"药证"。复方中的君药实际上仍然是针对某病机或大家常说的证的相应的证候群而言——可称之为"特异证候群"，亦即人们常说的"方证"。"特异证候群"相对于患者全部的四诊信息而言，只是其中的一部分，但却是当前的最主要、最能影响病情和预后的关键信息，如果这些特异证候群得以改善，问题往往能够迎刃而解。如流感之发热、疟疾之寒热往来、急黄之目黄身黄尿黄等。

因此，古人在确立"病机"后，主要针对"特征证候群"选择相应药物，实现从"药证"到"方证"的升华，这符合传统文化中的用人之道，变所谓"用人不疑，疑人不用"为"用药不疑，疑药不用，用则委以重任"，君则君也，使则使也，各司其职。对于佐使药的应用，剂量虽小但作用巨大，2两对1分的比例，只有1分的药物自有其妙处所在，如在大队重剂静药之中略加微量动药可使全方变得不再呆滞。

为什么傅青主的制方是如此思路？笔者认为，这与其研经主张"学以致用"（在其对儒学、理学研经的思想方面区别于其好友顾炎武）有关，也与其学术渊源有关。可以看出，傅青主是非常敬服张仲景的，其在《女科》中两处直说："是未读仲景之书者"，对于产后忌汗一说提出："昔仲景云：亡血家不可发汗。丹溪云：产后切不可发表。二先生非谓产后真无伤寒之兼症也，非谓麻黄汤、柴胡汤之不可对症也，诚恐后辈学业偏门而轻产，执成方而发表耳。谁知产后真感风感寒，生化中芎、姜亦能散之乎！"

《女科》中使用的成方最多的是李东垣的补中益气汤、当归补血汤，以及四物汤、八珍汤等，但多是灵活加减，且剂量变化同样很大。傅青主深得东垣之术，其中医学术思想主要源于李东垣，但制方思维突破了李东垣"味多量小"的特色，自成一家。

（三）结语

读完《傅青主男女科》一书，笔者认为，书中所展现的傅青主之医术、学术水平较之于其他大家之于中医的贡献度确有一定距离，尚不能把傅青主列为推动中医进程的中医大家范围。但其创新制方之道的确是超出前人许多，尽管书中不少地方内容略显粗糙或夸张，但丝毫没有掩盖其作为名医的亮点。昔贤王孟英说该书"文理粗鄙，剿袭甚多，误行刊印，玷辱青主"而否认该书是傅青主之原著，笔者认为这是王孟英对傅青主其人的敬重而言。

北京钱超尘教授研究认为：从语言风格与而言《女科》并非傅青主所作但经考证傅青主的确是一位名医。比较《傅青主男女科》内容，笔者认为《女科》部分是傅青主所亲笔的可能性较大——常人难能有此佳作，而《男科》部分尤其是其下卷中的不足之处太多，与前人雷同者偏多独创点少，写作风格和学术思想与女科完全不同，系统性很差，《男科》最多是傅青主平时博采众方或临证病案记录——只是把患者名字去掉了而已，此说不知同道认可否？

十七、周仲瑛教授学术思想渊源

恩师周仲瑛教授的医道、医术，既来源于家传（周筱斋先生为全国首批名老中医、笔者学校建校主要元老之一），又得益于在上海新中国医学院和江苏中医进修学校的两次进修学习，也得益于1956年在江苏省中医建院之始一批中医大家一起从事医教研工作的宝贵经历，业务水平的进一步提升。

笔者在临床一线打拼十年之后有幸跟随周仲瑛教授身边学习至今，可以说一直处在周仲瑛教授对笔者的言传身教、耳提面命、苦口婆心、耳濡目染的氛围之中，笔者深深感悟到：周仲瑛教授的临床经验和学术思想，并非属于大家共知的某个流派，如果非要将其归属于某个派别，当属于典型的"辨证论治派"。笔者常想：中医学的整体观、动态观和辨证论治等特色思想与优势，究竟如何体现在临床理法方药的整个过程中？在跟随周仲瑛教授学习和研讨过程中，笔者所感悟到的正是这一精髓。

（一）周仲瑛教授学术成就概要

近70年来，周仲瑛教授一直在临床实践一线、教学和科研一线，20世纪40~50年代开始在临床一线诊治外感热病；60~80年代开始进行外感热病的系列研究，引领全国中医开展急症研究的高潮；80~90年代以后开始重点对中风、慢性肝炎、肿瘤等内伤疑难病症的潜心钻研；同时，60~70年代开始承担中医内科学科建设、教材编写，2000 年后对中医病机理论的"由点到面"的系列深化研究，逐渐形成了以病机为核心辨证论治新体系学术思想。笔者认为，周仲瑛教授的这些宝贵经历已无从复制，探讨周仲瑛教授的学术渊源，有助于启示后人如何不断提升自身中医学术水平和临床能力。

周仲瑛教授倡导"审证求机是活化辨证论治的锁钥"，是中医整体观、辨证论治和动态时空观的具体体现，周仲瑛教授创建的"以病理因素为主纲，以病机证素（病机十三条）为条目，以症状体征为依据，以病性病位为核心，以病势演变测转化，以脏腑理论为基础，以多元辨证为内涵，以活化辨证谋创新，以提示治则为目的。真正体现辨证论治的灵魂"，是实现"机圆法活"的具体指南。这些，都既充分体现周仲瑛教授对中医辨证论治思路与方法的灵活性，又最大限度实现了中医理论对在临床应用过程中实现机圆法活和"法式检押"并举目的可操作性、可学习性。

（二）周仲瑛教授学术渊源

1. 首先得益于《黄帝内经》和张仲景《伤寒杂病论》

周仲瑛教授对病机十九条以及经方应用理论上的发挥和临床的灵活应用经验，审证求机、病机辨证、瘀热等复合病机理论和对张仲景"蓄血""蓄水"的认识都高人一筹，经得起临床疗效的佐证。周仲瑛教授经常推荐学生们读读《素灵类纂》《伤寒杂病论》《医宗金鉴》等书。

周仲瑛教授在谈到对外感热病辨治方法时提出："应在临床中根据病情，综合应用六经、卫气营血、三焦辨证论治，不可拘泥一格。如在承担出血热科研任务中，既从本地区病情出发，以卫气营血辨证为主导，又结合三焦、六经辨证，在发热期按中焦阳明腑实热结，休克期按热厥、寒厥，少尿期按太阳腑证蓄血、蓄水病机病证立法处方用药，取得优异疗效，切合实用。"

周仲瑛教授对"瘀热"病机新理论的构建，正是基于仲景桃核承气汤和抵挡汤，结合《千金要方》犀角地黄汤等在临床上的广泛应用，逐渐在临床实践中创建起来。

2. 得益于金元四家

以朱丹溪、刘完素和李东垣为主，也有钱乙、张元素的影子。这些名家，都对《黄帝内经》理论进行了深入细致的发挥。周仲瑛教授对这些名家深有研究，这为周仲瑛教授在"病机十九条"基础上提出"病机十三条"，构建"病机辨证新体系"，奠定了扎实的理论基础。

（1）人们多认为刘完素是寒凉派，周仲瑛教授则认为刘完素首先提出"识病之法，以其病气归于五运六气之化""六气变乱而为病者，乃相兼而同为病。风热燥同，多兼化也。寒湿性同，多兼化也""病气为本，受病经络脏腑谓之标"，是重视气宜，强调病机，临证全面的实践和理论大家。十年前曾有位院士写信给周仲瑛教授，认为中医理论中的阴阳学说可以继承，五行学说值得废除，周仲瑛教授回信认为从临床实际来看，五脏配五行理论对临床实践确有较大指导作用，不可废除，只是不要僵化对诗。

（2）人们常认为朱丹溪是滋阴派，周仲瑛教授则认为朱丹溪之于中医的最大贡献在于其对气血痰瘀郁病机理论的首创与应用，《丹溪心法》是中医内科杂病诊治的代表性专著，也是继《金匮要略》之后的一部重要的具有辨证论治思想的临床专著。后世《医学正传》《医宗金鉴》等都是在此基础上发展完善而来。

（3）常有人提出脏腑归经理论在汉代之前缺如，是钱、张二人的杜撰，但周仲瑛教授从临床实践出发认为如能娴熟的应用脏腑辨证和药物归经理论却能提高疗效等。如桔梗之升提、牛膝之下行等，都对临床制方用药具有极大指导意义。

3. 得益于明清医家

以叶天士、吴鞠通、王孟英、吴又可和费伯雄为主，也有张景岳、喻嘉言、杨栗山等明清江浙医家的影子。

周仲瑛教授善于脏腑辨证、卫气营血辨证、三焦辨证等，对叶天士肾虚肝旺等病机深有研究，对王孟英善学张仲景和叶天士经验，临证善于结合临床病情辨证处方用药的经验极为赞赏。临证制方多有王孟英提倡"有是证用是药"实现"机圆法活"的思路。

周仲瑛教授曾反复告诉笔者，学习中医切莫迷信盲从某些流派一方一药，提倡孟河医派费伯雄所谓："天下无神奇之法，只有平淡之法，平淡之极，乃为神奇……欲人师古人之意，而不泥古人之方，乃为善学古人。"为医者，脑海之中掌握前人经验越多，临床应用就越能"活泼"而不僵化，诚如叶天士所谓："自古医书以备，学者神而明之，临机应变，治病有余。若欲炫己长，排众论，创一说，变一方，适足以淆惑后人，鲜有不误人者。……神明于规矩，惟能神明于成法中，乃能变化于规矩之外。"

周仲瑛教授对杨栗山升降散应用多有发挥，除了将之用于外感热病的治疗外，更将之用于内伤杂病的郁热在里，90年代初就将之称为"太极胶囊"用于对高脂血症的治疗研究，提出"孙络热是高 TG 血症常见而盆要的病机环节之一""清泄络热法是其重要治法"。

4. 博采众家，由博返约

清末名医赵晴初（著《存存斋医话稿》）曾谓："医非博不能通，非通不能精，非精不能专，必精而专，始能由博而约……陈念义以景岳全书为枕中秘，其案头只一册临证指南，俞根初案上只一册仲景伤寒论，可见心得处不在多也。然无心得者，不得以此借口，欲求心得，正非多读古今医书不可。盖不博，亦断不能约也。"

对古今历代医家、各门学派的长处都要积极学习、吸收应用，周仲瑛教授高度概括性地提出"无偏不成派"，在指导笔者撰写"略论中医学派"一文时，周仲瑛教授提出："历代多家学术流派，都是前人的宝贵经验，如滋阴、补土、攻下、泻火、补肾、祛瘀诸法，理应兼收并蓄，扩大自己的知识，提高自己的能力，但绝不能迷信一家之言，因无偏不成派，作医生的应该胸无成见，有斯症用斯药，做到圆机活法，切忌以偏概全。"对此，笔者在近年来的读书、教学、科研尤其是临床实践中深有感触、获益多多。

对于如何理解学习和应用名方名法，笔者体会到，多识强记一些名方、验方固然是学医之必经之路，但若忽视医道医理，临证之际不也难也。正如吴门名医傅学渊所谓："病变无常，方难执一，然无定之中，自有一定之法，此即中无定体，随时而在之道也。……至矜家秘而执成法，头痛医头，寻方觅药，一切无方之书置之高阁，此又孟浪之流，不足与语斯道者矣。"

部分人得知周仲瑛教授擅从凉血化瘀法采用凉血化瘀四方治疗疑难重症，误以为周仲瑛教授属于"寒凉派"。其实，就如不能因刘完素提出"六气皆从火化"而误认为刘完素凡病都用寒凉——其实刘完素尤其还善用风药；朱丹溪提出"阳常有余阴常不足"就误认为朱丹溪只用滋阴法——其实朱丹溪还尤其善从气血痰瘀郁治疗杂病；叶天士发明卫气营血辨证就误认为叶天士只是对外感热病擅长而拙于内科疑难病症一样——其实叶天士尤其善用经方等一样，周仲瑛教授实则是集古今各家经验择其善而用之的杂家。

（三）感悟

传承是中医学在中华文明历史长河中得到不断的延续、深化、补充、完善和提高，始终具有顽强生命力的根本特征，是实现中医理论得以不断创新、临床疗效不断提高和应对新发疾病的基础。周老要求后辈对其经验传承的方法是："点滴积累、狠抓苗头，多维视角、提炼经验，多个环节、总结规律，系统整理、传承创新，实践检验、推广应用。"此正是周老自己成才的经验之谈。

反复感悟周仲瑛教授学术思想的渊源，笔者深深体会到，周仲瑛教授在临床辨治过程中的具体经验包括五个方面：①重四诊，莫忘病证互参；②辨病气，重视多因复合；③辨病位，须知五脏一体；④审虚实，要在标本主次；⑤应病机，目的在选药制方。

这些年来，笔者在跟随周仲瑛教授身旁临证边学习、学术研讨和科学研究的基础上，更多的精力则是沿着周仲瑛教授所指之路，对《黄帝内经》《伤寒杂病论》《神农本草经》及其相关专著反复研读、品味，还重点对金元医学、明清医家进行研究，对民国著名医家和首批国医大师之前的中医大家择其善者进行研读——所谓"择其善"是指选择那些公认的对中医有贡献的名家，渐渐在临床上应用各家经验和各家学说解决临床复杂性问题而得心应手、获益良多。进而感悟到，站在巨人的肩上研读中医，即传承研究性学习中医实际上是踏上中医之路的一条捷径。

十八、周仲瑛教授善用古方经验

古方或称"成方"，大致包括"经方"和"时方""验方""偏方"等。学习古方的意义，正如柯琴所谓："此正是医不执方，亦是医必有方。"从古今有成就名医的成才经验而言，仲景之书当为中医临床经典之首，学经方是学习中医的入门课，善用经方则是中医临证的基本功，由经方到后世著名时方，都是中医宝库中重要必学内容，不可将其割裂区别对待。

在笔者看来，古方的形成其实多是古代名医针对临床所遇实际问题，或在深研《黄帝内经》医理更经临床验证而成，如李东垣用升阳风药治寒湿泄泻和滋肾丸，皆来源于此种类型的案例创新，以及喻嘉言对清燥救肺汤（该方一经公布于世，即深得诸多名医的赞赏）的研制皆是如此。古今每一位名医必然在选方用药方面都具有"独门秘诀"。

（一）善用古方思想：选方如选将，谙熟先圣制方心

周仲瑛教授不仅是诊治外感热病的中医名家，也是擅长诊治内伤疑难杂病的大家，提出中医辨证选用方药要做到"机圆法活"的上乘境界为追求目标，对叶天士"虽善用古方，然但取其法，而并不胶着。观其加减之妙，如复脉、建中、泻心等类"尤为推崇。认为要从临床实用的角度面对经方、时方之争，有效才是硬道理，经方常具药少量大力专而显效，如承气、白虎、泻心、四逆诸方，

应该提倡作为临床选方用药入门之径牢牢掌握，但后世《千金方》等历代名方皆应随证选用，不应与经方区别对待而局限于仲景之方，此即莫枚士所说"读仲景书，当竟委于《千金》《外台》"。

选方用方必须是在辨证之后进行通盘考虑，对于如何将《中医内科学》等教科书上的知识灵活用于临床实践，周仲瑛教授认为教科书的编写按照病证为主线，首先要掌握中医内科辨证论治纲要中的知识要点，然后对每个病证的基本病机（病性、病位、病理因素、病机复合与转化等），书中所列常见证型的实质在于指引学者以章法、招式，但在临床应用时要注重不同证型之间的见夹复合及转化，依据特异症可以但见一证便是，不同证型主方主药可以复合应用，不能对书上所列证型的理法方药生搬硬套，否则容易背离了辨证论治的精髓，反弄巧成拙。

周仲瑛教授善用古方，核心经验是"选方如选将，要在谙熟先圣制方心"，提出"谨守病机是领悟古今名医名方的锁钥"，认为仲景所用药物不过166种、经方不过265张(也有说是253张)，而当今临床常用中药几近千种、后世医家在临床中探索出来的有效名方多达数十万张。临证不仅要用经方为"祖方"演变出更多的"类方"以切合实用，也要应用后世历代医家所创的新方(时方)以疗万变之病。因此，用古方之要在于善于"变通古方"，变通古方的目的是实现疗效最大化，变通古方的方法是"圆机活法""随机应变"。

（二）善用古方经验举例

周仲瑛教授对于张仲景所列经方经方颇多研究，临床病案中使用经方随处可见。2005年在撰写"经方的变通应用"一文时笔者即在其身边，聊起如何活用经方话题，对笔者启发很大。周老提出：经方是汉代以前临床医家实践经验的积累，经得起重复考验的效方，其特点是方随证立，配伍严谨，组药精炼，加减有度。

古方今用，活法在人，临床若能方证相合，自能变通应用于外感、内伤多种疾病，取得显著的疗效，如执方不变，舍证从病，势必误以为古方不可治今病矣。

周仲瑛教授用经方的范围非常普遍，如：①喜用白虎汤加减治疗无汗和多汗症；②用抵当汤治腰椎间盘突、脑梗死等。③用桃仁承气汤治流行性出血热和卒中之瘀热阻窍证。④用小青龙汤治重度腹水继发喘咳竟获奇效。⑤用柴胡桂枝干姜汤属柴胡证类方变法，治伤寒误予汗下，太阳余邪不尽，内陷少阳，枢机不利，水饮停积，阳郁不宣，少阳热邪与水饮互结不化，寒热杂见，出现胸胁满微结，往来寒热，心烦口渴，小便不利等症。用治急性肾盂肾炎少阳证兼饮停阳郁获效殊佳。⑥善用"变通己椒苈黄丸"将原方中的大黄改为黄芪，治疗各种原因所致的胸腔积液、心包积液、腹腔积液等痰饮病证。这与《金匮要略》"腹满，口舌干燥，此肠间有水气，己椒苈黄丸主之"之治在肠间痰饮的病机同中有异，不用大黄泄热，反用黄芪补气利水，不仅扩大了黄芪走表的适应证，更通过己椒苈三药引黄芪走里，还避免了泄水同时耗气的不足，这种对经方的变通套路，犹如叶天士变通炙甘草汤为加减复脉汤，即吴鞠通所谓"用古法而不拘用古方，医者之化裁也"，诚可借鉴。

同时，周仲瑛教授对《千金要方》《普济本事方》金元四家、张景岳、喻嘉言和温病各家常用方等皆常使用，如犀角地黄汤、白薇煎、清燥救肺汤、沙参麦冬汤、一贯煎、升降散、柴前连梅煎、牵正散等［周仲瑛教授擅用古方（经方、时方、名方）的具体经验请参阅相关论文及专著］。

分析周仲瑛教授临床处方，常可见到一方之中常有三五张古方化裁而成，可谓深得古圣制方奥妙。如善用凉血散瘀三方并用治疗多种急难病证过程中的瘀热相搏证等。其中，白薇煎出自清代孟文瑞《春脚集》（由白薇 2 钱、泽兰叶 3 钱、穿山甲片 1 钱组成），具通行血络、祛瘀透邪之功，主治箭风痛（俗名鬼剑打），叶天士《种福堂公选良方》也有记载。周仲瑛教授将之推广应用作为凉血化瘀四方之一，常以此治疗瘀热顽痹，随证配伍，屡建奇功。

（三）案例赏析

案例一：不拘成方，不泥效方，法随机转案

谢某，男，68岁，红皮病、脑梗死、食管炎。

初诊（1999年6月30日）：素有"脑梗死"，后遗右侧肢体偏瘫。1年多来患有"红皮病"，下肢瘙痒，抓破后流水，伴有脱发，小便色黄，舌苔黄腻，脉濡滑。病机属湿热阻塞、营血伏热。药用：熟大黄9g，炒苍术10g，川黄柏10g，紫草10g，地肤子20g，白藓皮15g，土茯苓10g，苍耳子15g，广地龙10g，漏芦12g，菝葜20g，苦参10g，露蜂房10g，乌梢蛇10g，野菊花15g，雷公藤6g，生石膏（先煎）25g。7剂。

二诊（1999年7月28日）：右下肢腿足疼痛基本缓解，左侧反见抽搐，有酸楚感，食管有灼疼感，苔黄薄腻。药用：晚蚕砂（包煎）10g，木瓜10g，千年健15g，北沙参12g，大麦冬10g，川石斛10g，黄连4g，黑山栀10g，法半夏10g，熟大黄10g，桃仁10g，土鳖虫6g，川续断15g，炮山甲（先煎）10g，全瓜蒌20g，骨碎补10g，金毛狗脊15g，炙全蝎5g，炙僵蚕10g。14剂。

三诊（2000年2月24日）：既往有食管炎史，近1个月来食管疼痛发作，时轻时重，医院钡餐造影未见异常，痛时有烧灼感，纳差，嗳气，不泛酸，痛时伴有咳嗽，心不慌，便秘，苔黄腻质红偏暗，脉小弦滑数。辨为心胃同病、热郁阴伤。药用：北沙参10g，大麦冬10g，黄连3g，黑山栀10g，法半夏10g，丹参12g，炒延胡索10g，川楝子10g，煅瓦楞子（先煎）15g，绛香

3g，赤芍 10g，失笑散（包煎）10g，九香虫 5g，挂金灯 5g，大贝母 10g。14 剂。

四诊（2001 年 1 月 12 日）：最近肌肤瘙痒严重，脂屑多，肌肤如象皮，出汗不多，口腔破溃，苔黄薄腻，脉小弦滑。为湿热浸淫、营血热盛。药用：熟大黄 10g，生石膏（先煎）40g，炒苍术 10g，黄柏 10g，露蜂房 10g，龙胆草 10g，紫草 10g，地肤子 20g，白藓皮 20g，生槐花 15g，雷公藤 10g，苍耳草 20g，漏芦 12g，菝葜 20g，苦参 10g，凌霄花 10g，玄参 15g，人中黄 10g，广地龙 10g，天花粉 15g。14 剂。

五诊（2001 年 3 月 2 日）：红皮病经治显效，但不能根治，反复时发，皮肤粗糙时痒，汗多，大便正常，小便时黄，苔黄薄腻，质暗，脉濡滑。为治宜清热化湿、祛风解毒。药用：前方去炒苍术、漏芦、人中黄、天花粉，加炙蟾皮 5g。7 剂。

六诊（2001 年 4 月 16 日）：最近红皮病未发，腰腿疼痛减轻，但仍酸胀，大便通畅日行。药用：熟大黄 10g，桃仁 10g，土鳖虫 6g，炮山甲（先煎）6g，川续断 6g，骨碎补 10g，炙全蝎 5g，制南星 10g，千年健 15g，全瓜蒌 20g，川牛膝 12g，狗脊 15g，石斛 12g，伸筋草 15g，鸡血藤 15g，木瓜 10g，等。14 剂。

按语：本案为脑梗后遗症合并红皮病、食管炎。其中红皮病又称"剥脱性皮炎"，是一种严重的全身性疾病，一般认为红皮病与剥脱性皮炎为同一种疾病，前者以广泛的红斑浸润伴糠秕状脱屑为特征；而后者存在广泛性水肿性红斑，伴有大量脱屑，为银屑病、湿疹、脂溢性皮炎、毛发红糠疹、扁平苔藓和淋巴瘤及其他恶性肿瘤等恶化而引起，或药物过敏所致等。

本案周仲瑛教授采用三个疾病并治思路，但有先后主次之别。从整体上考量认为该病机包括湿热、瘀热、风毒、郁热四者胶结和合为患，既有肝肾亏虚又有心胃同病，属于多脏同病，这些既是脑梗的常见病机也是红皮病的病机，并贯穿始终。间断治疗近

2年，6次治疗只有大黄用了5次，其余各药只用两3次，更多的只用到1次。三病都取得较好的疗效，但在不同阶段的用药各有侧重，故六诊用药，针对瘀热用大黄、桃仁、工鳖虫、紫草、生槐花、人中黄等，针对湿热用苍术、黄柏、地肤子、白藓皮、土茯苓、苍耳子、广地龙、漏芦、菝葜、苦参、野菊花、龙胆草，针对郁热用生石膏、炙僵蚕、天花粉，针对风毒用炙全蝎、露蜂房、乌梢蛇、雷公藤、凌霄花。用药以初诊和四诊方为代表，这其中，虫类祛风药物如露蜂房、乌梢蛇、地龙、炙全蝎、炙僵蚕、蟾皮等药物为特点；针对下肢抽搐加用晚蚕砂、木瓜；针对脑梗加用千年健、续断、炮山甲、骨碎补、狗脊。针对食管炎以三诊方为代表，药如北沙参、大麦冬、石斛、黄连、黑山栀、法半夏、全瓜蒌、黑山栀、丹参、延胡索、川楝子、煅瓦楞子、绛香、赤芍、失笑散、九香虫、挂金灯、大贝母等。

由此可见，本案周仲瑛教授采取的并非专病专方的思路，而是依据病机主次随证选药的灵活思路，但都取得显著疗效，值得深思。

案例二：善用斑龙丸以补阳气治本验案

前人说"阳虚易治，阴虚难调"，其实，并非临床所有阳虚见证用了姜、附、桂都能将阳虚之体纠正过来，笔者在门诊对此深有体会。古人对于补阳，除了采用姜、附、桂等偏于"霸道"用药之法外，尚有"王道"之路。斑龙丸即是一例。

斑龙丸出自《医学正传》，由鹿角胶、鹿角霜、菟丝子、柏子仁、熟地黄、白茯苓、补骨脂组成，具有温补元阳、益寿延年作用，主治真阳不足，腰膝疼痛，阳痿早泄，或小便增多，耳鸣，体倦心烦，或老年阳虚，时常畏寒，气力衰微等。方中鹿角胶、鹿角霜通督脉，补命门，大补精髓，最能补精生血而益元阳；菟丝子、补骨脂助肾阳，熟地黄滋补肾阴，益阴以配阳，柏子仁养心安神，茯苓健脾助运。诸药合用，共奏温补元阳、延年益寿之功。

在周仲瑛教授病案库中，使用斑龙丸为主方治疗的疾病涉及爱迪生病、白癜风、白细胞减少症、不育症、骨髓增生异常综合征、急性髓性白血病、颈椎退变、巨球蛋白血症、类风湿性关节炎、慢性粒细胞白血病、慢乙肝、脑垂体瘤、膀胱癌、贫血、肾癌、席 - 汉综合征、血小板减少症、血小板增多症、再生障碍性贫血等 19 种。这些病案，以斑龙丸为主方，有合缪仲淳"脾肾双补丸"意，配伍四君子汤、四物汤、补中益气汤、肾气丸、右归丸等方。

邓某，女，20 岁，血小板减少症。

初诊（2005 年 4 月 18 日）：血小板减少病史 2 年多，因头痛就医，查有颅脑出血，口腔有出血点，每日服用泼尼松 10 片 1 个多月，既往月经量多，面黄不华，满月脸，血小板：76×10^9/L（2005 年 4 月 11 日），苔薄黄腻质暗，脉细。为肝肾亏虚，气血不足。药用：潞党参 12g，炙黄芪 20g，当归 10g，炙甘草 3g，鸡血藤 15g，仙鹤草 15g，旱莲草 12g，炙女贞子 10g，鹿角霜 6g，肿节风 25g，花生衣 15g，枸杞子 10g，仙灵脾 10g，大熟地 10g，红枣 4 枚，阿胶（烊化）10g。14 剂。

二诊（2008 年 11 月 6 日）：原发性血小板减少症 5 年，用过激素（丙球），现查血小板 19×10^9/L，疲劳乏力，两下肢青紫瘀斑，出血小点，经潮量多，二便正常，苔黄腻质暗，脉细。为心脾两虚，肝肾不足，气血生化乏源。药用：鹿角片（先煎）10g，菟丝子 10g，熟地黄 20g，山萸肉 10g，补骨脂 10g，潞党参 12g，白术 10g，黄芪 20g，当归 10g，鸡血藤 15g，仙鹤草 20g，旱莲草 15g，地锦草 15g，红景天 12g，灵芝 5g，枸杞子 10g，炙甘草 3g，肿节风 20g，制首乌 12g。14 剂。

三诊（2008 年 12 月 29 日）：原发性血小板减少症 5 年，服中药两周后血小板有所上升，血小板 20×10^9/L，再服 1 周，变化不大，肌肤有小出血点，反复消长，疲劳乏力，下肢碰撞易发青斑，经潮量多有块，怕冷，苔中后部黄腻，质隐紫，脉细滑。为心脾两虚，肝肾不足，气血生化乏源。药用菟丝子 12g，鹿角片（先煎）10g，山萸肉 10g，补骨脂 10g，党参 12g，焦白术 10g，炙黄芪 20g，当归 10g，熟地黄 10g，鸡血藤 15，仙鹤草 20g，旱莲草 12g，灵芝 5g，枸杞子 10g，红景天 12g，炙甘草 3g，肿节风 20g，制首乌 10g，花生衣 20g，炒白芍 10g，制黄精 10g，川芎 5g。25 剂。

四诊（2009 年 3 月 12 日）：复查血小板 37×10^9/L，登楼腿酸，稍有心慌，皮肤粗胀有出血性疹点，经潮血量偏多有块，苔黄薄腻，脉细。药用：12 月 29 日方加蜂房 10g，仙灵脾 10g，红枣 4 枚。30 剂。

按语：血小板减少症，周仲瑛教授常用凉血化瘀法治疗，但对本案，患者长期应用激素治疗，出现"月经量多，面黄不华，满月脸"，初诊于 2005 年，采用气血阴阳并补，八珍汤合斑龙丸及双补丸等化裁，重要的是周仲瑛教授同时暗含凉血散瘀法，如旱莲草、地锦草、仙鹤草等。初诊时血小板水平尚可，治疗后并有所上升而未来复诊，两年后 2008 年血小板下降到 19×10^9/L，此时患者怕冷等表现明显，周仲瑛教授辨证仍用前方化裁，加用鹿角片、补骨脂、菟丝子等，2 个月后即有所上升，继续家用蜂房、仙灵脾等治疗巩固。

案例三："奇法、奇药"辨治顽固性便秘案

白某，女，16 岁，洛阳人。

初诊（2009 年 9 月 30 日）：便秘 3 年，近年加重，必须服用泻药，常有便意，腹胀腹坠，大便不出，腹中多气，不能矢气，粪质不干，大便成条，经闭半年，近来食欲尚可，咽喉常有气滞不舒，口不干，苔淡黄薄腻质暗淡，脉小弦。排粪造影：直肠前突，耻骨直肠肌痉挛；肠镜：慢性结肠炎（6 月 25 日）。全胃肠造影：十二指肠淤滞，回盲部低位，肠蠕动缓慢，横结肠下垂（1 月 22 日）；B 超：慢浅胃（2008 年 11 月 2 日）；B 超：盆腔积液，双肾未见明显异常（2008 年 10 月 12 日），多方中西医求治未见效果，远道而来求治。周仲瑛教授辨证：证属气秘，腑气通降失司。药用：生白术 30g，炒枳实 30g，全瓜蒌 30g，槟榔 20g，炒莱菔子 20g，沉香（后下）3g，威灵仙 15g，当归 10g，桃仁 10g，赤芍 15g，光杏仁 10g，炙紫菀 10g，桔梗 5g，独角蜣螂 2 只，乌药 10g，14 剂。

二诊（2009 年 10 月 28 日）：便秘改善，但便意不尽，大便基本成条，开始 3 天偏烂，脘腹气胀，脘腹有振水声，苔淡黄薄腻质暗淡，脉细滑。药用：前方去桔梗、独角蜣螂，加晚蚕砂（包煎）10g，郁李仁 15g，川石斛 10g，厚朴 5g。14 剂

按语：便秘一证临床常见，《中医内科学》教材提出气血阴阳失调皆可引起便秘，常用方法很多，但仍有部分患者疗效不佳，反映临床病证的复杂性，在门诊经常看到不少患者走访全国多处名医仍未能治好疾病的现象，证明了古人所谓"人之所病病病多，医之所病病道少"，诚哉斯言。

本例便秘，经中西医久治罔效。周仲瑛教授分析其以动力不足为特点，寒热之象不显，周仲瑛教授用药重在导滞，促进胃肠动力，同时，健脾养血润肠通便。特色用药区别于枳实导滞丸等方。除大家皆知的重用白术、枳实、槟榔、瓜蒌、莱菔子、当归、桃仁、赤芍等气血并调等药以外，以光杏仁、炙紫菀、桔梗宣降肺气以通便，沉香、乌药温降肝肾阳气温煦胃肠阳气之动力，威灵仙除祛风湿止痹痛通行十二经外，还可治大肠冷积；独角蜣螂通便散结，治疗腹胀便秘之麻痹性肠梗阻。二诊用蚕砂祛浊，郁李仁、石斛滋阴润燥，厚朴除胀满。全方虚实、动静相反相制，区别于一般思路，堪称奇法、奇药。

十九、学习中药功效的思路与方法

  中医之道有两个境界：一是"医道"，二是"医术"，道术相济，方为"大医"。单就"医术"高低而言，很大程度上与其掌握和应用本草中药的多少及其思路、方法、技巧和能力有关。如某些中医仅凭一味药、一张秘方就可走天下，确实也解决了不少实际问题，老话说"单方一味，气死名医"，也即在于此。表明在学习中医学的过程中掌握本草中药功效的重要性和实用性。为此，不少初学中医者拜师学医时，最喜欢求得几味中药、几张验方，视为登堂入室之捷径，但现有古今文献中本草中药的功效也呈各家学说、百家争鸣、见仁见智、彼此矛盾百出之状，甚多芜杂，则又令初学者迷茫。

  古之善于用兵者必知己知彼，所言知己者当知我方将士及武器之长与短，知彼者当晓敌方攻守之强弱及战事之机转，并须活用战法战术，方能克敌制胜。将之比作中医治病，则审察病机标本主次缓急为知彼，掌握已有成方（经方、时方、验方之类）与可用中药（几近千种）之功效乃为知己。进而，临证之际的审证求机以辨证的能力、选方用药以制方的功底如何则是中医临床水平高低的标志，否则，一般常见症病情轻浅或简单者则已，如遇重症、难症和疑症则每致棘手。

  张仲景在《伤寒杂病论》中对265张（也有说是253张）经方的灵活应用示人以法式，后人对经方的扩展应用范围则是丰富无限，现有方书所谓类方也仅示范而已，临床实际用之必当变化以"观其事也""适事为故"。笔者以为，欲学本草，还当以《神农本草经》为"源"，参阅后世诸家中药之"流"，验之于临床，求其真，活其用，方能最大限度的提高临床疗效。

（一）名家对现有本草功效甚多芜杂认识现状的论述举要

1. 唐宗海

唐宗海在《本草问答》序引用其弟子且为名医张伯龙曰："诸家本草，扬厉铺张，几于一药，能治百病，及遵用之，卒不能治一病者，注失之泛也；又或极意求精，失于穿凿，故托高远，难获实效，且其说与黄炎仲景诸书，往往刺谬，若不加辨正，恐古圣之旨，不能彰著于天下……本草自晋唐以后，千歧百出，极于《纲目》，几令人目迷五色。"

2. 徐灵胎

徐灵胎在《神农本草经百种录》自序曰："张仲景《金匮要略》及《伤寒论》中诸方，大半皆三代以前遗法，其用药之义，与《本经》吻合无间。审病施方，应验如响。自唐以后，药性不明，方多自撰，如《千金方》《外台秘要》之属，执药治病，气性虽不相背，而变化已鲜沿及。宋元药品日增，性未研极，师心自用，谬误相仍。即用本经诸种，其精微妙义，多所遗漏。是以方不成方，药非其药，间有效用，亦偶中而非可取。必良由本经之不讲故也。"

3. 邹澍

邹澍为杨时泰所著《本草述钩元》作序曰："道寓于物，而物不足以该道。理宣于言，而言不足以尽理，此言医者所以滞于言，不免害于理也。世言某物可治某病，及如法治之，而效者仅一，不效者恒九，则不得不深辨其所当然。各辨其所以然，言之缕缕，载之陈陈，古书所以简。今书所以繁矣，简则难明，繁则易讹。欲求繁简之得宜，必明乎道之所归而无歧，要于理之至当而有断。"

4. 洪上庠

洪上庠为邹澍《本经疏证》作序曰："宋金元以来着本草书者十数家，其言愈多，其道愈歧，其说愈新，其旨愈晦，则皆求胜于《本经》，求加于《别录》，而失之庞杂芜秽者也。世医相沿承用不知其非，即号称名医者，又止讲临证习方书，而于《本经》与《别录》则以寻常本草书视之，不能参互考订，疏其文，而证其解，故古人用药之意与药之所以愈病，其说隐晦淹塞，以至于今。不知一病有一病之方，一方有一方之药，一药有一药之效，不能审药何以定方，不能定方何以治病，此闰庵邹君所以有《本经疏证》之作也。"

古今本草专著之多，恐怕要有数百种，诸如《本草衍义》《汤液本草》《本草蒙筌》《本草崇原》《本草求真》《本草从新》《本草思辨录》《本草害利》《本草述钩元》《食鉴本草》等，除此之外，每个名医在其他专著中有关本草功效的论述更是汗牛充栋！可见，对于本草中药的功效，前人已经认识到古今本草之书繁多芜杂，唐宋以后尤以《本草纲目》等为代表，直令后人良莠难分，及至当今各种版本的《中药学》，此弊尚存。

（二）本草中药治病的基本原理

欲还本草中药功效之真实面目，必须了解本草中药治病的基本原理。

人们常问："本草中药，不过是昆虫土石、草根树皮、花种等物，与人异类，而能治人之病者，何也？"对此，别说西方人不懂，就是现代许多中医人也早已对此模棱两可，以至于，经常把中药当作西药使用，几十年来的中药科研尤为代表——寻找有效成分（单体、组分），如青蒿素、联苯双酯、甘草甜素、黄连素、丹参酮、葛根素等在临床上广为使用，确实也取得了很好的疗效，这种"中药西用"方法确是中药发展的一个途径，想必中药复方组分配伍、中药分子网络药理学等方面将成为未来中药发展的主要潜在方向。但是，无疑这不是中医药的全部！更不是本草中药的真实世界！

究竟什么是原汁原味的本草中药治病的基本原理，这里，引用三处文献即可了然于胸：

《汉书·艺文志》经方类中所载伊尹《汤液经》，其中"五味五行互含变化图式"有谓："味辛皆属木，桂为之主，椒为火，姜为土，细辛为金，附子为水；味咸皆属火，旋覆为之主，大黄为木，泽泻为土，厚朴为金，硝石为水；味甘皆属土，人参为之主，甘草为木，大枣为火，麦冬为金，茯苓为水；味酸皆属金，五味为之主，枳实为木，豉为火，芍药为土，薯蓣为水；味苦皆属水，地黄为之主，黄芩为木，黄连为火，白术为土，竹叶为金。"藉此明了中药四气五味，宗《黄帝内经》气味配伍理论制方疗病，则病皆能愈，所以后世陶隐居谓之曰："此图乃《汤液经法》尽要之妙，学者能谙于此，医道毕矣。"

徐灵胎曾言："百物与人殊体，而人藉以养生却病者，何也？盖天地亦物耳，惟其形体至大，则不能无生。其生人也得其纯，其生动物也得其杂，其生植物也得其偏。顾人之所谓纯者，其初生之体然耳。及其感风寒暑湿之邪，喜怒忧思之扰，而纯者遂漓；漓则气伤，气伤则形败。而物之杂者、偏者，反能以其所得之性补之、救之。圣人知其然也，思救人必先知物。盖气不能违理，形不能违气，视色别味，察声辨奥，权轻重度，长短审形之事也；测时令，详嗜好，分盛衰，别土宜，求气之术也。形气得而性以得。性者，物所生之理也，由是而立本草、制汤剂以之治人。"

唐宗海更进一步明确提出："天地只此阴阳二气流行，而成五运，对待而为六气。人生本天亲地，即秉天地之五运六气以生五脏六腑。凡物虽与人异，然莫不本天地之一气以生，特物得一气之偏，人得天地之全耳。设人身之气偏胜偏衰则生疾病，又藉药物一气之偏，以调吾身之盛衰，而使归于和平，则无病矣！盖假物之阴阳以变化人身之阴阳也，故神农以药治病。"

先贤以"取象比类"加上临床验证的方法认识本草中药功效，如"诸花皆升，旋覆独降，诸子皆降，苍耳蔓荆独升""有形为味，无形为气"等。也就是说，本草中药之所以能够治病，不过是依据其气、味、形、色、质、地、情、时八种属性之偏，来补人体病理状态之偏而已，即采用本草中药之"四气五味、升降浮沉"之偏性，以"纠偏救弊"是中医治病的基本原理。

以上认识，并不影响现代中医学同时采用药理学方法揭示中药有效成分以发现中药新的功效的研究思路，问题是如何把握二者关系。

（三）"从源到流"学本草，当以《神农本草经》为首选

历代医家学习本草，都以《神农本草经》（简称《本草经》或《本经》）、《名医别录》为蓝本，但后世医家对其中的功效见解不一，早期的陶弘景，后世的陈修园《神农本草经读》、叶天士《本草经解》等注解多达数十家。到了《本草纲目》集各家本草之大成，在本草中药产地方面贡献不小，但对药物功效的认识则流弊良多。

现在的《中药学》教科书，已经把中药的四气五味部分淡化到只剩下几个字作为要点来教学了，曾听说某位教中药学的老师看到学生读《本经》时感到很奇怪说："你读这个干嘛？"当然相信这是个例，但现在的中医临床医生中并没有多少读过该书的也是事实。

中医人都知道中医理论有"四大经典"，但经典的本草专著有哪些？古今本草文献的鱼龙混杂，令后人莫衷一是。

《本经》是现存最早的药物学专著，是秦汉之前数千年众多医学家总结、搜集、整理当时药物学经验成果的专著，是对本草中药的第一次系统总结，被誉为中药学经典著作。东汉张仲景《伤

寒杂病论》则是在伊尹《汤液经》的基础上应用《神农本草经》的典范。而道光时期的邹澍历经六年所著《本经疏证》则被认为是读懂《伤寒杂病论》的入门之书。民国唐宗海之《本草问答》更被认为是本草之中的《难经》，皆不为过也！至于学习之法，在精读这几本书的基础上，学习徐灵胎纵横比较法尤为登堂入室之捷径，当然在临证过程中不断学习，坚持补充完善自己对本草知识的积累，久之必然能使临床选药得心应手。这一点，《本经疏注》作者邹澍的学习方法值得参考，一般一个名老中医临床常用药物也就一二百种（少数"名医"只有几十种）。每周抽空围绕一味中药进行纵横比较学习，一年下来也能够掌握 50 多种药物了，几年下来就足够临床使用了。

　　但学习《本经》，未必全盘吸收。如张山雷在《本草正义》尚言：《本经》原文更有"久服轻身延年"一句，则极言其补养之功效。虽自有至理，嫌其近于方士丹灶家习气，删之。且《本经》上品诸药，"不饥不老""轻身延年"等说，数见不鲜。而于太乙余粮则曰"久服飞行十里"，对泽泻则曰"久服能行水上"，似皆为方士附会之说，与医学本无关系。换言之，如何理解包括《本经》在内的本草中药功效，又是一个重要话题，比如对泽泻"久服能行水上"，若从泽泻渗湿利水、泄肾中伏热，现在用之发现可降脂、减肥，《本经》的本意是否在此，不得而知。

　　古代本草书上记载了许多有毒之品，用得好效如桴鼓，对此徐洄溪深有感触地说："凡有毒之药，皆得五行刚暴偏杂之性以成；人身气血，乃天地中和之气所结，故服毒药者，往往受伤。疮疥等疾，久而生虫，亦与人身气血为类，故人服之有伤气血者，必能杀虫。惟用之得其法，乃有利无弊，否则必至两伤，不可不慎也。……毒药、解毒各有所宜，如燥毒之药能去湿邪，寒毒之药能去火邪，辨证施治，神而明之，非仅"以毒攻毒"四字可了也。"

事实上，《本草正义》在崇尚《本经》《名医别录》的基础上，撷取两书之精华，结合后世专著有关论述，加以阐发评述，不少独到见解是值得学习。该书对每味药物通过"考证、正义、广义、发明、正讹"等五个方面，提出："读古书之不可死于字句间者。若不分虚实，不辨病因，而昧然从事，亦何往而不为古人所误耶。""吾国医书，止逞一时臆说，而不顾其理者，所在多有。"笔者最欣赏其对不少药物的基本功效进行"正义"，可谓要言不烦，如谓白鲜皮"苦寒胜湿、通行经络，气味甚烈，彻上彻下，通利关节，胜湿除热，不限于治疗皮毛之病"；白薇"苦平寒不燥，虽寒不伤阴液精血，清血分之热，清热之中已寓养阴，不伤津不浊腻，为清热药物中难得之品"；秦艽"通达关节，流行脉络，风寒湿痹要药，外通经隧，内导二便，是其真宰，通络之功又在理湿之上，要旨从湿阻热结着想"等。通读以上著述，可以对原汁原味的本草中药功效基本明了。

（四）"博观约取"，掌握本草中药更多的特色功效

在掌握常用本草基本功效之后，还要尽可能多的熟悉后世医家在临床不断的实践中发现的许多中药的新的特殊功效，博观约取，包括偏方时方验方等。

除了读本草专著，既还要读古今名医的医案医论等，不断吸收名家的用药经验，又还要学习现代名医在以现代疾病为诊疗对象的过程中，积累的许多对某些疾病、理化检查指标有独到作用的本草中药。常常，有些本草功效难以用常理解释，且某药对某症或某病有特殊功效，比如半夏合夏枯草治疗失眠之类，加上现代药理学也确实使得人们对本草中药功效的认识扩大了范围，增加了深度和广度。如青蒿治疗疟疾，并未见于《本经》《别录》，而是后世医家的贡献。如土茯苓治疗尿酸增高、延胡索不仅活血行气还能镇静安神等。近代医家中，朱良春老的虫类用药及其用

药经验集、焦树德老的用药心得、岳美中老的经验集等都有临床常用药物之特殊用法或用药技巧，以及 20 世纪 80 年代之前的中医期刊上介绍的本草、验方经验也很多，值得慢慢研读，自有心得！

此外，王子接《绛雪园古方选注·得宜本草》要好好读一读，当作床头书也是值得的。其中《得宜本草》部分重点谈了每种药物最核心最能经得起考验的两三种功效和配伍，很是实用！

此外，随着环境的变化，更有甚者是目前农药化肥的使用、道地药材的减少、中药种植周期的缩短、中药储存过程中的不良加工工艺等因素，当今本草中药的四气五味必然也发生变化，在此基础上必然需要通过临床疗效观察以探求本草中药的新效应所在。

最后，引用吴仪洛《本草从新》所言："夫医学之要，莫先于明理，其次则在辨证，其次则在用药。理不明，证于何辨。证不辨，药于何用。……有一病，必有一药。用眩，凡药皆可伤人，况于性最偏驳者乎！"学好中医学，此说诚然！

二十、中药药性－功效判识方法漫谈

近年来，关于"药性－功效"的判识方法研究很多。中药药性理论是中药最重要的基本理论之一，如北京肖小河教授认为："中药药性有广义与狭义之分。广义的药性包括四气、五味、归经、升降浮沉、功能主治、配伍禁忌等。狭义的药性主要指中药的4种性气，也就是寒、热、温、凉。然而，药性理论是如何产生的？药性理论的内涵和外延是什么？药性是否客观存在，本质是什么？如何客观准确地测度药性？如何以药性理论指导中医辨证论治和中药研究开发？这些问题一直为历代医家所关注和困惑，也一直是中医药基础研究的难点、热点。"

（一）中药功效与药性理论源流概述

无疑，中药的"功效"与"药性"密不可分，但有"常"与"变"之异。

"药性"一词最早见于《神农本草经》："药性有宜散者，宜丸者，宜水煮者，宜酒渍者……并随药性，不得违越。"《本草经集注》曰："药性所主，为以认识相因。""案今药性，一物兼主十余病者……"其中把药性与药物的功效和主治病证结合起来。其后还有《药性论》《药性本划》《中药药性论》等专著。即便如此，临床既要把握"药性－功效"之"常"——如辛散、酸收、甘缓、苦坚、咸软等，又要熟知其"变"，如：气味辛烈如苍术，其性甚燥，世人皆知其能燥湿强脾、宣化湿浊，但宋代杨士瀛说它能"敛脾精"、朱丹溪说它能"疏泄阳明之湿，通行敛涩"；世人皆知乌梅其味至酸，叶天士以其"得少阳生气，非酸敛之收药"以之来"泄肝阳"，与黄连同用则具"酸苦泄热"之意，此外，乌梅对胆石症有化石排石作用、对胃肠道息肉有消积之功？类似例子良多。

在笔者看来，中药药性理论的形成与《黄帝内经》中药气味理论等密不可分。《神农本草经》与《黄帝内经》两书在形成年代上有很长时间的交集，都必然属于最具原汁原味中医药的认知思维，是在取类比象（如形、色、味、气、时、地等）和疗效反证过程中逐渐完善和丰富而成。人们对中药四气、五味、归经、升降浮沉、功能主治、配伍禁忌的每个方面的争议，大多是对《神农本草经》所列365种中药而言。古今许多医家都注意到一个问题：张仲景《伤寒杂病论》的制方用药之道，每多来源于《神农本草经》，因此说《神农本草经》对中药药性－功效的记载可能最具可靠性。

基于药性的中药功效的判识，是古代医家反复实践后临床经验的总结、潜心体察的结果，不同医家有各自的体验与悟性，加上产地、品种、时间、空间的不同，具体到某一味药物的药性－功用的认知难趋一致。一味温性药，有言大温，有言苦辛，甚至有言性凉者。亦有此言攻彼言补，此言升彼言降者，历代本草著作真实地反映了这一状况。药性理论带有某种程度的抽象（如石膏味辛，是因为它能解肌，但用味觉来测试并无辛味，这种通过"药效"来厘定"药性"的情况颇为常见），但这种抽象的局限性也是显然的——必然造成见仁见智的矛盾。况且，就"一药多效"的普遍性而言，"一药多性"也是必然，但因"一药多效"的功效之间谈不上互有矛盾，甚至愈多愈好，但"一药多性"之间则容易产生矛盾冲突，后者可能形成诸多悖论，反而冲淡了中医药的理论价值所在。前有《本草纲目》今有《中华本草》，二者所耗费精力可谓巨大，但对药性问题皆存而未解。

（二）中药功效表述混乱在当今中医领域客观存在

在十几年前，笔者曾看到一本《经方中药配伍研究》（确切书名忘记了），书中对经方出现的每一个药在《伤寒杂病论》的方中分别出现几次、剂量如何、配伍规律如何，及其化学成分如何、现代药理作用如何都做了详细介绍。其中，印象深刻的是书中对单味药物功效的分析令笔者"耳目一新"，比如白芍的功效竟有10余种，这与早年学习《中药学》以及翻看《神农本草经》所说完全不同。当时就与研究中药和方剂的同道探讨过此事，咨询"是否某复方具有什么功效那么其中的每一味药都具有此功效呢"？

中药功效来源于"神农尝百草"，这是无疑义的。正是几千年来中医的临床实践——更多的是老百姓的实践和无数以人为对象的"临床试验"，才产生了当今的《中药学》、集中药本草之大成的《本草纲目》和集古今中外本草之大成的《中华本草》。随着20世纪50~90年代中药药理学的广泛研究和不断深入，是否单味中药的功效就越来越能够放大了呢？笔者以为答案应当是否定的。

（三）从"附桂抗瘀血论"谈中药"药性－功效"的判识

最近看到一篇上海名医潘华信先生2006年发表于《上海中医药大学学报》的一篇论文——"附桂抗瘀血论"，读后感觉有必要对中药"药性－功效"的判识再做进一步阐述。其中三大核心问题是：中药功效的判定是否基于先秦时期既有的四气五味理论？晋唐医学、宋金元医学、明清医学的历史地位究竟如何评价？近现代药理学结果能否作为判断中药功效的参照依据？当然，这三个问题本是无解，权当提出问题引起各位共鸣，提出现代中医应立足于更高的角度评价古典中医学及其众多学术流派，切忌执一偏之隅而"入主出奴",厚此薄彼,或有益于更多学者理解中医之道。

1. 潘先生谓"附桂抗瘀血论"的三大论据

潘先生崇尚晋唐医学,提出:"宋前本草,如《本经》《别录》《集注》《药性论》《日华子本草》等,对附子、肉桂的认识和应用可归纳为两大要点:一则逐寒温阳,二则破瘀通血,且侧重于后者。如《本经》称附子主风寒咳逆邪气,温中、金创,破癥坚积聚、血瘕,寒湿痿躄,拘挛膝痛,不能行走。"由于金元明清医家对附桂的功效"转移为倾向于温阳",如张洁古称道附子"去脏腑之沉寒""补助阳气不足",王好古概括肉桂是"补命门不足,益火消阴"。以至于,到了 1978 年出版的"《简明中医辞典》明确地总结归纳了附子、肉桂的适应证中……只字未提及破瘀要旨,令古意茫然,可证汉唐遗绪在晚近中医学术界已淡漠到了何种程度!"为此,潘先生从三个方面论证了附桂抗瘀血功效:

一是,古方治中风、心腹痛、胸痹、历节、癥瘕等大证常用附、桂。依据仲景用乌头汤、薏苡附子散、乌头赤石脂丸、薏苡附子败酱散四方俱用附子,认为"癥结在瘀,历节是络瘀关节,胸痹是心脉瘀痹,肠痈是脓成瘀结,藉乌、附之辛雄峻烈,开瘀散结,疏通血络,主题是除病为先,逐瘀为急",是宋前古法治病偏重祛邪的特点所在。

二是,提出"古方麻、附、桂辛味开发,宣通血络以治疗中风,与晚近西医临床用阿司匹林抗血小板聚集,预防、治疗脑梗与心梗,有异曲同工之趣,服膺阿司匹林之抗凝血,不信先贤麻、桂、附辈之通血络,言重一点,岂不是数典忘祖!""附、桂的投用也并不仅仅只是散寒温阳,耐人寻味的在于不少治方中明明热象显著,依旧照样用附、桂",又说:"附、桂散寒、破瘀两大功能俱全,在中医特定的历史传承条件下,破瘀的概念逐渐被祛寒功能所覆盖、替代,以致销声匿迹、若无其事,这个嬗变,是必须清醒地意识到的。"接着，引用对其师沪上名医严苍山、陈苏生、裘沛然善用附桂治重症经验的感悟而提出"我旋即突破丁（甘仁）氏桎梏，以附、桂主治临床瘀结大证，意想不到的是，其疗效之佳，得未曾见"。

三是，提出"近代实验室对桂、附研究的结果，有力地支持了古代医家的观点"。如有认为"肉桂甲醇提取物、桂皮醛能抑制血小板凝集，抗凝血酶作用""附子注射液可显著提高小鼠耐缺氧能力，拮抗垂体后叶素所致大鼠心肌缺血缺氧及心律失常，减少麻醉开胸犬的急性心肌缺血性损伤。附子这一作用与其降低心肌耗氧量、增加缺血心肌供血供氧有关"。认为"上述初步结论，却已为古本草附、桂的所谓"破癥坚积聚""通血脉""主治心痛"等结论，提供了使人信服的注解及令人兴奋的昭示"。

最后，潘先生颇多感慨地说："越过金元，深究唐宋，是我们面前不可选择的重要任务，《千金方》《外台秘要》《圣惠方》《圣济总录》四部博大精深的医典是中医学术之正宗，是中医临床的整体格局，是秦汉医学之归宿，是金元明清诸子的学术源头，是振兴中医学的康庄大道。"

2. 秦汉、晋唐宋、金元医学与明清中医学的医道与医术，没有高低之别

在笔者看来，探索中医之医道、医术，是几千年来的无数中医人的不懈追求。秦汉如此，晋唐宋如此，金元、明清医学都是如此，没有高低之分。不同时期古典中医药学的特点都是基于临床所见事实，着眼于"形神一体，气为一元""四时五脏阴阳"和"气 - 血 - 津液"整体观，不断完善、充实了中医药理论与临床体系。

如何从"形神一体，气为一元""四时五脏阴阳"看待生命现象的整体观自不必赘述，单就人体之"气 - 血 - 津液"而言，三者之间是生理上密切关联、病理上互为因果。无论外感内伤疾病，病情加重或病情日久，必然引起三者的同时异常，单就"血"的病理而言，有血瘀、血虚、血热、血寒、血溢五种，必然都与"气""津液"的病理（如气郁、气逆、气陷、痰、湿、水饮等）密切关联，当然三者之间，以气为关键。对此，相信古今中医人都不会有分歧。但中医对病证的认识与治疗，古今医家分歧多之又多。

在《黄帝内经》时代，虽有"瘀血/血瘀"之意（如血脉凝泣、恶血、留血、衃血、脉不通等）但无其名。并且，认为除外伤、七情、饮食所伤外，寒邪是导致血瘀的主要原因，如"寒邪客于经络之中则血泣，血泣则脉不通""寒气客于脉中，则血泣脉急""寒独留，则血凝泣，凝则脉不通，其脉盛大以涩，故中寒"。与"癥积"有关的经典论述则是《灵枢·百病始生》云："卒然外中于寒，若内伤于忧怒，则气上逆，气上逆则六输不通，温气不行，凝血蕴里而不散，津液涩渗，着而不去，而积皆成矣。"这里的"积"，成为后世"五积""癥瘕"以及目前常见良恶性肿瘤、组织纤维化等"有形之病"的理论渊薮之一。可见，《黄帝内经》时期的先哲们更多的将瘀血的原因归结为"寒"，瘀血更多的与"气机不调""津液涩渗"相伴而见，如"血气不和，百病乃变化而生""疏其血气，令其调达，而致和平"，这都是将气血津液作为一个整体看待，又突出了"寒"在瘀血形成过程中的重要位置。

一直以来，都有人不明白虽然张仲景、朱丹溪、王清任、叶天士、唐宗海等医家已经打开活血化瘀法之锁钥，但为什么直到近几十年来陈院士领衔研究的血瘀证和活血化瘀法才得到广泛、普遍、高度的重视和应用？是古人的愚钝还是今人的聪慧？其实，在笔者看来，包括张仲景在内，古代许多医家治疗血瘀，实际上首先"审证求因""必伏其所主，而先其所因"，苦寒如茵陈蒿汤/大黄牡丹皮汤，温热如乌头汤、真武汤等，其实都有血瘀的存在，祛其因则血瘀自消。同时，注重气机调达和令津液归于正道（伤寒顾阳、温病顾阴其实都是一个道理，努力使得人体气血津液三者调达和平而已）。仲景所创桂枝茯苓丸针对寒凝、痰湿、血瘀、郁热四者组方而非一派活血化瘀药的杂合即寓有此意，真武汤所治疗病证每多既病情重且病程久，这在当今看来无疑几乎是有血瘀证的，但仲景并未以活血化瘀法制方。他如建中汤也好，柴胡剂也好，如此道理比比皆是。以至于，中医历来有"见血休治血""见痰休治痰"之说。

目前一个共识是现代中医走向了中医异化之路——连人民日报都有此评论。如果依据实验室药理学实验，根据可查资料发现：大多数中药无论是风药解表（辛温也好辛凉也罢）还是补虚（滋阴也好温阳也罢），无论是理气还是化痰，都有改善微循环作用，如葛根素有活血作用，黄芪注射液有改善循环作用……甚至咖啡有预防肝硬化肝癌作用等，那是否这些药物都可以划归为活血化瘀功效之列了呢？显然不是！由此，近年来重提重视经典的价值是不言自明的，就药性 - 功效的判识而言，笔者提到过有三本书可以作为原汁原味中药"药性 - 功效"理解与应用的参考工具书，即徐灵胎的《神农本草经百种录》、邹澍的《本经疏证》和唐宗海的《本草问答》。

3. 回归中医，不等于崇尚晋唐医学而否定宋金元明清医学

在笔者看来，潘先生的前边三条论证依据实在是牵强附会难以经得起推敲，以熟悉中医学史的潘先生尚且如此认识"药性 - 功效"，足见一个人要真正理解何为中医是多么的高难度！

其实，对于类似附子能"破癥坚积聚、血瘕"的表述，在《神农本草经》中有类似作用的还有：麻黄"破癥坚积聚"、苦参"主心腹结气，癥瘕"、海藻"破散结气，痈肿癥瘕坚气"、桑根白皮"血病，癥瘕积聚"、紫葳"癥瘕，血闭"、葶苈子"主癥瘕积聚，结气，饮食，寒热，破坚"、沙参"主血积"、卷柏"癥瘕，血闭"、肉苁蓉"妇人癥瘕"、白头翁"癥瘕积聚，瘿气，逐血"、芒硝"主五脏积聚，久热胃闭，破留血"、奄闾子"主五脏瘀血"、蒺藜子"主恶血，破癥结积聚"、柴胡"去肠胃中结气，饮食积聚，诸痰热结实"、威灵仙"久积癥瘕，痃癖，气块"、贯众"主肠中邪气积聚、破癥坚"、白茅根"除瘀血、血闭"、荆芥"破结聚气，下瘀血"、鹿茸"主漏下恶血"、厚朴"血痹"、吴茱萸"除湿血痹"、王瓜"主消渴内痹淤血，月闭"、黄芩"下血闭"、白芷"血闭"、元参"主腹中寒热积聚"、瞿麦"闭血"、生地黄"主堕坠、踠折、瘀血、留血"、天南星"利胸膈，散血"、车前子"主瘀血痛、主瘀血、血瘕、下血"、射干"主除留血、老血、疗老血在心脾间"、丹参"寒热积聚，破癥除瘕"、龙骨"癥瘕坚结"、龟甲"破癥瘕"、阳起石"破子臓中血，癥瘕结气"、芍药"除血痹，破坚积寒热，疝瘕"、乌贼鱼"癥瘕"、䗪虫"主逐瘀血，破下血积坚痞癥瘕，寒热，通利血脉及九窍"、土鳖虫"血积癥瘕，破坚，下血闭"、甘遂"主破癥结积聚、破癥坚积聚"、硫黄"疗心腹积聚，冷癖在胁"、朴硝"逐六腑积聚，固结留癖，破留血"、大黄"破癥瘕积聚"、狼毒"破积聚饮食寒热水气，胁下积癖"、巴豆"破癥瘕结聚，坚积留饮，痰癖"、鳖甲"主心腹癥瘕，坚积，血瘕"、蜈蚣"疗心腹寒热结聚"、续随子"主妇人血结月闭，癥瘕，痃癖，瘀血，除痰饮积聚"、蜀漆"主癥结癖气、腹中癥坚痞结积聚"、硝石"主破积聚坚结"……。类似的，近年来已发表论文还有"风药的活血作用""白术的活血作用""麻黄的活血作用""白芷的活血作用""止血中药的活血作用""人参的活血作用""祛风湿中药的活血作用""平肝息风中药的活血作用""地龙的活血作用"等。莫非以上这些药物都应归属于具有活血化瘀作用的中药中吗？实际上如从具有抗凝血等改善微循环作用而言，实验室结果可见大部分中药都有此功，莫非大部分中药都可归属活血化瘀作用之中了？对此，的确需要更多的学者来讨论讨论了。

　　潘先生崇尚晋唐医学而贬宋金元医学，认为晋唐医学属于"中医学术之正宗""越过金元，深究唐宋……我们面前不可选择的重要任务是振兴中医学的康庄大道"，此说出自各精研各家学说的潘先生之口令笔者诧异，这种思维实属与黄元御、张景岳等前人一样属于"入主出奴"（出自唐·韩愈《原道》："入于彼，必出于此；入者主之，出者奴之；入者附之，出者污之。"原意是崇信了一种学说，必然排斥另一种学说；把前者奉为主人，把后者当作奴仆。后比喻学术思想上的宗派主义）的思维看待中医历代学术问题，确实令人遗憾！事实是，金元四家都是对张仲景、孙思邈之汉唐宋医学相当掌握的基础上，基于《黄帝内经》而别开中医理论与临床于新的一面——金元医家没有一个人反对仲景医学，相反都是极为敬仰仲景（李东垣、朱丹溪都有对伤寒金匮的研究专著）。丹溪反复强调"《素问》载道之书也，医之为书，非《素问》无以立论，非本草无以立方。有方无论，无以识病；有论无方，何以模仿。夫假设问答，仲景之书也，而详于外感。明着性味，东垣之书也，而详于内伤。医之为书，至是始备。医之为道，至是始明。"其实，朱丹溪对《局方发挥》的批评，主要是认为该书有方无论，致使当时不学无术的时医对号入座、刻舟求剑、按图索骥以治无穷变化之病，遗患多多而言。朱丹溪所创滋阴降火法，是补充张仲景、刘完素和李东垣之火热的又一法门，更补充气血痰郁论，这些创建，连同李东垣创建脾胃论、刘完素火郁论，皆堪称仲景之功臣，何故潘先生贬低之至乎？

　　无疑，晋唐宋时期是中国文化史上堪称辉煌的一段，唐诗宋词的高度后人无人可及，有理由相信那个时代的中医学同样繁荣发达——如北宋官方的高度重视，集全国力量开展医学体制建设和方书的撰写，但遗憾的是，唐宋时代的医学成果却仅仅留下《千金要方》《外台秘要》《太平惠民和剂局方》《太平惠民圣惠方》等方书，隐含的创新性理论非常零散，远不及《伤寒杂病论》那样有方有论。以至于，由于官方追求统一、规范、标准，到了民间变成了"执方索病""按图索骥"的中医看病模式，弊端由此产生。另一方面，晋唐宋之于中医理论的最大贡献在对《黄帝内经》《伤寒杂病论》的系统整理与文献保留。正因为前述正反两个方面的因素，金元医学也由此昌盛，是自然而然的。

（四）确立中药功效的几点相关思考

《神农本草经》中的中药功效表述年代久远，被不少人所忽视，而后世医家在理论和临床实践中赋予每味中药以新的功效内涵，各种功效表述令人目不暇接。直到清代徐灵胎《神农本草百种录》、邹澍《本经疏证》、唐容川《本草问答》、周岩《本草思辨录》等几部专著把中药功效判断方法既还原到中医认知健康与疾病的原本思维方法上来又将之上升到理论层面，而成为中药功效判断依据的代表作。几部书的共性是认为人和药物都是禀自然阴阳之气而生，药物治病不过是以其性补偏救弊而已，依据中药气、色、形、味，取类比象，功效自然确立。

笔者以为，确立中药功效主要应源于临床实践经验的积累，原则包括：

第一，单味药物的功效往往基本固定，不可能也无需无限放大！

单味药物因其气味形色的相对固定，所以其基本功效也相对确定，而不是什么药都能抗肿瘤，一药凡病皆可治，否则，不仅废医，也必将废药，直至医药两亡！中药功效的表述应当以中医学理论术语所涵括，如四气五味、升降浮沉、开合动静、脏腑经络、气血阴阳津液、治则治法、八纲、六经卫气营血三焦、外感之六淫疫气、内伤之风寒湿热痰水饮瘀郁毒等。

第二，既往历代中医本草或民间中医所发现单味药的功效需要经过再验证方能确定该功效的真假，功效的确立要经得起临床疗效的考验。

除了仲景经方中的药物功效被两千年来反复验证而明确，后世用药，偏方也好、复方也好，皆有其适应范围，功效的确立更不能以一例两例临床验证就能成立，以讹传讹者极为普遍，不仅民间偏方中多常有此种错误，古代名医也有许多此种错误，这与前人在经验的积累过程中涉及的复杂因素过多有关。在学习前人经验的基础上，需要在临床中用更为科学的方法与思路不断积累对中药功效的理性认识。

古今每个老中医都有自己的习惯用药，只是多少而已。比如张景岳善用熟地黄，温病学家慎用桂枝与柴胡，火神派们总结出张仲景善用附子来，更有许多医生一辈子只用几张处方。其实用与不用、有效没效，最终的关键还是靠辨证和配伍后所采用复方中药的群体作用。

第三，复方中的君臣佐使，各行其道，除了君药外，肯定不能说佐药、使药也必须具有复方的整体功效。

前面提到的《经方中药配伍》一书中所采取的"以复方功效反推单味药功效的方法"显然是错误的！否则，中药复方也就无所谓君、臣、佐、使了，而成为相同功效单味药物的大杂烩了！记得《中医杂志》十年前曾有一个版面叫"中药新用"，如题目"薏苡仁治疗疣状胃炎""薏苡仁善治急性腰腿痛""薏苡仁治疗皮肤病""薏苡仁辅助治疗肺癌""薏苡仁治疗肠粘连有效""薏苡仁治疗小儿疳积""薏苡仁善治疲劳""薏苡仁善治肝脓肿""薏苡仁治疗风湿痹证疗效好""薏苡仁治疗皮下脂肪瘤""薏苡仁治疗子宫腺肌病""薏苡仁治疗阑尾炎术后盆腔积液"等，类似的文章非常之多，问题是，仔细看看原文，几乎无一是采用单味药治疗，全是在复方中使用了薏苡仁而已，因此，无疑是不能把薏苡仁归结为有这么多的功效，一个复方所取得的疗效怎么可以归结到某一单味药物呢？而实际上，临床只要把握薏苡仁"利水渗湿、健脾、除痹、清热排脓"这一基本功效，就足以在临床指导应用于多种病证的治疗了。类似的，如有些作者看到薏苡仁提取物可以抗癌，葛根素可以改善循环等，就见到癌症加薏苡仁，见到中风就加葛根，肯定是不可取的！基于辨证论治的同病异治和异病同治方法，才使得中医可以应对西医已知的和未知的各种病证。

第四，中药功效不能完全以现代药理实验结果来反证。

任何一个单味中药的成分都是复杂的，药理组成一般在几十种到百余种。如不少药物既有抗癌作用的有益成分也有致癌作用的有毒成分，从药物成分和药理实验而言可以说几乎任何单味药都有抗肿瘤作用，但实际上最终还是要辨证论治。所以，前几年在研究生毕业答辩的时候，笔者曾提出不少研究生的论文中把中药的功效增加了一类叫"抗癌作用"应是错误的！再如许多药理实验都发现能够改善微循环但显然不能把什么药物都归结有活血化瘀功效。相反，许多中药复方的药理成分并没有治疗某病证的作用，但却能治疗该病证，如石膏，从成分而言难以解释其良好的退热作用。此外，无论是复方还是单味药物，往往又具有双向调节作用，如黄芪既能降压又能升压，犀角地黄汤加味既能治疗血小板减少性紫癜又能治疗血小板升高证等。

当然药理实验结果有时确实能够发现中药新功效。如延胡索药理作用能够镇静，临床用延胡索配伍酸枣仁治疗疼痛性失眠很有效，既符合药理实验结果又符合辨证和方剂配伍理论，当然是值得肯定的发现！这是笔者从"铁杆中医"重庆马有度先生《感悟中医》和导师周仲瑛教授临证经验所学得；又如三氧化二砷治疗白血病来源于民间老中医由六味药物组成的偏方，是经过反复的药理筛选而成，但相信原方的作用应更为有效，适应范围更广；青蒿素治疗疟疾固然源于中药药理，但复方青蒿素的抗耐药作用更佳，同时中药青蒿的临床功效远远不止抗疟疾作用，要知道青蒿在外感内伤发热中的清透少阳邪热作用极佳，有人用之治疗肝炎也有一定作用，但药理作用不能代替临床实践经验。如从甘草中提取出的甘草甜素具有类激素样作用，其相关制剂被广泛用于肝病的治疗，身边有某位小有名气的专家说既然甘草提取物有效那在临床上重用甘草也当有效——所谓量效关系。但临床使用甘草却能助湿壅气、令人中满，长期大量服用可出现血压升高、钠潴留、血钾降低、四肢无力等不良反应也是临床实际，在肝病中对于湿偏重、鼓胀等患者不宜大量使用。而在实验室有某种作用但到了临床根本没有任何疗效的例子更多了，如对抗乙肝病毒药物的筛选，至今不少实验室仍然在走此路，但往往即使花费上亿的前期研究，最终成为废品的不在少数。

（五）结语

人类智慧文明所搭建的每一个进步阶梯总是基于前人知识经验基础之上，没有对古往历史的深刻反思，就不会有针对明日未来的科学蓝图。在中国文化史上，以宋明理学为代表，作为一种新的哲学文化，深刻影响着中医学理论实践体系发生新的发展与变革。如果说宋之前学者大多奉守"述而不作"信条，注重于考据注疏，关注"是什么"，宋以来的学者们则"以作代述"，高度关注"为什么"，这时期以后的中医学家们尊古不泥古，推陈以出新的探索精神，对其后中医学创新发展产生了深远的范式影响。因此，史学家陈寅恪言："华夏民族之文化，历数千载之演进，造极于赵宋之世。"唐宋八大家之中，北宋就占了六家。这六家（三苏、欧阳修、曾巩、王安石）又都活跃在仁宗时代。古代四大发明中的活字印刷术、火药、指南针，都出现于宋代。《四库全书总目提要》说："儒之门户分于宋，医之门户分于金元。"正是因缘于这样一个独特的历史文化土壤环境，宋金元明清时期，中医学又经历了一次具有里程碑意义、跨越多个时代、历经五六百年历史的创新提高之路。

前文所举潘先生堪称名师之高徒，目前也是全国名老中医了，更从事各家学说研究多年，除了对叶天士等清代名医医案深有研究之外，更多的是对晋唐医学给予高度的评价，而对金元医学给予无限的抨击。笔者知道潘先生其名，还是早年研读其《未刻本叶天士医案发微》后，当时读后受益匪浅，但近年来重读该书后深感潘先生对叶氏医案的解读精彩之处不少，但也有三成的内容差强人意，曲解之处着实颇多。

在笔者看来，纵观古今几千年中医发展史，正是肇始于先秦《黄帝内经》、东汉仲景华佗、晋唐孙思邈、金元四家……直至19 世纪中叶，每个时代的先哲 / 先贤们都为中医之"道"和中医之"术"都做出无数的添加，才使得今天可以自豪地说"中医药学是一个伟大的宝库"。

遗憾的是，近百年来，人们如此好的学术环境与条件（如仅从文献阅读而言，古代医生的信息资源每多闭塞——许多混饭吃的时医一辈子也没有读过几本医书。若非徐灵胎那样的富家子弟哪有这么多的中医书籍可读？程文囿所撰《医述》不过集三百多本古籍而已），现代中医人可以坐在家里饱览数千部古今名医著作，但中医研究者们却始终连中医学发展史中哪些是有价值的、哪些属于糟粕的内容尚未能够勾勒出来。新近张院士曾私下谈到："当前中医振兴的外部条件已是在历史上最好的，但我们中医人并没有准备好！我们究竟能够拿出哪些东西？"此话诚然！

二十一、中医临证如何把握中药用量

临证处方大小和中药剂量轻重一直都是非常重要但却令许多人疑惑不解的中医话题。中医历来都有"中医不传之秘在于药量""凡治病，虽用药不误而分量不足，药不及病往往不效"之说。之前曾有位基层医院的年轻中医大夫咨询笔者："近来我看到一些人开的处方，药量特别大，甚至比正常要大5倍，最低也大2~3倍，而我在南京时买了一本《跟周仲瑛抄方》，看周仲瑛教授的用药剂量并不大，我很困惑：一张方子中是否药量越大越有效？"本文结合名医经验对此进行论证。

（一）从现代名医用药剂量特点看重剂、轻剂

在笔者看来，中药用量问题包括两个方面，一是处方药味数量的多少，二是处方用药剂量的轻重。对此中医不应一概而论，古今中外既有擅用小方小剂量取得佳效的名医，也有擅长所用药味多、剂量重而屡获奇效的名医。

2013年新疆医科大学的硕士研究生张治中曾进行"国医大师临证处方用药剂量方剂计量学分析"，结论是："①国医大师中，张琪、任继学、郭子光、裴沛然用药量较大，而班秀文、方和谦、何任、班秀文用药量较小。②国医大师用药剂量因行医方域不同而有所不同，东北区国医大师用药剂量最大，其他各区间亦各有差异；同时亦与从业科属及用药品类有关。不同流派国医大师，

其用药剂量无显著性差别。③医家用药剂量自清早期迄今，有逐渐增大趋势，国医大师用药剂量与近代医家最为相近，其次与现代医家、清晚期、清中期、明之前较近，与清早期较远，提示其用药习惯随时代而变化的传承关系，同时可见清早期医家在用药剂量上具有特殊性。④国医大师临证用药剂量特点为急症用量重，轻症用量小，大小适中，且灵活多变。与国医大师相比，一般医家用药剂量欠稳定，忽大忽小，无明显规律。⑤国医大师继承前代医家的用药剂量理念和经验，并在理论和临证实践中有所创新和发展。"笔者认为，这项研究在选择名医病案素材方面存在代表性不足的问题是肯定的，但也在一定程度上说明了一些名医用药剂量差一点规律性。

在笔者熟悉的现代名老中医中，同样是国医大师，但用药剂量的个性还是有规律可循的，比如：

1. 朱良春老师

朱良春老师临床每每药味不是很多，但方中常有某些单药剂量往往偏大，如一张治疗风湿的处方：大豆卷 10g，晚蚕砂 20g，蔻仁、甘草各 5g，生苡仁、青风藤、土茯苓各 30g，滑石 40g，秦艽、白薇各 12g，厚朴 6g，总剂量 210g，既有蔻仁、甘草、厚朴剂量仅有 5~6g 者，更有晚蚕砂、生苡仁、青风藤、土茯苓、滑石药量达 20~40g 者，表明朱老先生对药物剂量是依据病情"当大则大，该小则小"。

2. 周仲瑛教授

周仲瑛教授的处方早年药物药量都很保守，尽管近十多年来药味有所增大但药量仍然偏小，而对一般急性病、脾胃病、上焦病等仍然普遍是药味少用量小，如用黄连不过 3~5g，吴茱萸则仅仅 2~3g，每剂药总剂量不过 2~3 两；但对顽固性疑难重症中药则常选用 15~30 种甚至 40 种不等，每多以草药为主，单味药最大量一般 15~30g，鲜有超过 40~60g 者，而总重量则达 6 两左右。

如治疗"胃痞"案：太子参 10g，黄连 3g，法半夏 10g，焦白术 10g，炒枳壳 6g，焦楂曲各 10g，炒麦芽 10g，玫瑰花 5g，白残花 5g，炮姜 2.5g，广木香 5g，砂仁（后下）3g。单味药物剂量在 2.5~10g，总剂量不过 99.5g。另一老年女性胃痞案：脘腹痞胀 2~3 个月，连及胁肋，噫气时发，于情志有影响，苔薄脉弦，辨为肝胃不和，处方：醋柴胡 5g，白芍 10g，炒枳壳 10g，青陈皮各 6g，制香附 10g，佛手片 3g，厚朴花 3g，砂仁（后下）3g，总剂量仅仅 56g。

又如治疗"肝癌"案：水牛角片 15g，炮山甲（先煎）6g，炙鳖甲（先煎）6g，茵陈 15g，鸡骨草 20g，白花蛇舌草 20g，半枝莲 20g，石打穿 20g，肿节风 20g，紫草 10g，赤芍 12g，大生地 15g，旱莲草 10g，山慈菇 15g，漏芦 15g，水红花子 15g，炙女贞 10g，莪术 10g，八月札 15g，炙蟾皮 3g，炙蜈蚣 3 条、白薇 15g，法半夏 10g，炙鸡内金 10g，砂仁（后下）3g，猪苓 20g，太子参 12g。总计 27 味药，总剂量达 342g。

3. 徐景藩老师

徐景藩老师是孟河医派的传人，重视脾胃，选方用药剂量颇轻。如治疗"胆汁反流性胃炎、中度萎缩性胃炎"案：柴胡 10g，枳壳 10g，青皮 6g，法半夏 10g，广郁金 10g，黄芩 6g，刀豆壳 30g，柿蒂 15g，代赭石（先煎）15g，石见穿 15g，白芍 15g，甘草 3g。总计 12 味药，总剂量 145g。

4. 张琪教授

首批国医大师张琪教授晚年也同样喜用大方重剂。张琪教授认为慢性病日久大多正虚邪实、寒热错杂，病机错综复杂并见，补正则碍邪，祛邪则伤正，更非一方一法所能奏效。因此，必须采用重剂复方才能达到寒热并用、攻补兼施、扶正祛邪、各方面兼顾的多重作用。创立了多元化理论，善用作用相反或性质对立的药物以应对其复杂的发病机制，如散与敛、寒与温并用，消与补兼施，气与血、阴与阳互补。如治疗肝硬化腹水案，药用生大黄 15g，茵陈 50g，生栀子 15g，厚朴 15g，半夏 25g，泽泻 15g，陈皮 15g，黄连 15g，黄芩 15g，砂仁 10g，知母 15g，姜黄 15g，猪苓 15g，茯苓 15g，白术 20g，甘草 10g，方中总计 16 味药 280g，方中药味并不甚多但特殊药物的剂量偏重，如生大黄、半夏、砂仁等，别具一格。

5. 其他

临床喜用小方者，如现代经方派代表主张方证对应研究的黄煌教授也是总药味不多，主张遵守经方原方，但每剂处方总有一两味剂量偏大，如治疗血小板减少性紫癜案，药用"黄连 6g，黄芩 20g，制大黄 10g，生地黄 40g，白芍 30g，阿胶 20g"，该方药仅 6 味，总剂量 126g。另一位是内科名老中医尤松鑫教授，用方堪称小方派的代表，其用药总剂量往往在 100g 左右。

相反，笔者学校有位老中医为《金匮》专家，每张方子往往 60~80 味药，连水蛭、全蝎、蜈蚣之类用量都可能大到 20~30g。笔者曾见姜良铎先生重剂治疗一例植物人状态的患者，处方大多六七十味并且名贵药材良多。已故第二批国医大师李士懋先生擅长重用蜈蚣 10~20 条以降压，可谓特色鲜明。国内其他各地都有类似情况，代表性的火神派们所用附子、干姜、肉桂单味药剂量可达 120~300g 者并不少见。

（二）从中药复方起效的可能机制探讨剂量大小问题

既然中药复方能够有效治病，显然，需要考虑中医药取效的原因是什么，具体机制如何？

中医既有"四两拨千斤""轻可去实"获效者，其机制可能在于调动机体抗病能力，即通过发挥人的自稳功能获效；也有"重剂起沉疴"取得奇效者，多是具有"量效关系"，可能通过直接祛除病邪有关（如抑制病毒、杀灭细菌等）。这两个方面都有疗效并不矛盾！关键在于"适事为故"——病情需要。

在笔者看来，中医药的作用总是多环节、多靶点途径取效，而西药基本上都是单靶点，西医西药需要"量效关系"，中医药的"量效关系"有其特殊性。如外感病症或内伤轻症，病机不甚复杂，治疗目标单一明了，或一些功能性疾病，采用"四两拨千斤"者居多；对于重症痼疾，病机复杂，治疗目标多样，每多采用复法重剂容易取得良效。当然，即使是复杂性疾病也未尝不可使用小方，这是因为尽管需要治疗的目标很多很复杂，但采用小方针对其中的主要矛盾或关键环节，边治疗边调整，同样可以达到综合疗效改善的目的。

如急性外感高热，选用麻杏石甘汤治疗，石膏的用量是20g，还是60g，甚至120g？不同剂量退热的疗效一定不同！其反映了量效之间的关系。但若用甘麦大枣汤治疗抑郁症，桂枝汤调和营卫不和，小剂量即可，但若为"汗家"，需要加龙骨、牡蛎，后者须30g才能起效。前边说到的仝小林擅用重剂起沉疴经验，其理论依据是张仲景的经方原本剂量就很大，尽管药味一般不多（鳖甲煎丸、大黄䗪虫丸等除外），单味药剂量往往很大，文献考证认为当时的1两相当于现在的15.6g。

又如治失眠，中医最常用的一味药物是酸枣仁，有人提出非30g以上不能取效，但如果将之用到30g以上就对每个失眠患者都有效吗？如果大剂量的酸枣仁能够对每个失眠患者都有效则何必再去辨证论治？如果酸枣仁治疗失眠不是得益于剂量，那么，何必必须用到30g以上，10~15g不也很好吗？

一张处方可能只是适用于一个病人，也可能适用于许多病人，二者的区别是，药物处方所针对的病机是个性的还是相对普遍性的。处方越大使用范围越广，如泻心汤或柴胡剂抑或乌梅丸之类，皆是寒热虚实兼顾，临床应用范围皆广，但临床又未必尽然，如处方药味多针对或兼顾的病机全面，但必须有主次之别，否则"眉毛胡子一把抓"也未必有效——为了相反相成但必须防止功效相抵；处方药味少甚至少到单味药或对药或角药，针对病机专一，适应范围或可更广，如四逆散或四逆汤皆是。

（三）"审证求机，据证用药"是决定处方大小的关键

近代名医张锡纯、冉雪峰、程文囿、余无言等皆为大方重剂的推广者。而笔者自学医以来最喜欢的一位医家是蒲辅周，其用药"当灵活之中有法度，稳妥之下寓变化，轻灵有法而不失之轻泛，纯正无瑕而不流于呆板"。岳美中教授也曾主张"治急性病要有胆有识，治慢性病要有方有守"。

国医大师上海的裘沛然 20 世纪 80 年代撰文"甘苦由来试后知——论药味繁多复杂的方剂"，其谓："人身之病变化无穷，岂可以一法应无穷之变？立方遣药并不拘于药味之多寡，主要在契合病机。大方复治并不是杂凑的方法，其中实寓有巧思及严密的配伍，有制之师多而不乱，无制之师少亦无章。"同时说道："能以最简便的方法治好疾病，是大家所希望的，也是最理想的事。但是，一药一病或一方一病能解决问题的，毕竟不多，而某些繁复庞杂的处方，比起那些可以讲得有条有理的处方效果倒好一些，古方中如鳖甲煎丸、苏合香丸、安宫牛黄丸等就是明显的例子。特别是一些疑难病症，病机复杂，常有寒热夹杂、虚实兼见、邪恋正衰的情况，似乎庞杂的药方可能产生许多复合作用而取效，所以对某些顽固性疾病或疑难危重病症，思路可以广一些，用药可以复杂一些，不一定受某些临床医书对某个疾病都有分类、分型等的限制，如果过于僵死，就很难继承中医药学的丰富内容。中医学上处方的原则，本来就有大、小、缓、急、奇、偶、复等多种方法，处方应该从病情的简单和复杂来考虑，不应从繁与简来判断。"

裘沛然的弟子王庆其教授称之为"大方复治，反激逆从"。

其中列举病案："某男童，14 岁。以高热腹痛，赤白痢下伴里急后重起病，前医迭用木香槟榔、荆防败毒、白头翁及芍药等汤方不应，病情迁延两周。患者痢下频数，日解二三十次，神志时清时昧，精神萎惫，但欲寐状，身有微热，手足厥冷，脐腹时痛。小便赤涩，谷食不进，舌质嫩，苔黄，脉微细欲绝。此由先伤生冷复感湿、热疫毒，留滞肠中，寒热交迫，气血俱伤，邪毒鸱张，阴液亏损，中土惫败，肾阳式微，元气呈欲脱之状。证情危笃，拟攻补寒热兼施，用大方复治，以冀万一。药用：党参 24g，黄芪 40g，茯苓 15g，生甘草 12g，熟地黄 40g，当归 20g，川芎 12g，阿胶 12g，白芍 20g，熟附子 15g，官桂 6g，干姜 15g，黄芩 20g，黄连 6g，黄柏 15g，车前子 12g，泽泻 12g，滑石 15g，木香 15g，槟榔 12g，生大黄 10g，芒硝 9g，诃子肉 15g，补骨脂 12g，乌梅 12g。全方总剂量 396g，药味 25 种，涵盖寒热温良攻补收涩行散诸法，1 剂药即见效，5 剂而愈。"这张方子不仅用药味多繁杂，并且用药剂量之于 14 岁的病童而言可谓大也，然而有效便是硬道理！

另外一个例子更有意味，民国时期海派名医陈存仁先生经常与程门雪先生互相邀请共同会诊疑难重症。有一天深夜三时，程先生在病人家中，打电话请陈先生前来会诊。该患者情势严重，危在旦夕，病人家是一个大家庭，天井里正在大做法事。陈先生用神犀丹、紫雪丹、羚羊粉及龙胆草、黄连、石膏等药。程门雪看了说："你用的药，无非是龙胆泻肝汤加减，还怕病人一呷苦药，就会吐出来，那么便前功尽废。"于是，程先生重新拟方，正在这时，一班道士敲敲打打地搬来一张靠背椅子，叫病人的儿女跪在地下，说是"叶天士到！要与两位医生会诊"，程门雪却恭恭敬敬起身，好似迎接"老前辈"一般，照前方中用药，忙乱之中竟把黄连一钱写成一两。但没料到次日中午时分，病家电话说"昨夜的药方进服之后，病者热度大减，神志渐清"，后来继续调治这个病人竟然渐告痊愈。试想，若按两位高手的常规思路，该患者还会有效吗？该案提示，通常意义上的中药剂量未必符合病情需要。

（四）近年来药材质量下降也是医生用药剂量增大的一个因素

笔者每年都到某些市中医院参加研究生论文答辩，看到几位基层临床医生用药皆以药味杂、剂量重为特点，便曾经聊到这个话题，一个共识是只有这样方显疗效。的确，疗效是硬道理，而影响疗效的因素之一就是药材质量。

当今社会中药材的质量严重下降也是事实，甚至听说有些药物假到是煎煮过的，至于假柴胡之类的情况就更多了，到了药材市场就会发现，同样一味药，价格的差价很大，甚至十数倍的价格相差，其间的质量怎能没有优劣之别？当医生在开处方时，为了某味药物使用 3g 还是 2g，是 10g 还是 6g 沉思半天时，岂不知药房的药材远远比起医生的剂量斟酌误差到十万八千里！

据说尚有些药物是提取之后再进入市场，其有效成分早已丢失殆尽，何谈药效？笔者在临床中，如欲补气，黄芪的用量 10g、20g 的剂量往往没有效果，近年来太子参、石斛的价格炒得很高，但其效用很低，至于三七粉、附子、冬虫夏草等药物的价格与效应，往往难以反映其货真价实的一面。这些都促使医生用药一要在辨证上深思考，二要在用药剂量上做文章。

此外，现在人对中药耐药性的方面也不得不考虑，如国外的人对中药的敏感度要高于国内，越是经常服药的患者，其对中药和西药的耐受性越差等，这些都是临床常遇到的情况。

（五）小结

近年来，中药剂量和处方大小成为中医药现代和未来要解决的重要科学问题之一。国家 2009 年 973 计划中医专项专门为此设立了"以量效关系为主的经典名方相关基础研究",首席科学家是仝小林教授,后者多年来致力于中药量效关系研究,尤其是以重用黄连等药降血糖为代表,发表相关论文数篇,曾出版专著《重剂起沉疴》,与此同时,王永炎院士也曾发表"重剂起沉疴与轻量释顽疾辨析",后者总体倾向于不主张重剂。

在笔者看来,一张处方药味多少及其每味药物用量轻重的问题,应当是辨证论治的重要内容之一。面对一个具体患者,施以多少不同功效的药物配伍,其间用药的剂量轻重,显然要根据这个患者当前的病情、体质、虚实、急缓、标本主次等因素综合考虑。对中药处方剂量问题,近年来文献中有不少相关论文,读来一定会有启发,更重要的是,要通过临床实践逐渐获得体会,每遇一例患者,有效没效都要反思其各种原因,如果辨证准确无误,除了病情本身外,可能就是剂量有问题。

初学中医者每易陷入固守一门一派之法,或执一方一药以疗多变复杂之病的僵化思维模式。随着临床经验的积累,还应坚持不断读书和思考,逐渐提高自己的医道境界和医术之渊博,进而能够做到活化辨证思维,这是中医不断提高临床疗效的有效路径。读书和思考越多越会发现:古今中医各种学派之间并非对立而互不相容的关系,无论是张景岳与火神派之扶阳,还是刘完素之寒凉和朱丹溪之滋阴,药证相符则皆能应手,否则用量再大、疗程再久也将枉然。

二十二、临证制方与整体观思维

整体观是中医学的主要特色思维方式，但是，多年来在辨证分型论治方法指导下和临床按照西医学疾病系统分类的专科模式等因素影响下，致使目前众多临床专家们早已忘记了这一特色究竟如何体现在临床理法方药过程中的每一个环节之中。本文从三个方面以说明之，并选取门诊病案加以分析，目的在于提起更多学者深入关注。

（一）如何在临床中具体应用中医学整体观思维特色

在笔者看来，整体观特色应体现在中医学临床理法方药过程中的每一个具体环节之中，否则，即难以实现中医学临床特色疗效优势的最大化。

首先，中医学整体观所寓有的内涵包括把患者一个或几个病 / 症 / 证放在一个活着的人——这一整体中则都彼此密切关联，切勿将其分割、孤立对待，古人依靠四诊信息，今人还可有理化检查，无疑都是整体观思维中需要关注的内容。

稍微复杂一点的病情，如果没有十几分钟到半小时很难以全面真实的掌握其整体病情。那种妄称但凭脉、但凭舌或但凭望诊一项两三分钟处方便确立——典型的"相对斯须便处汤药"，其疗效究竟如何不得而知。又有凭疾病诊断、凭自己学术流派而用药者——如见高血压病则天麻钩藤饮镇肝熄风汤、见冠心病则血府逐瘀汤，又如不少虽然是久病、重病患者，但饮食正常、大便不溏、脘腹不胀、苔脉不虚，不少补土派的专家依然给予健脾和胃药物，解释为扶正留人，令人莫名其然。张院士曾介绍他在某中医药大学附属医院神经科查房时遇到一位七八十岁高血压病人，该科主任给予天麻钩藤饮和多种降压药治疗中未效，院士望闻问切四诊之后，考虑患者面浮脚肿、舌苔白腻舌体胖大、食欲低下、懒动懒言等症，改用四逆汤加味治疗迅速获得上佳疗效，为此提出目前中青年一代专家已经不再明白什么是中医学整体观和辨证论治了，提出今后的中医学教材应重点以"淡化分型，突出病机"来改革。

目前临床所见的问题其实与古人所见已有很大区别，如理化检查结果与疾病诊断，年过五六十岁的人体检发现五六种甚至十几种疾病的情况在门诊颇为普遍，这一变化造成对古人基于中医学四诊信息施治的思维方法是否继续坚守及其与传统中医学整体观、辨证论治、辨病论治等关系如何把握等一系列问题的理解发生了严重曲解，正是多年来围绕中医学整体观、辨证论治观问题讨论见仁见智、分歧多多的关键原因。

（二）面对复杂证候群的抓主症与整体观

面对不同患者在不同阶段所呈现出来的千差万别的证候群，基于张仲景的经验，近代刘渡舟先生等多位伤寒家倡导以"抓主症"为核心的辨证论治，其后近年来更有人提倡"方证相应"论治思路。其实，二者在历代医家都有具体应用，只不过没有明确表述而已。

笔者认为这其中关键的问题是：某个主症在患者证候群中的整体上处于怎样的位置？主症是否真实、全面反映患者一个或多个疾病状态下的关键病机或者基本病机？如果患者证候复杂多变，自然会有多个主症，如何确立哪一条是最为主要和关键的主症？改善了主症一定有益于整个人体或病情吗？

在笔者看来，单一或简单情况下抓主症的思路是应该的必要的也是有效的，但在复杂情况下则未必如此，或言"常"则如此，"变"则未必如此。如患者的主诉未必是主症，主症未必只有一两条，不少时候还需要舍弃主症而从脉或从舌象；常常一个患者半天之内会到好几个科室去求治而有不同的主诉及主症，相应的专科专家会依据主症开出不同的处方，令患者无所适从；"无证可辨"之际还需要辨病或辨析病因或者辨析体质。而体质归类，往往一个人不能简单地归属于一种类型。此外，次症以及潜在的证候未必不是反映病机的关键，这在前人比如《名医类案》《续名医类案》中多有佐证。如患者以失眠为主症，辨证之后考虑属于心肾不交证，但如进一步询问尚伴有颈椎病、子宫肌瘤、甲状腺结节，那么，其间有无因果关系？当前的治疗是仅进行针对心肾不交用药，还是通盘考虑？这是一个没有最终答案的问题，毕竟需要具体患者具体分析。

整体观思维，首先需要对证候群各要素之间的密切关系进行分析，然后需要在制方时通盘考虑是通过不同气味功效之间整体配伍，协同施力，同时作用于病理机转的多个环节，达到整体增效的目的。如小青龙汤主治外寒内饮喘咳证，其病机是因脾阳不足，水饮内停，复感风寒，外寒引动内饮，致使肺主气，主皮毛，主通调水道的功能均失常而出现以喘咳，外寒或溢饮为主证的病证。其病位既在表又在里，既主要在肺，又与脾、肾有关。病性属寒，既有标实的一面又有本虚的一面。对于如此复杂的病证，仲景从整体考虑，遵照"急则治标"的治则，拟定本方以解表化饮，选用了麻黄、桂枝、干姜、细辛、半夏、芍药、炙甘草、五味子等八味药组合成方，从多个环节着手治疗本证。又如泻心汤、柴胡桂枝干姜汤、乌梅丸等经方之所以能够被今人用于多种内伤疑难病症，关键在于其主症并非单一，其配伍皆是基于整体观寒热虚实并重的复法配伍思路。

在临证过程中时时刻刻都要将整体观落实到每个环节，在门诊围绕搜集、甄别患者的四诊信息每每会花费不少时间，往往能够发现患者就诊的主诉并非一定是主症，而且主症并非单一者良多，许多患者认为的不重要的症状体征（有人称之为"隐症"）反而能够影响对病机关键的分析、病情把握和处方用药的决策思维。如高血压患者常有头晕头胀一症，医者常从肾虚肝旺治以滋肾平肝祛风之法，此为常，但也有罔效者，则应考虑有无痰湿郁滞、气血不足、阳气虚弱等，甚至有无颈椎病变，后者改用祛风活血通络舒筋之品即容易见效。

（三）处方大小与治疗目标关系中的整体观

临床选择哪些的药物进行配伍制方，或者处方是大是小，其实与治疗目标有很大关系。明·秦景明在《医验大成》中说："知常知变，方是上工。"这就要求医生灵活依据不同治疗目标灵活对待处方大小问题，不可胶执。

古人所说"七方"，源于《素问·至真要大论》曰："补上治上制以缓，补下治下制以急，急则气味厚，缓则气味薄。""近而奇偶，制小其服；远而奇偶，制大其服。大则数少，小则数多，多则九之，少则二之。奇之不去则偶之，是谓重方。"是根据病邪的微甚、病位的表里、病势的轻重、体质的强弱以及治疗目标的需要而言。成无己在《伤寒明理论》中将之概括为："制方之用，大、小、缓、急、奇、偶、复七方是也。"

眼下常有不少学者以处方小而自诩，同时鄙视临床中的大处方。的确有不少大处方令人感觉杂乱无章，但一概否定大处方则是"井底之见"，因为，大处方的存在有其临床疗效的价值所在，小方虽小用之不当也会余害无穷。实际上，仲景之经方的特点是"当大则大当小则小"，而为"医圣"在于其方法度／规矩之谨严；

叶天士常用 6~8 味药物而为"神医",在于其方既平淡又神奇、既丝丝入扣又灵活多变,但也为尝不用大方。

笔者一直深感:目前人们仍然对处方大小的争议每多停留于表层的认识,缺乏深入系统的论证,许多论者喜欢断章取义、自说自话。从制方的历史而言:一方面,仲景方每多药味少、药量大,大部分都是复法配伍,堪称大方或重剂者也有不少。晋唐宋金元历代诸家既不乏复法大方,又不乏小方,前者如《千金要方·治诸风痹方》之"独活煮散",方由"独活(八两)、川芎、芍药、茯苓、防风、防己、葛根(各一两)、羚羊角、当归、人参、桂心、麦门冬、石膏(各四两)、磁石(十两)、甘草(三两)、白术(三两)、生姜、生地黄各一升、杏仁二七枚",总计十九味药物。后者如陈延之之芍药地黄汤(即孙思邈之犀角地黄丸)、《和剂局方》之二陈汤、东垣之滋肾通关丸、丹溪之越鞠丸等。

在笔者看来,处方大小与治疗目标的关系中实际上蕴含了整体观,对此看似一目了然实则许多人似是而非。一张处方形成之后,这张处方的功效即基本确定,患者服药之后,能够实现怎样的治疗效果,是解决了当前一个主症或多个症状的问题,还是解决了一个或多个疾病的问题,亦或解决了患者一个或多个理化检查指标的问题,还是实现了患者生命长度与质量更为理想的问题,更有一张处方能够服用多久的问题等,这些环节之间并非线性关系。这些不同的治疗目标能否实现,一定与当前处方用药有很大关系。

处方大小不是关键,关键的是处方之后能否实现预期更多的治疗目标。而治疗目标有近期目标和远期目标、单一目标和综合目标之别,医者需要随时对这些治疗目标准确分清标本主次、轻重缓急,有时候这些治疗目标只能有所取舍择其一二对待,有时候又确实有需要多靶点、多环节综合全面应对而随机制方,这些无疑需要用更高、更全面的整体观思维,因此,处方大小不能胶着对待而要活看。

（四）案例佐证

患者许某，女，66岁，赣榆县人。

初诊（2016年2月29日）：素有高血压6年，另查有颈椎病、腔隙性脑梗死、胆囊息肉、肝血管瘤，去年住院治疗腔梗后，常服用厄贝沙坦氢氯噻嗪片、氟桂嗪片、天舒胶囊等药。另诉：①十多年来半夜子时胸前至胃口疼痛五六分钟，每个月总会发作若干次，是否与冠心病心绞痛有关住院期间未能明确。②六七年来常感头痛（后脑及右侧连及眼眶），经常便秘而常服用通便药。刻下：头昏头痛时作，胸痛间发，颈肩后背疼痛，夜寐早醒再难入睡，口干口苦，耳鸣，视糊，盗汗，自汗动则为甚，便秘三日未行，后背皮肤色黑明显，舌苔黄薄腻舌质稍红，脉细滑数。病机总属肾虚肝旺，痰湿瘀热在里，气机郁滞中焦。方用知柏六味地黄丸、黄连温胆汤合下疗血行化裁：生地黄30g，山萸肉10g，牡丹皮10g，泽泻15g，茯神15g，黄柏10g，黄连4g，吴茱萸3g，制胆星10g，竹茹15g，法半夏10g，炒黄芩10g，制大黄10g，桃仁10g，土鳖虫10g，全瓜蒌20g，莱菔子20g，川芎15g，石菖蒲10g，郁金10g，麦冬15g，川怀牛膝各10g，羌独活各10g，威灵仙10g，夜交藤20g，焦三仙各10g。28剂。

二诊（2016年4月18日）：前方服用月余，至今头痛、胸痛、身痛、便秘皆未再发作，口干不甚，汗出不多，夜寐尚安，但见上脘有时隐痛，饮食尚可，舌苔薄白腻舌体稍大，脉细滑。治疗守方继进。前方去麦冬、夜交藤，减竹茹10g，加干姜10g，苏子15g，白芍15g，乌药10g。14剂。药后随访年余病情稳定未发。

辨治体会：该例患者家在连云港赣榆县海边，地区、年龄因素造成多病杂陈，服用中西药物治疗后血压平稳，但头痛、胸痛、便秘、汗多、失眠等症持续困扰患者，所用中成药显然并不对症。初诊依据四诊信息分析，很难确立哪一个是主症？但从整体分析，确立其基本病机为"肾虚肝旺，痰湿瘀热在里，气机郁滞"并不难，难在如何主次分明地兼顾这些标本虚实问题。所选处方知柏六味地黄丸、黄连温胆汤加下疗血行用药总计 30 味，基本照顾到肝肾阴虚、肝阳偏亢、痰热、瘀热、气机郁滞中焦等诸多问题，选药更是注意到痰湿郁热中焦脾胃，所以除了黄连温胆汤，莱菔子、全瓜蒌、左金丸等自然选用。六味地黄丸加黄柏乃针对病机之本，而头痛头昏、胸痛等症看似瘀热阻滞在上部之心脑血管，实则属于中医蓄血症范围，选用下疗血行意不难理解。所加羌独活、威灵仙、川芎、牛膝等皆为流畅上下之气机所设，后者使得全方效应贯穿于一体。

全方看似复杂，实则上中下三焦、阴阳气血、寒热虚实都得到兼顾的同时，也做到了重点分明。所以药后多年来的痛苦/多个主症皆豁然消失。相反，如果本病见到高血压、脑梗则用一派平肝息风之品未必能够取得目前效果。如果按照常规的"抓主症"思路，针对一两个主症用药，选择其中的一个方子把药物控制在 10 味左右，相信能够解决其一二，未必能够对其四五个方面皆有效，况且患者远在外地，复诊不便，长期服用力量偏颇的小方必然容易先效后罔，甚至反而出现新的病机偏颇。二诊更加干姜、乌药合白芍、苏子，较初诊温阳之力稍作加强，相信继续治疗病情自然稳定。从用药层次而言，两次门诊尚未用到水蛭、地龙、全蝎、蜈蚣等药物，可为今后进一步用药留有余地。

（五）结语

中医学整体观强调的是临证制方不能只以处方大小论英雄，正如徐灵胎在《医学源流论》"治病不必顾忌论"曾谓："凡病患或体虚而患实邪，或旧有他病与新病相反，或一人兼患二病，其因又相反，或外上下各有所病，医者踌躇束手，不敢下药，此乃不知古人制方之道者也。古人用药，惟病是求。药所以制病，有一病，则有一药以制之。其人有是病，则其药专至于病所而驱其邪，决不反至无病之处，以为祸也。若留其病不使去，虽强壮之人，迁延日久，亦必精神耗竭而死，此理甚易明也。……惟视病之所在而攻之，中病即止，不复有所顾虑，故天下无束手之病。惟不能中病，或偏或误，或太过，则不病之处亦伤，而人危矣。俗所谓有病病当之。此历古相传之法也。故医者当疑难之际，多所顾忌，不敢对症用药者，皆视病不明，辨证不的，审方不真，不知古圣之精义者也。"

作为抛砖引玉，本文从三个方面探讨如何在临床过程中体现整体观思维并结合案例进行初步讨论，希望藉此引起大家都来关注究竟如何在临床应用过程中充分体现中医学整体观思维，最大限度展现中医学特色疗效优势。

其实，本文所涉及的问题在临床每天都会遇到。如前边提到的抓主症问题，曾遇到一个多发性神经内分泌瘤晚期患者（CT检查提示甲状腺、肝、胰、输尿管、左肾实质、胸骨、膀胱多器官病变）"，南京、杭州的几大医院均认为其命在旦夕，来诊时患者以尿血、尿痛、腹痛、便秘为主，尿血鲜红而疼痛自然是主症，处方以犀角地黄汤和桃核承气汤治疗，两剂药后尿血、尿痛、腹痛即得以消除，疗效令其亲属惊奇不已，但此虽临时解决了其主症，却并没有治好其病而留住生命，如此抓主症与治疗目标之间的关系，令笔者反思良久。

二十三、疑难病证复法制方思路

　　临床各种疑难病证的辨治方法，自古医书已备，神而明之，临机应变，随证治之，治病有余。但需在临证之际避免"执古方一成不变，以治当今复杂多变之病证"，此即要求善于制方。由于疑难病证的病机每多复杂多变，或显或隐，明代医家王纶曾谓："外感法仲景，内伤法东垣，热病用河间，杂病用丹溪。一以贯之，斯医道之大全矣。"此话虽说未必尽然，但大致反映了四位著名医家的学术特点所在，值得后人所宗。

　　那么，辨治"杂病"何以要宗丹溪之法？在于丹溪治疗杂病尤其重视气血痰郁四者并重，杂合以治，实际上寓有"整体观"内涵，复法制方本质上是以整体观原则应对复杂之病机。诚如《寓意举》所谓："治杂合之病，须用杂合之药，而随时令以尽无穷之变。"

　　笔者在跟周仲瑛教授学习和不断临证的过程中，深深体会到基于复法制方是应对疑难病证的一个技巧。

（一）"复法制方"源流

1. 复法制方属于"杂合以治"

　　关于制方，古有七方、十剂制方之说，如《黄帝内经》谓"气有多少，病有盛衰，治有缓急，方有大小"，但总体而言，以仲景经方为代表，古人处方用药每多推崇轻灵之小方，反对庞杂无章，如张景岳提出"施治之要，必须精一不杂，斯为至善"，甚至也有少数学者以此为标准评价一个中医水平的优劣。李东垣的组方思路曾被人诟病为"韩信点兵，多多益善"。

《素问·异法方宜论》提出"圣人杂合以治，各得其所宜"，主要指多种治疗方法并用。朱丹溪则明确表述"杂合邪者，当以杂合法治之"。其实，无论仲景之经方还是后世著名时方，都已包含"复法制方"之意，不过是药味组成多少而已。经方之中许多便是复法制方，经方家称之为"合方"，如桂枝麻黄各半汤、柴胡桂枝干姜汤等明示为合方之外，又如麻黄升麻汤寓有越婢汤、桂枝汤、黄芩汤、甘草干姜汤、麻杏石甘汤诸方之意，桂枝芍药知母汤寓有桂枝附子汤、甘草附子汤、麻黄加术汤及乌头汤诸方之意，鳖甲煎丸寓有小柴胡汤、桂枝汤、大承气汤诸方之意，大青龙汤寓有麻黄汤、麻杏石甘汤、越婢汤三方相合之意等。此皆类似于后世孙思邈《千金方》和许叔微《普济本事方》之方多是"杂合以治"。

复法制方思路是指两张以上的方剂相合，或多法兼备并用而致药味众多者，或在基础方之外更增加其他药味者，也称复方，多属于大方、重方范围。考《黄帝内经》曰"奇之不去则偶之，是谓重方"，其实，重方、大方、复方的具体应用在《伤寒杂病论》皆有所例，后世医家对复方治病经验虽无系统论述，但都意识到其在急、重、疑难的复杂病证中的重要作用，时有阐发。如《素问病机气宜保命集》谓："复方之说有二。有二三方相合之为复方者，如桂枝二越婢一汤之类是也。有分两匀同之复方者，如胃风汤各等分之类是也。又曰重复之复，二三方相合而用也。反复之复，谓奇之不去则偶之是也。"《医碥》说："凡品味庞杂者，必所治之证不一，丹溪所谓杂合之病，须用杂合之药治之也。"喻嘉言说："大病需用大药。"王孟英说："急病重症非大剂无以拯其危。"恽铁樵说："凡聚四五十味药浑和之，使之正负相消，宽猛相济，别出一总和之效方。"裘沛然教授则指出："兼备法并不是一个杂凑的方法，其处方既寓有巧思，而配伍又极其精密，这是中医处方学上一个造诣很深的境界。"

2. 角药配伍是复法制方的最小单位

如果说"单方一味气死名医"的单味药物治病例子举不胜举，那么，施今墨先生擅用"对药"的经验则表明两种单味药物之间进行配伍应用能够增效，对药可以相须为用，也可以相反相成为用。在此基础上，中医又有"角药"配伍方法，即三种药物之间的配伍，符合"一君二臣，奇之制也"理论。如经方大小陷胸汤、小承气汤、十枣汤、四逆汤、茵陈蒿汤、调胃承气汤、通脉四逆汤、麻黄细辛附子汤等，皆为角药配伍思路。因此，角药配伍可谓最小的复法制方代表。

自然，角药是对单方一味和对药配伍的进一步扩展，但并非是药物数量的简单增加，而是有着更为复杂意蕴的药物配伍组合。角药配伍，能够实现三足鼎立之势，相互协同，减毒增效，相互辅助，相互兼治，相互制约，扩大单味药物的临床使用范围，所以为历代医家所推崇。

3. 小方复合是复法制方的常见形式

复法制方首先是两种及两种以上的治法上的复合使用，在用药上表现为两种或两种以上的成方复合使用亦即"复方图治"，如古今名医，每多善于小方复合使用，皆属于复法制方范围。

叶天士认为"大凡肾宜温，肝宜凉，温纳佐凉，乃复方之剂"。华岫云谓："先生虽善用古方，然但取其法，而并不胶柱。观其加减之妙，如复脉建中泻心等类。至用牡蛎泽泻散，只取此二味。故案中有但书用某方。而不开明药味者。决非尽用板方，必有加减之处。观者以意会之可也。"《临证指南医案》中所暗含的复方制方思路随处可见。

《丁甘仁医案》发现其中有 11 案明确采用"复方图治"皆取得很好的效果，丁氏认为"复方图治，犹兵家之总攻击也。勇往前进，以冀弋获""复方图治，奇之不去则偶之之意""复方图治，大病如大敌，兵家之总攻击也"。曹仁伯尚言："每遇病机丛杂，治此碍彼……或与一方之中变化而损益之，或合数方为一方而融贯之。"

4. 复法制方以《千金要方》最为代表

5版《中医内科学》的主编张伯臾先生晚年曾对《千金要方》别有感悟，认为："斯书医学理论纵然不多，而方证记录朴实可信，其上下、表里、寒热、补泻、通涩等药并用之方颇多。用心良苦，奥蕴在其中，所谓疑难杂症者，大多症情错杂，非一法一方所能应对，当须详细辨证，合法合方，方能奏效。"故张氏常说："杂症施治，效法《千金》。"

国医大师裘沛然先生对"复法大方"深有研究，并曾与程门雪先生进行研讨，对《千金方》中针对复杂病情而设的一些组方繁杂、药味多至数十种、熔寒热补泻于一炉的方剂做过潜心研究，认为复法制方有"反、激、逆、从"之奥妙无穷。程、裘二老晚年都擅用"大方复治"，即广集寒热温凉气血攻补之药于一方，以取药性之相逆相激、相反相成的作用，常收到出奇制胜的疗效。如裘老治疗偏头风、痢疾、慢性肾病等开始先采用崇尚法度、处方丝丝入扣的路子，但对某些顽固的病例疗效很不理想，而改用寒热温凉、气血阴阳、升降攻补于一方的数十味药物的大杂烩方反而效如桴鼓，进而有"吾生也有涯，而知也无涯"之感叹，为此，裘老尝云："人身之病变化无穷，岂可以一法应无穷之变？立方遣药并不拘于药味之多寡，主要在契合病机。""处方不应从繁与简来判断，而应该从病情的简单与复杂来考虑。"可谓先得我心。

5. 复法制方相关研究

从方剂配伍角度，复法制方思路与近年来有学者提出的"围方"概念相似。仝小林教授发表"论精方与围方"，认为所谓"围方"，是指药多而全，往往集补攻清消等法于一方，对脏腑经络、气血阴阳均有兼顾，功效广泛，作用分散，其力量相对柔和，意在缓慢调治。多数慢性疾病，病情稳定阶段，正邪相持，单补益有助邪之弊，单祛邪有戕正之虞，宜攻补兼顾，长期调治，犹如抽丝剥茧，逐渐消减病邪。并提出从病论精方与围方，则急病、单病用精方，慢病、合病用围方；从治疗策略论精方与围方，则短时治病用精方，调理养生用围。

此外，尚有称复法制方为"系统疗法"者。如《十年一剑"全息汤"》一书的作者民间老中医薛振声谓：系统疗法以和解少阳为轴线，取小柴胡汤基础药柴胡、甘草；表证最基本的病理特征是风寒，治疗表证首选桂枝汤；上焦证最基本的病理特征是痰凝气滞，治疗上焦证首选枳实薤白桂枝汤；中焦证最基本的病理特征是湿困，治疗中焦证首选平胃散；下焦证最基本的病理特征是水停，治疗下焦证首选五苓散；血分证最基本的病理特征是血热、血瘀，治疗血分证首选生地黄、牡丹皮。如此多法配伍，而成全息汤。全方升阳理气、疏风散寒、调和营卫、开胸化痰、化湿运脾、利水清血等多种功能。以全息汤方为基础加减治疗传染病、呼吸系统、循环系统、消化系统、代谢及内分泌系统等各种病症，可谓将围方的特色运用展现得淋漓尽致。

其实，在笔者看来，精方与围方之间没有绝对的界限，都是属于复法配伍思路。

（二）周仲瑛教授复法制方策略：机圆法活，适事为故

周仲瑛教授对复合病机理论多有创建，依据《黄帝内经》言"圣人杂合以治，各得其所宜，故治所以异，而病皆愈者，得病之情，知治之大体也"可知，临证处方的大小并非中医治病水平高低的评价依据，关键在于能否"得其所宜""得病之情，知治之大体"，使得"病皆愈"，只要能够实现满意的疗效，不必视"杂合以治"为劣途。因此，倡导复法制方与主张"精一不杂"思想并非相左。

所谓"有制之师不为多，无制之师少亦乱"。

1. 基于复合病机必然应重视复法制方

"辨证论治"与近年来盛行的"方证相应"分别源于医经、经方，相比之下，前者更注重整体，后者更注重细节。其实，方证相应的本质仍然应重视病机分析这一关键环节。郝万山说："抓病机的思路来扩大经方的临床应用。""《伤寒论》的学习方法，要对每一个症状的病机都能够了解，理解它的病机，那么在治疗上就可以做到心中有数。"周仲瑛教授认为"方与证之间的桥梁是病机，只有掌握病机才能更好地应用方证相应，两种思维模式又恰恰可以互补，两者结合运用有助于提高临床疗效"。

周仲瑛教授认为内科急难病证的共性病机特征是复合病机与病机转化，复合病机是指由于不同病因（如外感六淫，或脏腑功能失调）所产生的病理因素之间相互兼夹、相互转化、复合为患，从而表现为复杂的致病特点，正因为此，临证制方必须重视"复法制方"思路。

周仲瑛教授提出构建病机辨证网络，以虚实相因病机为核心，重点关注的是病理因素和脏腑病机，立法制方分别针对"十邪"和"五脏之阴阳气血津液"两端，在此过程中，针对病机证素之主次轻重缓急复法制方，注重气机的升降出入、注重虚实寒热病机之间的从化、注重后天之本脾胃与其他四脏之间的生克关系，结合标本主次、三因制宜、五运六气等理论，随证制方，努力使患者从整体上实现阴平阳秘，这中间既有扶正以祛邪，也有祛邪即寓扶正之意等理念。由此思路所制之方多为复法制方，具体包括复法大方和复法小方两种类型。

针对复合病机的治疗也可以依据主次轻重缓急，针对其中的某一二个环节选方用药，同样可以取得某些效应。临床之际应是当大则大该小则小，小则为"复法小方"，大则为"复法大方"，善用复法小方也是其经验所在。

在跟随周仲瑛教授学习过程中，深深感到周仲瑛教授对经方、时方深有研究，许多古今名方常常是随手撮来，在具体应用时则是"随证加减居多""随证合方应用居多""随证制方居多"。周仲瑛教授认为，病机辨证思路可以把复杂的问题变成简单实用，执简驭繁，把抽象的理论变成实用的实践知识，把规范化、标准化变成活化的理论以指导临床实用。

2.周仲瑛教授复法制方经验名言

周仲瑛教授病机辨证网络原理的核心是对邪正虚实病机辨识。回顾传统中医辨证论治方法包括八纲、脏腑、六经等八种辨证方法，各有其适应范围，见仁见智，学医者要做到临床熟练、灵活掌握这些辨证方法并非易事，因为这些不同辨证方法实际上是中医认识疾病的不同视角，采用不同辨证方法就有不同的制方用药思路，有没有一种方法能够统领诸法？周仲瑛教授认为抓住病机是其一条行之有效的捷径。

年轻中医应用复法制方思路，最容易陷入"有方无法""对症用药""韩信点兵，多多益善"的"杂乱无章"状态。周仲瑛教授复法制方的具体经验是：升降结合、寒热并用、敛散相伍、异类相制、阴阳互求、表里相合、气血互调、多脏兼顾。周仲瑛教授常说：①"用药如布兵，君臣佐使各有职"。②"复法大方组合有序，独行应当药证合拍"。③"轻灵不是隔靴搔痒，重剂不可孟浪太过"。④"大方复治并不是杂凑的方法，其中实寓有巧思及严密的配伍，有制之师多而不乱，无制之师少亦无章"，⑤"临床制方或大或小的关键在于病情。如治外感病，用方不宜大，取其效专力宏，如张仲景、叶天士以轻灵小方为长；对于内伤杂病，尤其是疑难重证病机杂丛者，则不可偏执一端，而应多法数方并用，复法制方。临床不能以方之大小论优劣，而应以机圆法活，适事为故"。如周仲瑛教授治疗外感病、脾胃病复法小方居多，疑难病多病杂陈，复法大方常用，攻补兼施，多法复合，贵在切合病情。

近年来，笔者常听说周仲瑛教授临床用药处方偏大的悄悄议论，究竟其中道理如何？江苏兴化中医院的朱杰主任曾对周仲瑛教授处方剂量做过研究，发表"审证求机复法合方——国医大师周仲瑛教授的变与不变"。作者谓国医大师周仲瑛教授是高山仰止的上工大家，他以"复法合方"为代表的"变法"极富创见。用齐白石的"衰年变法"为喻，认为周仲瑛教授从其中青年时代的处方的轻灵为特点到晚年的"复法大方"，其求"变"思想贯穿在他孜孜以求地对中医学的解构与重建的永恒探索之中，而"不变"的是承前启后、春满杏林的精诚之志和学者本色。

周仲瑛教授认为："医道无穷，道随悟入，道随悟深。要想不断提高临床疗效、解决一些别人解决不了的疑难问题，许多奥义，着实需要下一番苦功夫用心去悟，反复品味，才能有所收获，才能回味无穷。"

（三）复法制方验案赏析

案例一：周仲瑛教授"复法小方"治胃痞案

患者王某，女，62岁，宿迁人。

初诊（2004年12月29日）：6月起莫名出现腹泻，日行3~5次，持续1个月后反见便秘，2~3日一行，并出现食欲逐渐下降，食欲不振而纳谷量少。曾做胃镜发现有"慢性胃炎"，多处求治，并已住在南京求治2个月有余，一直服用中、西药物治疗而罔效。目前纳呆明显，自觉胸脘痞闷，夜晚加重，腹无痛胀，大便日行，呈糊状，形瘦，2个月来体重下降3.5kg，舌左边常痛，痛处有火辣感，苔薄黄微腻质红，脉细弦。辨证为胃虚气滞、湿阻热郁。药用：太子参10g，黄连3g，法半夏10g，焦白术10g，炒枳壳6g，焦楂曲各10g，炒谷麦芽各10g，玫瑰花5g，白残花5g，炮姜2.5g，广木香5g，砂仁（后下）3g。7剂。

二诊（2005年1月5日）：药后胸闷好转，食纳复苏，食量有增，舌面仍有疼痛，大便正常，唇干，苔黄质红偏暗，脉细弦。药用12月29日方加川石斛6g，厚朴花5g，7剂。

三诊（2005年1月12日）：服上药后，纳谷基本复常，唯见胃中渗清液泛吐，嗳气不多，大便偏干。药用12月29日方加厚朴花6g，佩兰10g，改炒枳壳9g，14剂。

按语：胃痞为临床常见之证，周仲瑛教授认为本病虽有"气滞、热郁、湿阻、寒凝、中虚等多端，或夹痰、或夹食"，但"其基本病机总属胃气壅滞"，邪实为滞，正虚亦能为滞；治疗常以"通降"为原则，通则胃气才能降和，不致滞而为痞为胀为满，然本案胃痞却不胀不痛，先有腹泻，再见便秘，其间出现纳呆，最后腹泻、便秘均无，而以纳呆、胃痞而闷为主症，伴有大便呈糊状、形瘦为特点，周仲瑛教授辨之证属因胃虚而气滞；又依据苔薄黄腻、舌边常火辣痛感，判断为湿阻热郁。治以"温、清、通、补"合法，但有主次。方中仅选用半夏泻心汤中的参、夏、连、姜四味，辛开苦降之意已备，并以太子参之柔缓易人参恐其偏温之性，小量炮姜易干姜嫌其过于辛热，力求用药轻灵；又用枳术丸加玫瑰花、木香、砂仁、楂曲、谷麦芽等以理气运脾、和中醒脾；白残花一味能助黄连以清利湿热。全方总计药量仅二两，但二诊患者喜报食纳已见复苏、食量有增，痞闷减轻。药既已中的，须乘胜再进，因现唇干、苔黄质红，当须考虑护阴，故加川石斛、厚朴花2味。三诊时纳谷复常、胃痞消失，然患者诉口中渗液偏多，推测为所加川石斛（仅6g）就能生津助湿之故也，乃弃用石斛，加厚朴花、佩兰以化湿，并增炒枳壳之量。又巩固一周，半年之病，竟获佳效。

案例二：弟子复法制方治疗顽固性腹泻案

患者陈某，男，58岁，江苏徐州沛县人。

初诊（2016年7月6日）：年轻时即常有泄泻，发则服药即愈，容易感冒。近半年来泄泻不已，在当地市县多家医院求治，服多种用中西药物治疗未见效果，目前大便日行 2~3 次，或先干后溏或持续溏烂，伴有食物残渣，便前腹痛隐隐便后则舒，脐周怕冷目前尚用腹带，尿少淋滴，头昏，有时胸闷心悸，少吃则骤然消瘦。曾有胃胀，夜寐前总感咽中有痰咳痰少许方能入睡，另诉耳背右耳耳鸣 30 年，半年前曾有生气诱因，舌苔薄黄腻舌有齿痕，脉右细弦滑。病机总属肝脾肾功能不调，风痰湿郁在里，上热下寒，虚实错杂。药用：党参 10g，茯苓 20g，法半夏 10g，陈皮 10g，炒苍白术各 6g，炒苡仁 20g，制附片 6g，炮姜 10g，香附 15g，乌梅 15g，炒黄芩 10g，厚朴 10g，黄连 4g，吴茱萸 4g，防风 10g，炒荆芥 10g，诃子肉 10g，淮山药 10g，补骨脂 20g，煅龙牡各 20g，仙灵脾 10g，鸡内金 20g，仙鹤草 30g，焦三仙各 15g。14 剂。

二诊（2016 年 7 月 27 日）：药后前述主症皆减，大便成形，日行 1 次。1 周前出现眼底出血在当地医院输液后减轻（此前也曾反复发作史）。但诉每晚子时前后胸闷气短而咳嗽，舌苔薄黄腻舌质淡，脉细，守法继进，前方酌增附片、干姜，加蝉蜕、夏枯草平肝明目，去荆芥加柴胡，14 剂。随访年余稳定未发。

按语：本案病属泄泻，病史颇长，翻阅之前医家辨治用药思路，总以清热利湿、健脾止泻为主。如把泄泻作为主症自然辨证无误，但如从患者的其他证候综合分析，其病机则不止于脾虚湿盛一端，实则属"肝脾肾功能不调，风痰湿郁在里，上热下寒，虚实错杂"，初诊用药集健脾温中、化湿清热、疏肝祛风、温肾敛泄等法于一炉，顽症即止，但病机尚未根除，所以子夜胸闷气短咳嗽反为新的主症，结合反复眼底出血，改增平肝明目之品以巩固。

案例三：弟子复法制方治疗顽固性失眠、腰痛案

患者郝某，女，58 岁。

初诊（2014 年 4 月 28 日）：长期失眠近 30 年，甚则彻夜不眠，常服西药镇静催眠。另有鼻炎、腰椎间盘突出病史。症见：腰痛劳则为甚，甚则难以直立行走，伴有皮肤过敏，周身稍痒有抓痕。白天怕冷夜晚怕热，盗汗，夜晚心烦，目涩，咽痒时作，大便正常，尿有泡沫，口腔容易上火。舌苔薄黄腻带灰，舌质偏暗，脉细滑。病机总属阴阳两虚而不调，阴虚阳浮，心肾失交，痰瘀阻滞经络。药用：黄柏15g，砂仁（后下）10g，龟甲（先煎）15g，桂枝6g，肉桂（后下）6g，制附片（先煎）15g，赤芍20g，地骨皮15g，杜仲30g，川草薢15g，功劳叶20g，骨碎补15g，金毛狗脊15g，枸杞子15g，生龙牡各（先煎）30g，黄连6g，细辛6g，蜜汁麻黄6g，酸枣仁（打碎）30g，苦参15g，生黄芪30g，苏叶12g，合欢花30g，首乌藤30g，7剂。

二诊（2014年5月5日）：药后睡眠有所改善，腰酸痛明显缓解，能够直腰行走时间较前延长，今诉饮食量少，皮肤多处干痒，口苦，自觉身体虚弱，大便日行1次偏烂，舌苔薄黄带灰舌质暗红，脉细弦滑。分析考虑药证相符，故守法继进，继续调治到2014年5月20日停药，一年后带领亲人来诊诉前述诸症至今未发。

按语：失眠不应是很难治的一个中医优势病种，常用来应对失眠的名方如半夏秫米汤、交泰丸、黄连阿胶汤、酸枣仁汤、百合地黄汤、桂枝汤加龙牡汤、血府逐瘀汤、柴胡加龙牡汤、麦门冬汤等，如何使用这些名方则是临床一个难点。面对那些长期失眠几十年从未有一次能够睡好觉的患者自杀的心情都常有，而西医目前几乎都是很快就给予远比安定更重的药物，这些药物与精神分裂症之类的常用药物似乎区别不大，令患者不安。近年来经过摸索，面对疑难杂病，深感坚守"辨证论治"思想仍然始终是上上策，顽固性病症往往不仅失眠一症本身，伴随证候并不少见，呈现出多种病症杂陈状态，多属"复合病机"，采用复法并用，杂合以治，应证组方，不失为一条行之可行的思路。

对于本案，在辨证论治过程中的病机分析不是很难理解，患者阴虚阳虚并存——虚阳上浮而不入阴，气虚、阳虚、阴虚、寒湿、郁热、痰湿、血瘀等表征俱备；主症不仅只有失眠，还有腰痛与过敏体质。就具体选方用药思路而言，关键看如何把握这些复杂病机状态下的因果、标本、主次关系，据证用药。比如如何把握滋阴与补阳、潜阳和清虚热的关系？补阳与潜阳与补气的关系？脾阳与肾阳的关系？肝气之对于心肾肺脾、脾胃之对于心肺肝肾的关系？邪扰心神与心虚失养的关系？气机升降出入的关系？心肝郁热与心神失养的关系？全面理解"胃不和则卧不安""水火不济""营卫不调"等，诸如此类，皆当通盘权衡，笔者认为扶阳派内部各家的水平差异可能就在于此。

至于本案为什么初诊就用 25 味药物总重量几近 500g 的"大方"，在于久病顽疾，识证既清，希望实现"重剂起沉疴"。具体辨治思路包括：初诊时见到舌苔虽薄黄腻带灰，加上经常"上火"等，即可考虑有下元亏虚、虚阳上浮，故选用潜阳封髓丹（附片、砂仁、干姜、肉桂、黄柏、甘草、龟甲等）为基础方；针对肾府亏虚采用了补肾壮腰法（常重用杜仲、萆薢、补骨脂、枸杞子等）；针对心肾不交加了黄连与肉桂配伍，对肝胆郁热加了苦参、竹茹，另外重用酸枣仁、夜交藤、合欢花则为对病用药，此外，还始终重用黄芪以针对"大气下陷"；初诊还用了一次麻黄配伍桂枝以温通经络（二诊以后去麻黄等药）。最后，值得一提的是关于苦参用于失眠，这得益于淮阴的江苏名医顾维超先生经验（既往检索文献也有个别报道），用于"养肝胆气，安五脏，定志益精，利九窍"，与黄连、竹茹等有类似功效，如果患者失眠恰有心烦、苔腻、大便黏滞不爽或皮疹等湿热表现，用之一举两得。只要有脾胃证候必用半夏秫米汤则源于吴鞠通的经验。

单就潜阳封髓丹这一名方而言，该方虽推广应用于郑钦安，但翻翻李东垣、朱丹溪、张景岳和叶天士等名医的医案，就会发现各家都有相似组方应用的范例，是方不过是为交通水火、调整阴阳而设，明白于此，则能自然能够"跳出井底"。

案例四：弟子复法制方治疗眼睑下垂、频繁矢气案

患者盛某，女，56 岁。

初诊（2013 年 12 月 23 日）：患者素体尚平，近年来因鼻窦炎，出现左上眼睑抬起费力，牵引右侧肩背不适，后经行鼻窦炎手术，但前症依然未能好转，故来中医求诊。刻下：左侧眼睑下垂，四周有木感似有微肿，咽有痰如糊状，矢气频繁每日至少有百余次，大便偏烂，每日 1~2 次，腰酸下坠感。曾食用大枣易上火，有痔疮史，睡眠差，血压曾有偏高，晨起口苦，苔薄黄质淡有紫气，脉弦细滑小数。病机总属中气不足，阴火上乘，气血不调，痰湿瘀滞。药用：生黄芪 60g，当归 10g，香附 15g，川芎 10g，炒白术 10g，益智仁 10g，枇杷叶（包）15g，栀子 10g，防风 6g，荆芥 6g，柴胡 6g，升麻 6g，青陈皮各 6g，钩藤（后下）15g，制白附子 10g，白僵蚕 10g，蝉蜕 10g，乌梅炭 10g，白芍 15g，白蒺藜 30g，黄连 5g，黄柏 10g，肉桂 3g，酸枣仁 20g，胆南星 10g，煨木香 6g，丝瓜络 15g。7 剂，水煎服，每日 1 剂。

本案继续调治 3 个月，主症消失，随访 3 个月，稳定未发。

按语：本案患者初诊时就诊的目的是改善左侧眼睑下垂上抬无力伴有肩背僵直感，但问诊时说到每天矢气频繁多达百余次——开始患者尚有难以启口之窘。整个辨治过程，紧紧围绕"中气不足、阴火上乘、气血不和、痰瘀阻滞和肝气郁热"等复杂病机，随证选方用药，疗程正好 2 个月，诸症得以有效改善，避免了患者四处求医未果所带来的痛苦，不能不说中医药的疗效是客观的。就"中气下陷、阴火上乘"的依据而言，身体多个地方下坠感等症状或体征很重要，如本案的眼睑下垂、痔疮、腰坠，甚则频繁矢气皆当成为依据。至于选方用药，基本上涉及李东垣补中益气汤后边 28 种加减法的七八种，较"李东垣用药之如韩信点兵"更多了而已。

案例五：弟子复法制方治疗宫颈癌术后肝癌转移案

患者刘某，女，80岁。

初诊（2013年12月30日）：素有哮喘、冠心病、心功能不全、高血压、血小板减少症、痛风等病史，一年前曾行宫颈癌手术，2013年11月发现转移性肝癌，并行手术切除（具体不详），术后未进行放化疗。2013年12月14日又因"支气管哮喘急性发作"住南京某中医院，入院时检查血象白细胞 20×10^9/L、血小板 62×10^9/L、红细胞 3.7×10^{12}/L，血红蛋白118g/L，超敏C反应蛋白12mg/L。胸部CT：心脏增大，主动脉、冠状动脉钙化，双侧胸腔积液，腹腔积液。心电图：窦性心律，部分ST-T改变。心脏彩超：全心增大，主动脉瓣硬化，二尖瓣、三尖瓣、主动脉瓣关闭不全，肺动脉高压（中度），左心功能减低。肺功能：轻度阻塞性减退，弥散功能明显受损，FEV_1/FVC 71.9%，pred%FEV_1 74.85%。住院期间曾用左氧氟沙星、二羟丙茶碱静脉滴注和布地奈德、特布他林雾化等治疗，一周后患者症状稍有好转而出院，出院带药为降压药、止咳平喘和利尿药。出院时复查血常规白细胞 4.6×10^9/L，红细胞 3.61×10^{12}/L，血红蛋白122g/L，血小板 40×10^{12}/L。现患者出院已经一周，仍见喘咳不已，喉中痰鸣，面浮身肿，下肢为甚，大便干结难解，入睡困难，夜尿4~5次，舌苔少舌质红有裂，脉细弦小滑。病机总属气阴两伤，痰湿瘀郁水停，癌毒内伏。患者多病杂陈，多脏同病，本虚标实，拟从标为主调治，兼顾其本。药用：太子参10g，南北沙参各15g，天麦冬各10g，炙桑白皮15g，葶苈子（包）15g，汉防己10g，制大黄8g，川椒目5g，车前子（包）30g，生地龙12g，玉竹10g，泽兰泻各15g，冬瓜皮子各30g，炙麻黄5g，杏仁10g，生石膏20g，仙鹤草30g，泽漆15g，生黄芪20g，肉桂（后下）5g，仙灵脾10g。6剂，水煎服，每日1剂。并嘱停服除降压药以外的其他药物。

据此随证加减治疗，2014年1月20日复诊：咳喘稳定未发，周身未见浮肿，入睡正常，饮食正常，但诉口干欲饮，小有腰酸，之前曾有耳鸣已有改善，大便成形不干，夜尿3次，舌苔少质红，脉细滑。气阴两虚，痰瘀阻络未尽。治予益气养阴，益肾润肺健脾，化痰祛浊继续巩固，前方7剂。

按语：本案年高体虚，处于"多病杂陈"状态，几乎每个疾病都是要命的重疾，但是当前患者表现以"咳喘、肿胀"为主要矛盾，从舌脉之象而言属"气阴两虚"无疑，但"痰、湿、瘀、郁、水停、热"之标实为急，"癌毒内伏"为实但尚缓。故前两诊制方以己椒苈黄丸合麻杏石甘汤为主，加车前子、泽漆、地龙等增强祛邪之力，用沙参、麦冬、太子参、黄芪等益气养阴固其本，少佐肉桂、仙灵脾以温肾阳，引火归元。药仅两周，诸症几乎尽除，令老人及其子孙皆欢喜不已。三诊以后，标实已不明显，气阴两伤为主，余邪未尽，故治疗改以"治本"为主，除用黄芪、太子参、沙参、麦冬、石斛、地骨皮、黄精等继续益气养阴外，更增健脾（如白术、薏苡仁、茯苓、陈皮）、滋肾（生熟地黄、黄柏、山萸肉）之品，继续以桃仁、制大黄、泽漆、山慈菇、牡丹皮、白僵蚕等凉血活血、化痰散结，清化余邪。用少许沉香配伍五味子以温肾纳气，桑螵蛸、金樱子、覆盆子、煅牡蛎以固缩小便。如此治疗，取得显著的近期疗效，显然得益于攻守得当、复法组方切合复合病机之理。

案例六：弟子从风痰瘀浊郁热复合病机辨治普秃案

患者王某，男，39岁，警察，徐州市人。

初诊（2014年3月17日）：素有高血压、痛风和痔疮等病史，2008~2012年期间因"尿隐血、尿蛋白阳性"，在某三甲医院全国肾病重点专科诊断为"IgA肾病"，规范应用甲强龙等药物治疗后，尿常规逐渐改善，逐渐撤减并间断小剂量激素维持。近1年来发现毛发逐渐减少变白，开始仅为斑秃，近半年来更发现眉毛、胡须以及汗毛也日渐变白并脱落，诊为"普秃"，在当地医院治疗1个月余未见明显疗效，转来门诊求治。刻下：胡须、眉毛及周身汗毛几乎全无，头部毛发脱落仅残留稀疏白色毫毛，饮食正常，嗳气，耳鸣，两目畏光，腰酸如折，易感冒，动则易汗，口干，怕冷，大便偏烂，夜尿1次，经常鼻衄，刷牙带血，面部烘热感时作，时有心慌，夜寐不实，舌苔薄黄舌质偏红有裂，右脉细弱左脉细弦滑。病机总属肺脾两伤，肝肾阴虚，湿热瘀滞。药用：生黄芪30g，生熟地黄各25g，黄精10g，旱莲草25g，侧柏叶15g，徐长卿15g，生槐花20g，荠菜花20g，紫草12g，天麦冬各10g，僵蚕10g，蝉蜕10g，牡丹皮10g，仙鹤草30g，黑料豆30g，杜仲30g，仙灵脾15g，补骨脂15g，露蜂房10g，漏芦15g，泽漆15g，土茯苓20g，潼白蒺藜各20g，荆芥炭6g，夜交藤30g，黄柏10g，肉桂（后下）6g，酸枣仁20g，六月雪15g，苍耳草15g，乌梅炭10g，焦楂曲各15g，28剂。

二诊（2014年4月16日）：最近自觉口干不苦，怕冷不热，曾有鼻衄1次，全身关节不适，苔薄黄质偏红有裂纹，脉细弦滑。病机当属阴虚内热，湿热瘀滞，治疗重在滋肾清化。药用：生熟地黄各20g，制首乌30g，桑寄生30g，黄柏15g，旱莲草15g，蔓荆子30g，枸杞子20g，杜仲30g，露蜂房10g，徐长卿15g，生槐花30g，穿山龙30g，侧柏叶15g，桑白皮15g，桑枝20g，桑叶15g，仙鹤草30g，桃仁10g，牡丹皮10g，红花10g，白花蛇舌草15g，乌梅15g，秦艽10g，漏芦15g，川石斛15g，陈皮10g，焦三仙各15g，28剂。

三诊（2014年5月19日）：新生胡须为黑色尚为密集，但诉多处关节不适，检查风湿指标均为正常。午后耳鸣，饮食正常，二便尚调，舌苔薄舌质红有裂纹及齿痕，脉细滑。守方再进，增通络之品守方再进，药用：生熟地黄各20g，制首乌30g，桑寄生30g，女贞子15g，旱莲草15g，蔓荆子30g，枸杞子30g，生黄芪 30g，党参 10g，徐长卿 25g，生槐花 30g，覆盆子 20g，黄柏 10g，侧柏叶 20g，桑白皮 15g，桑叶枝各 20g，仙鹤草 30g，桃仁 10g，牡丹皮 10g，红花 10g，乌梅 30g，川石斛 15g，豨莶草 25g，青风藤 12g，柏子仁 15g，浮萍 10g，焦楂曲各 15g，21 剂。

据此继续调治到 2014 年 7 月 30 日总计八诊：最近胡须、眉毛进一步生长、变黑，胡须各处浓密色黑，眉毛新生色黑但尚为偏稀，肢体皮肤汗毛色黑，头发恢复尚不显著。另诉似有晨僵表现明显，咽中有痰不多，大便不爽，舌苔薄黄腻舌质暗红，脉细滑。药用：生熟地黄各 15g，桑寄生 20g，女贞子 15g，旱莲草 15g，蔓荆子 15g，枸杞子 15g，沙参 15g，青风藤 15g，炒槐花 20g，覆盆子 15g，生柏叶 20g，豨莶草 15g，海桐皮 12g，桑叶枝各 20g，仙鹤草 30g，红花 10g，黄柏 10g，藿苏梗各 12g，厚朴 10g，姜半夏 10g，竹茹 10g，香附 12g，夏枯草 10g，鸡血藤 15g，柏子仁 12g，青陈皮各 5g，生苡仁 30g，芦根 30g。

后记：患者至 2014 年 10 月复诊，胡须、头发及周身汗毛变黑浓密，肝肾功能继续保持正常，遂改为膏方调治。

按语：局限性斑片状脱发称为"斑秃"，波及头发全部脱落称为"全秃"，已知"全秃"的自愈率不足 10%，属于疑难杂病范围。本案初诊时考虑病机在于肺脾两伤、肝肾阴虚、湿热瘀滞。二诊时考虑肾脏疾病日久，久服温阳之功的激素药物，肾阴大伤，又值激素撤减，阳气渐耗，故证见阴阳两虚、脾肾虚弱之象。先后天之本俱见不足，精气亏虚，气血阴阳失调，故见有普秃、便溏、腰酸、怕冷等证，治疗应扶正祛邪并重。而经过治疗 2 个月后开始见效，3 个月后胡须、眉毛、周身汗毛恢复近乎正常。纵观整个治疗过程中所选药物，治疗过程中虽有加加减减，但核心都是常用补益肝脾肾和针对风痰瘀浊郁热之品。本案处方味数和药量偏大，治疗期间复查肝肾功能多次均为正常，乃为万幸。巩固阶段，去何首乌，其余诸药剂量也予减量。

（四）小结

复法制方通常以针对复合病机中的多个环节为靶点，实现整体调治，但如何也能够做到"精一不杂"？周仲瑛教授素提出"复法组方要求多种治法之间要配伍严谨，和谐相融，切中病机，选择用药要合理周密，药味虽相对较多，但杂而不乱，组合有序。在一方之中，既有针对主证的主方、主药，又有针对兼证或协助主方发挥治疗作用的辅方、辅药，同时伍以佐方、佐药以减轻主方、主药的毒副作用。在分清标本缓急、虚实主次的大前提下，应对多种治法分层次、多方位有机组合，遣方用药做到主次分明"，多年来，笔者将之慢慢体悟这些经验之谈并验之于临床，疗效果然。

复法制方要求医生全面把握显性与隐性的四诊信息，包括某些理化检查，对于在门诊遇到自己经治的患者转而另求他医，或从其他医生手上治疗无效转来求助自己，医生除了从患者身上或疾病病情等方面找原因外，更多的要重新检讨所分析的病机是否全面，所选治法组合是否已明主次轻重缓急，所用药物及其剂量是否得当，或大胆守方守药，或勇于突破自己平时的惯性思维或学术流派甚至用药习惯，大胆寻求他法甚至相反治法或杂合治法，如此才能不至于使自己思维僵化，早日使疗效彰显，对提高临证水平大有裨益。

二十四、阳虚自当温阳，无须偏成一派

中医临证总是要在整体、动态的"时空观"指导下，以辨证论治为主要特色思维模式，千百年来由于百家争鸣而造就了中医学派纷呈的局面。显然，不同学派各有所长也必有其所短，其所长，必有一定的适应范围，适于此者不一定宜于彼；其所短，则必然对不适于此的广大患者带来新的弊害。所谓附子、大黄亦或砒霜用得好常能治病救人于膏肓，人参、黄芪亦或灵芝用不好也则害人匪浅。业医者必须汲取各家之所长，取其精华，熔为一炉而"因机制方""见招拆招""随证治之"，事实上历代名家无不精于此道。

在笔者看来，当下盛行的"火神派"对中医学的贡献在于把阳虚病机理法方药的阐述清晰条理，容易被医者掌握，如吴佩衡总结阴证辨别要点为"身重恶寒，目瞑嗜卧，声低息短，少气懒言。兼见口润不渴或喜热饮，口气不蒸手"确为要言不烦。如能将火神派名家之长而用之于临床，疗效必增。谨举三则病案说明其价值。

（一）病案举例

案例一：多病杂陈、顽固性便秘案

患者李某，67岁，男。

初诊（2014年5月12日）：患者素有"2型糖尿病"史16年，

常服达美康或二甲双胍片，但空腹血糖始终维持在10mmol/L左右。2007年因视糊、重影，查有"高血压"，服药血压尚能控制正常范围。近查MRI提示"脑梗、小脑显著萎缩"。在某三甲西医院住院检查WBC 2.92×10⁹/L，白蛋白水平22g/L（2014年3月27日），补充白蛋白后A/G水平30/18g/L，空腹血糖9.76mmol/L。本次就诊主诉为"经常便秘2年余"，最近十天来又见便秘，在之前医院住院检查排除"肠梗阻"，曾用灌肠和服用通便泻药后大便解出，大便干结，但通便三天来又见便秘，虽有便意但无力解出，脘腹胀满不适，从少腹至上腹部常有"气包"而胀气冲逆——之前医院考虑为糖尿病引起疝气，矢气后缓解，呃逆，口干但饮水不多，两目少神，腰酸肢软，脉沉细小弦滑。考虑患者属多病杂陈，当下已属晚春季节，但仍穿着多层保暖衣服，病机当以脾肾阳气虚损为本，燥湿阻滞肠腑为标，治疗温补脾肾为先，佐导滞之品。药用：生白术30g，生黄芪30g，炮附片（先煎）12g，细辛6g，牛膝10g，干姜10g，肉桂（后下）10g，肉苁蓉30g，当归15g，全瓜蒌15g，升麻6g，枳壳15g，仙灵脾15g，制大黄10g，桃仁10g，制首乌12g，生甘草10g。7剂。

二诊（2014年5月19日）：药后大便顺畅解出，但近几日已由转为薄便，两腿乏力，午（后下）肢浮肿，饮食食欲改善，食量增加，腹部"气包"仍守发但程度减轻，咽痒，舌苔薄白腻舌质稍淡，脉沉细滑。病机仍属脾肾阳虚，寒湿久羁，寒凝肝脉，肝气为之郁闭，故见疝气时作，考虑前方通下之品偏多，今去大黄，改增真武汤和黄芪建中汤意出入。药用：炮附片15g，生炒白术各15g，生黄芪30g，干姜15g，肉桂（后下）6g，桂枝10g，仙灵脾15g，赤芍12g，茯苓20g，肉苁蓉30g，桃仁10g，怀牛膝6g，川楝子10g，荔枝核15g，厚朴10g，车前子（包）30g，生甘草10g，乌药10g，升麻10g，砂仁（后下）6g。7剂。

三诊（2014年5月26日）：药后疲劳改善，嗳气，大便不实，日行 2~3 次，不耐油腻，仍然怕冷身着厚衣，睡眠正常，夜尿三四次，饮食尚可，下肢时有抽筋，腹胀不显，腹部"气包"较前有所改善仅以夜晚发作为主，舌苔薄黄腻舌质淡，脉细弦滑。仍属阳气虚弱，气机郁滞，痰湿阻络。另考虑本病起于先天伏寒，多病杂陈已久，治疗应缓缓图之，温补元阳、补益中气、疏调气机为主。药用：炒黄芪 40g，当归 10g，党参 12g，炮附片（先煎）20g，炒苍白术各 10g，细辛 5g，干姜 20g，炒黄芩 10g，肉桂（后下）6g，桂枝 15g，仙灵脾 15g，乌梅炭 15g，鹿角霜（先煎）20g，川楝子 10g，荔枝核 20g，橘核 10g，补骨脂 15g，钩藤 15g，煨木香 6g，厚朴 15g，旋覆花 10g，生甘草 10g，乌药 15g，升麻 6g，砂仁（后下）6g，焦楂曲各 15g。7 剂。

以后继续按前方加减治疗至 2014 年 7 月 23 日，患者饮食睡眠尚安，不再身着棉衣，能够适应空调，大便日行，时干时溏，腹中"气包"时发但不疼痛，小便清长，阴囊潮湿已有改善。停止服用中药治疗，随访半年整体情况日趋稳定。

案例二：先天伏寒案

患者李某，43 岁，女。

初诊（2014 年 5 月 19 日）：患者为前案女儿，出生时体质极弱（险些被父母扔弃），90 年代曾有面瘫病史。2013 年起反复做 B 超显示：子宫内膜增厚、宫颈纳囊、子宫肌瘤、右侧卵巢囊肿。查有"两膝关节骨刺"。曾有长期抑郁史。平素怕冷，腰背明显，见有右下肢不适，月经不调曾隔月 1 次，另查有子宫肌瘤。颈椎常有不适，两目发胀，嗜睡，晨起必然立即大便 1 次偏烂，小便难控，平素汗少，梦多，胃脘胀满，口干，饮水则小便频数。刷牙齿龃，咽干少痰如涎沫，舌苔薄黄腻中有裂芯，舌质淡，病机考虑为先天伏寒，病在少阴。药用：制附片（先煎）15g，肉桂（后下）10g，干姜 15g，桂枝 10g，熟地黄 30g，黄柏 15g，细辛 6g，鹿角霜（先煎）30g，山萸肉 10g，砂仁（后下）10g，菟丝子 15g，补骨脂 20g，益智仁 15g，甘草 10g。7 剂。

二诊（2014 年 5 月 26 日）：药后嗜睡改善，饮食如常，腹胀减轻，矢气有增，大便逐渐成形，小便色黄，腰酸，右侧腰腹部偶有不适感（似掐非掐）。齿衄依然，起身和蹲下时均需用手抵腰方可。舌苔薄黄抽芯改善，舌质淡红，脉沉微细。适值月经将至，考虑患者先天伏寒痼疾多年，正气恢复绝非一日之功，药用：前方改制附片 18g，加生麻黄 5g，炒白术 15g，枸杞子 15g，杜仲 30g，炒蒲黄（包）10g，煅龙牡各 20g，独活 10g。7 剂。

其后，患者工作紧张无法请假就诊，父亲代诉取药两次，前述诸症进一步改善遂停药。

案例三：多病杂陈、顽固性便秘、胸痹案

患者崔某，57 岁，女。

初诊（2014 年 12 月 24 日）：患者多位亲人都是某军总医院医生，自年轻时产后出现便秘，长期使用番茄叶等药物；年轻时曾服用合霉素后查"肝区光点增粗"，一直以来总是自觉肝区满胀、郁闷；五年前因头昏发现血压偏低为 85~100/45~60mmHg，心率 50 次 / 分左右，常发早搏，曾发心绞痛，长期服用"三七 + 西洋参"制成的粉剂、麝香保心片等药治疗；长期便秘，大便溏烂漂浮，如不用泻下药则常七八日甚至十余日一行，每次都需要使用开塞露方能便出。近 2 个月来在某名老中医求治服用养心汤、归脾汤等化裁 2 个月余，睡眠和饮食似有所改善，但大便情况情况依然。刻下可见面色虚黄，最近出现口唇开裂，自觉口咸无味，手足偏凉，喜叹息，尿有泡沫，夜尿 2~3 次，舌苔中前部薄黄，舌体偏大，舌质偏暗有齿痕隐隐，脉沉细滑。病属脾肾阳气不足，气机郁滞，痰湿瘀滞。药用：太子参 10g，炒苍白术各 6g，茯神 20g，青陈皮各 6g，熟地黄 20g，当归 12g，法半夏 10g，枳实 12g，香附 15g，合欢花 15g，制附片 9g，炮姜炭 9g，黄连 3g，吴茱萸 5g，补骨脂 15g，益智仁 10g，防风 6g，砂仁（后下）3g，槟榔 10g，沉香（后下）2g，炒薏苡仁 30g，煨葛根 20g，炒荆芥 10g，紫石英（先煎）15g，5 剂。

二诊（2014 年 12 月 29 日）：自述在前医治疗期间从未有饥饿感，本次药后第一次出现。并且药后两胁胀痛满闷不适感消失，首次出现肠鸣，口中咸味减轻，但大便 5 日未行。盖心主血脉，心阳根于肾阳，肾阳虚则心阳不振，而见脉沉迟少力；肝脾阳气失于元阳温煦则肝脾气虚，而见喜叹息，肾司二便，肝脾肾阳不足则便秘必然。总之本病便秘当与阳气不足有关，无力推动大便外达，但补阳总宜阴中求阳，滋肾总宜兼顾中焦。用药先去前方中的风药，酌加温肾通便之品。考虑前方 5 剂"投石问路"药后既见小效，为增其力，加葶苈子泻肺气以通肠腑。药用：潞党参 10g，制附片 12g，干姜 15g，炒苍白术各 6g，茯神 20g，青陈皮各 6g，熟地黄 30g，当归 12g，法半夏 10g，枳实 15g，香附 15g，合欢花 15g，黄连 3g，吴茱萸 6g，补骨脂 15g，益智仁 10g，肉苁蓉 15g，砂仁（后下）3g，槟榔 15g，沉香（后下）2g，煨葛根 20g，紫石英（先煎）15g，葶苈子 12g，炒谷麦芽各 15g。7 剂。

三诊（2015 年 1 月 5 日）：药后周来，大便自行 2 次，口中咸味消失，饮食尚好，睡眠改善，夜尿 1 次，但见汗多，舌苔薄舌质较前转红舌体偏大，脉沉细滑较前有力。前从脾肾阳虚为主论治，元阳之气得复，五脏六腑气血津液通络已开，故见汗多，治疗本"善补阳者必阴中求阳"意，药用前方去葶苈子，改制附片 10g，干姜 12g，加肉桂（后下）3g，怀牛膝 10g。7 剂。

四诊（2015 年 1 月 12 日）：1 周来大便日行 1 次，并且能够自行便出，无需使用开塞露，但见收缩压 120mmHg，较平时水平升高，有时心悸，夜寐尚难理想，口有火辣感犹如含有"热炭"，舌苔薄黄，舌体偏大，脉沉细滑。脾胃阳气得以恢复，故见腑气通畅，目前血压增加当与阳气恢复有关，前方增加引火归元之功，目前虽尚未能奏获全功，整体局面得以扭转，应继续调理。药用：原方改制附片10g，干姜12g，黄连5g，吴茱萸3g，补骨脂25g，槟榔12g，加黄柏10g，知母10g，肉桂（后下）5g，五味子25g，玄参12g，怀牛膝10g，煅龙骨25g，柏子仁10g，生甘草6g。7剂。

1年后，携其丈夫（患代谢综合征）前来就诊，诉自己病情一直稳定未发。

（二）体会

所举三案皆伴有阳气虚寒，都用到温阳之附、桂、姜，但配伍各有不同：

案例一病情复杂，半年来虽经两次住院规范治疗，但其糖尿病控制水平一直难以理想，前来门诊求治的首要目的是解决便秘，而在四诊时却发现了患者更多的"不得隐曲"的其他诸多证候，治疗颇为棘手，随着治疗后便秘等症渐得改善不再是患者的最大痛苦，患者已经对疗效满意多多，尽管建议今后的继续治疗之路还应很久，但患者碍于汤药不便停服汤药（偶尔前来咨询一下，其间患者介绍亲人邻居前来求医者不少）。

案例二先天伏寒依据确切，从"脉微细，但欲寐"即可确立，取效颇快，显示经方的优势在于力专效宏！

案例三则是在某名老中医手上从心脾气血调治2个月未能建功，后该老中医因故停诊改来笔者处求治，初诊笔者从脉沉迟、口中咸味等症考虑当属肾阳虚弱，二便俱病者也多应从肾治，初诊仅开5剂作为"投石问路"，但从初诊到四诊的疗效一次好于一次，令笔者既在意料之中又在意料之外，但反思前医在2个月的治疗过程中的思路如此局限，又令笔者不解。

以上所举三案，病机分析和辨证用药思路都在病案中列出，在此无需过多赘言。反思这些病案，笔者立足于扶阳为主的辨证论治，尤其是组方配伍功夫尚欠火候，用药显得繁杂凌乱，需要在今后的临床中不断摸索，但一旦确认患者阳虚为主，大胆采用扶阳之法，取效之快实属意料之外，想来这正是火神派传人们所自豪的吧！但是否据此即可认为笔者也属于"火神派"了呢？想起邹云翔老中医早年曾在研读《回春录（王氏医案）》后撰写"为王孟英只用清热法的辩护"中列举王孟英重用附子等温剂 12 案以佐证"孟英先生亦是精擅温补之能手，固非偏长于寒凉轻清一隅者"，此话先得我心，为医者自当如此，于是有了本文标题之语。

二十五、疑难杂症"随证治之"案例刍议

一般而言，随着年龄的增长，体弱多病、多病杂陈，实乃自然而然。此时患者每多证候繁杂，或急或缓，或缠绵或多变，治之则在治病、治证、治症之间求得更佳的综合疗效。年轻人正气旺盛容易取效，但又不尽然，门诊上所遇八九十岁的高龄患者获效速度颇为理想者也不少见，深深体会到仲景"观其脉证，知犯何逆，随证治之"的实用性。本文仅举案例一则加以分析，供年轻中医参考。

（一）病案举例

患者何某，93 岁，男。

西医诊断：肾功能不全、肾囊肿、冠心病（心绞痛）、尿路感染、慢性前列腺炎、慢性胃炎、皮肤瘙痒症、皮肤血管瘤等。

初诊（2014 年 7 月 23 日）：自 2012 年以来检查发现患有"慢性肾功能不全、肾囊肿、冠心病、尿路感染"等病，最近在解放军某医院住院服用中西药物治疗 3 周余，反复检查血尿持续阳性（2014 年 7 月 10 日）尿常规尿隐血 ++，尿白细胞 +++，细菌（+++/HP），超声提示"肾功能不全影像、肾囊肿"，昨日复查"尿隐血 +++，蛋白可疑，白细胞阴性"，老人坚决要求出院，

后听邻居介绍前来门诊求治。刻下：尿频、尿急、尿痛，尿色淡红，夜尿四五次，夜寐不安，大便偏干，常服果导，舌苔薄黄，舌有裂纹，舌质淡有紫气，脉细滑。中医诊断：血证（尿血）。病机总属高龄体虚，肝肾不足，下焦湿热瘀滞，络热血溢。药用：生熟地黄各15g，牡丹皮10g，泽泻15g，山萸肉10g，车前草25g，怀牛膝6g，大蓟10g，白茅根30g，凤尾草20g，仙鹤草30g，茜草炭20g，大黄炭5g，炒栀子10g，炒黄柏10g，肉桂（后下）2g，炒槐花15g，荆芥炭6g，淡竹叶3g，甘草梢3g。7剂。

二诊（2014年8月4日）：前天复查尿常规隐血阴性，蛋白阴性，白细胞阴性，其余各项也均为正常。刻下：不知饥饿，稍有口干苦，多食则左胁肋胀满或有隐痛，夜尿4次，大便通畅，夜寐常流口水，舌苔薄，舌质淡有紫气，脉细滑。中医诊断：胃痞。病机总属下焦湿热得减，脾肾两虚指征显现，继续宗脾肾同治为旨，六味地黄丸加黄柏、肉桂、五味子、益智仁、乌药以益肾，苓香陈藿苏姜以醒脾胃之气，少佐清热凉血以治余邪。药用：生熟地黄各15g，牡丹皮10g，泽泻15g，山萸肉15g，砂仁（后下）5g，陈皮10g，香附12g，茯苓20g，干姜9g，益智仁10g，乌药10g，藿苏梗各12g，葛根20g，怀牛膝10g，凤尾草20g，茜草炭15g，制大黄6g，炒黄柏10g，肉桂（后下）3g，炒槐花15g，五味子12g，焦三仙各15g。10剂。

三诊（2014年9月10日）：药后食欲得开，食量复常，其余诸症得减，复查血尿持续阴性，遂停药至今。最近天气转凉，偶发心前区疼痛，自服用速效救心丸能够缓解，食少，腹胀，口干不苦，下肢乏力，大便偏干2~3日一行，舌苔薄黄舌质暗红有裂纹，脉细滑小数。中医诊断：胸痹。病机总属年高体弱，肝肾阴虚日久，心脾两虚，痰瘀阻滞脉络，遂发胸痹。治疗应两和心脾为先，理气化痰活血通络。药用：全瓜蒌15g，薤白10g，桂枝9g，丹参15g，旋覆花（包）10g，香附15g，法半夏

10g，茯神 20g，青陈皮各 5g，桃仁 10g，红花 9g，川芎 12g，黄芩 10g，黄连 3g，枳实 10g，党参 10g，石菖蒲 10g，炙远志 6g，焦三仙各 15g，鸡内金 15g，厚朴 10g，红景天 10g，甘草 3g。10 剂。

四诊（2014 年 10 月 20 日）：最近胸痛未发，饮食尚好，遂停药至今。大便不干，但见周身皮肤瘙痒，曾发干咳已止，尿等待时间较长，舌苔薄，舌质有裂纹，脉沉细滑。中医诊断：瘙痒症，胸痹。病机总属胸痹为本，身痒为标，瘙痒当与阴虚风动有关。药用：全瓜蒌 15g，薤白 10g，桂枝 9g，丹参 15g，旋覆花（包）10g，香附 15g，法半夏 10g，茯神 20g，桃仁 10g，红花 9g，川芎 12g，黄芩 10g，黄连 3g，枳实 10g，潼白蒺藜各 15g，地龙 10g，苍耳草 15g，五味子 12g，银柴胡 5g，炒荆芥 6g，防风 6g，乌梅 6g，玄参 10g，焦三仙各 15g，甘草 6g。7 剂。

五诊（2015 年 1 月 5 日）：前方药后皮肤瘙痒消失，遂停药至今，诸症平稳。10 天前再次出现干咳，痰少色白难咯，平卧时加重，在南京某医院摄片仅提示"两肺纹理增强、心影稍大"，口苦口干，大便尚调，另见有小便无力感，舌苔薄黄腻，舌有裂纹，脉细滑。中医诊断：咳嗽。病机总属肺肾阴虚为本，外寒里饮，饮郁化热为标。药用：南北沙参各 15g，天麦冬各 10g，蜜炙麻黄 4g，杏仁 10g，五味子 20g，干姜 10g，细辛 3g，炙远志 6g，浙贝母 6g，当归 10g，苏子梗各 10g，金佛草 15g，炒黄芩 10g，仙鹤草 30g，炙桑白皮 15g，葶苈子 15g，桔梗 6g，生甘草 6g。10 剂。

六诊（2015 年 4 月 27 日）：女儿代诉：服用前方后诸症皆平，期间曾有感冒自愈，近日来自觉胸闷，在市医院检查考虑"心肌缺血"，曾给予丹参酮输液治疗改善。目前饮食量少，大便干燥难解。中医诊断：仍属胸痹、胃痞，改益气养阴温阳通络、活血化痰治疗。药用：党参 12g，天麦冬各 15g，五味子 20g，丹参 15g，旋覆花（包）10g，香附 15g，茯神 30g，桂枝 10g，桃仁 10g，红花 10g，川芎 15g，黄芩 10g，黄连 3g，枳实 10g，降香（后下）2g，石菖蒲 10g，怀牛膝 10g，炒玉竹 10g，生蒲黄（包）10g，炙远志 10g，制附片 9g，肉苁蓉 10g，焦三仙各 15g。7 剂。

七诊（2015 年 6 月 10 日）：服用前方后饮食既已复常，遂停药至今。补诉自去年中药治疗以来肾功能和尿常规始终正常（最近初诊前的原住院医院肾科医生来家中随访，追问采用何种方法使得尿隐血转为阴性）。近来因既往背部血管瘤及前列腺增生手术瘢痕等多处瘙痒剧烈而来诊治，自述余无所苦，查体可见上肢血管瘤已有 60 年，左下肢另有一处色斑，周身头部多处如疮。腹部有时隐有不适，大便偏干日行 1 次，下肢稍浮，舌苔薄舌质淡有裂纹，脉细滑。中医诊断：痒症。病机总属数十年之痰湿之体，仍能颐养天年至今尚健，可见"有病不治常得中医"。治疗重在综合调理。药用：党参 10g，沙参 30g，天麦冬各 10g，五味子 20g，旋覆花（包）10g，炒蒲黄（包）10g，茯神 30g，桂枝 10g，赤芍 12g，桃仁 10g，牡丹皮 10g，黄芩 10g，枳实 10g，白蒺藜 20g，黄柏 10g，怀牛膝 10g，钩藤 15g，蝉蜕 12g，防风 10g，白僵蚕 10g，白鲜皮 15g，地肤子 15g，皂角刺 10g，威灵仙 12g，焦三仙各 15g。7 剂。

八诊（2015 年 6 月 24 日）：服用前方 3 剂后周身瘙痒已愈，近因夜尿频多来就诊，夜尿平均 2 小时 1 次，但无尿等待和尿余沥，目前饮食正常，大便偏干，常有弄舌，舌苔薄，舌质淡偏暗，舌有裂纹，脉细滑。中医诊断：尿频。治从肺脾肾入手，兼顾化痰祛湿。药用：生黄芪 20g，党参 10g，沙参 30g，五味子 20g，茯神 15g，桂枝 10g，益智仁 12g，乌药 10g，山萸肉 10g，黄柏 10g，煅牡蛎 30g，金樱子 15g，石菖蒲 10g，郁金 10g，伸筋草 10g，鸡血藤 15g，葛根 25g，蝉蜕 15g，白僵蚕 10g，锁阳 10g，鸡内金 30g，焦三仙各 10g。7 剂。

患者女儿于 2015 年 11 月专程前来告知患者近日因心梗而逝，一家人感谢中医让老人多活一年多时间。

（二）案例分析

本例患者，罹患慢性肾功能不全、冠心病（心绞痛）、尿路感染等近十种疾病。从前述一年来的八次处方的药量来看，相对于老人而言还是偏大了一些，但考虑患者每次服药时间不长，不至于产生药物毒性蓄积。但从整个治疗过程而言，患者呈现出多种"疾病的主次""虚实病机的主次""证候的主次"等都有"变"与"不变"的复杂临床特征，八张处方都是注重复合病机网络，采用复法制方，基于整体观，"观其脉证，知犯何逆，随证治之"，采用辨证论治的用药思路。

从八次诊治思路而言，首诊因"血尿"住院治疗月余未愈，西医认为"已不可根治"，故改来中医门诊求治，意外的是一周以后血常规即恢复正常并且持续至今近一年未发。二诊因"胃痞"、三诊因"胸痹"、四诊因"身痒"、五诊因"咳嗽"、六诊因"纳差"、七诊因"身痒"、八诊因"夜尿频"，这些主症分别成为患者的主要求治目的，结果是前七次每次药后随即取得上佳疗效，每次复诊时老人及其子女都是满怀欢喜感谢不已，在笔者的心中总在思忖的是：能否有把握让其这八诊能够获得同样的效应？

对于该病例，以围绕"通过综合分析所获得的基本病机"，结合"当前主要证候所反映出来的阶段病机"，确立基本治法的持续使用和阶段性病机的随证治之，基本上都取得了理想的治疗效应，笔者曾暗暗思忖良久："何以见效如此顺利？"是笔者的辨证用药准确、制方用药精到吗？并不尽然！是老人身体素质好对药物反应敏感吗？显非如此！还有待探讨。

（三）诊余杂谈

从该案例之效应联想到：一方面，一些患者为所谓怪病而四处求医，甚至有求诊过数十位国内知名中医者，更有自己购书自学中医或在网上百度中医知识为自己检方索药者。另一方面，有些为医之人，偶然治愈几数人，便生得意，自认为高人一筹，便以名家自居，四处广而告之。对于两种情况，其实无论是患者还是医者所应思考的是：有效为何？无效为何？

许多患者喜欢在亲朋好友甚至病友亦或媒体广告的推荐下寻找医生，但是，何以名医治不了的病症换个普通医生疗效反而上佳？仔细想来，"医道无穷"，医生之路实际上是一种修行之路，平时多想想世上尚有那些无论怎么变方总是罔效的患者，还是潜心定志，继续感悟医道、探求医术才是正途！

在笔者看来，中医、西医都不是"神"，能不必用药的就最好不给予药物治疗。如果一个患者在医生手上治疗三五次或者住院治疗一两周以上，还不能对自己所患疾病或有关的基本养生保健知识有所了解，那就是医生的过错。面对疾病，作为医生绝非是万能的，医生的责任／作用不过是尽己所能给患者制定一个合理的诊疗方案而已，最终方案有效没效的关键已不在医生而在于患者自身（包括其自身意志力、抗病能力、配合治疗程度等多方面）。

前来笔者的门诊就医的患者，经常会被告知"你可以不用吃药"之类。如亚健康患者，饮食起居、情志和运动处方最为合适，较之于药物，此三者的疗效不可小觑。又如对于代谢综合征的患者，如果能够严格做到饮食处方和运动处方要求，其胰岛素抵抗指数都会很快改善；如是饮酒所造成的疾病，虽患者强调因工作压力难以戒酒，笔者往往也不再给予开药治疗，否则会让其误解为既然吃药了继续喝酒也没有大问题；对于乙肝病毒携带者如果仍然处于免疫耐受期并且没有任何既往或当前存在肝脏损伤的证据，完全可以不用任何药物治疗；对于急难杂症，如果有把握一两次药物能够治愈的患者，或者经过一段时间调治可以不必继续服药的患者，自然都可以自信地告知患者"服用完这次处方药物就可以不来了"。

面对患者，通常笔者决定给予开中药处方的一个参考依据是当前有没有自我难以控制的证候表现，或是否有需要治疗与预防复发的某些难治疾病。对于有证候表现的采用辨证论治常会有效，若非则还是建议"有病不治"。临床不仅常见不少郁病患者，甚至其他许多病症的患者，如果性情起居等不变，纵百法治疗疗效必罔。又如患者舌苔黄舌质红而有裂纹多者，往往就是一位肝火偏旺的性格，中药调理对于证候而言固然会有疗效，但其如若在性情上不能慢慢有所改变，其证候每多复发，这些则是非医者所能解决的了。

二十六、中医临床思维的四个层次

目前西医对许多常见疾病都已有"诊疗指南""专家共识"或"临床路径"，但临床上即使是这些指南的制定者之间面对同一患者采用的具体实施方案也往往不同，疗效自然有异，可见临床医学思维与医疗决策的重要性。

与西医不同的是，中医临床选方用药的个性化特征更强，五运六气也好，三因制宜也好，辨证论治也好，病证结合也好，其实都在追求中医诊疗思维中的共性与个性。由于不同中医的学术背景、临床经验等多方面的不同，同一时间地点面对同一患者所开出的处方用药也往往有异——当然，面对同样的复杂病证能够获效的方药未必只有一个正确答案。正如明 · 孙志宏《简明医毂 · 要言十六则 · 制方定规》中说："医有成法，有活法。成法师不可悖，活法因时不可拘。"

刘德麟先生曾与笔者谈及中医临床处方用药思维的四个层次，本文对此进行解读。

（一）死法死用

"死法死用"是指执某种治法或固定处方治某些特定对象的特定病证。岳美中先生对病证结合下的分型论治也认为属于死法死用范围。

这类中医通常见于初学者或没有系统学过中医的人，或只读过方书而对医书涉猎较少之人。例如：

民间常有人凭一个"祖传秘方"就可"走江湖"，病人之间也常常互相传抄一些偏方、验方，这往往属于专方治专病，用得好有时候也能获得良效，例子很多。笔者曾见到民间中医对骨折患者采用老母鸡加中药大锅煎煮后外用治疗而愈者，或对于肝硬化腹水患者给予几粒黑药丸让患者服后泻下稀水样便而使腹水减少，或对于黄疸采用发疱疗法使其皮肤流出黄水之类，其实这些方法古书上都有记载，取来一用而已，患者一般并不会追究其疗法无效后的医疗责任。

而初学中医者喜欢从教科书上或其他医书上找来偏方一个，在临床上寻找相应病人，背会了几个经方方证就来应对临床复杂性问题，辨证分型论治的教学方法容易误导初学者"死法死用"，临床疗效显然难以取得上佳，属于前人所称"执方寻病"之弊，容易陷入"读方三年，便谓天下无病可治；及治病三年，乃知天下无方可用"之囹途。

中医史上有个著名的典故，在宋·叶梦得《避暑录话》中记载了大文学家苏轼滥用"圣散子"的后果："宣和后，此药盛行于京师，太学诸生信之尤笃，杀人无数。"因为圣散子以温药为主治疗寒疫自然有效，但因苏轼之文学政治盛名而将之用之于瘟疫致使杀人无数，正是执死方治活病的典型案例。

"死法死用"的典型例子还有"胡万林重用芒硝"案。90年代笔者曾买下柯云路所写《发现黄帝内经》品读，读后方知是书实在不该买，从中知道了胡万林在西北地区用芒硝可以治百病但到了中原却致死多人，后来得知其因非法行医被取缔并在狱中沉寂了十多年，最近网传胡万林再次因此弄出人命——没想到这十多年过去了胡万林居然还没有好好读读中医，反倒是依然依据他那老法子"死法死用"。日本人用小柴胡汤治疗各种肝病更是属于典型的"死法死用"之例——只学到中华传统文化的皮毛而已。

（二）死法活用

"死法活用"是执某种治法或经典名方／验方不变，但能灵活配伍加减或灵活选择适用范围。

这类中医通常是既熟知某种治法应用原理又掌握相应方药变通技巧——如读过伤寒杂病论或其他名家医书，并在临床上积累了一定的经验，能够以某法某方为基础随证加减用药，或能够扩大该法该方的适用范围，疗效较第一层次明显提高。某些地方的民间中医常被人称为"张柴胡""李桂枝"等既属此类——以一张小柴胡汤或桂枝汤，随症加减，灵活用药，大大拓宽了该方的临床应用范围，做到了善用某法、活用某名方，完全可以在一方水土"小有名气"。笔者曾偶遇一位民间中医擅长治疗腰腿疼痛，所用只有一张身痛逐瘀汤，随证化裁，或辅以针灸推拿之类，疗效颇好，若遇不能治疗者便自称"我治不了"，如此门诊开业多年，养家糊口不成问题。

成方的意义原本在于学习与模仿应用，朱丹溪曾谓："有方无论无以识病，有论无方何以模仿？"临证之际在辨证准确之后，通常可以选择一两张较为"方证相应"的成方为基础，然后随证加减以实现完全切合患者的病机，使疗效实现最大化。对此，王子接《绛香园古方选注》谓："处方则一成而不易，用法则万变而不滞……独于方之有矩，法之有规，犹鲜有旁推交通之者。夫用药之道，等于用兵，废孙吴之法，而曰我善为阵、我善为战，乌合之众，其不足为节制之师也明矣。然车战之制，房琯用之而卒以致败，则神明变化之用，终有未尽也……其间辨五行之生化，察天时之温严，审人事之阴阳虚实，与夫药性之君臣佐使，无不调而剂焉，所谓运用之妙，存于一心。"

中医史上，张仲景对小阳旦汤变通为桂枝汤，进而设有临床随证加减法近30种、李东垣补中益气汤二十八种加减法等，皆可属于"死法活用"的范例。所以，现代人学经方，应从经方到经方类方从而上升到"死法活用"的层次，如果按一些经方家所说经方只能加不能减并无道理可言，仲景本人正是通过活泼的加减而使112方变成397法，叶天士更是活用善用。

至于近年来最富争议的"火神派"，一般火神派的学习者其实只是"死法死用"。据说某著名"火神家"到某地中医院会诊五例病人时在每位患者床前都脉诊良久，并且在开方前更是沉思良久，但结果却开出的几乎是同一张扶阳方——异病同治乎？实际上是"死法死用"，反观火神名家如郑钦安、吴佩衡、祝味菊、范中林等医案可知，火神名家们实际上都能做到"死法活用"。有人曾谓"敢用、广用附子算不上火神派，善用附子才是扶阳家"，不无道理。

江苏有位民间中医叫薛振声，针对风寒、痰凝停滞、湿困、水停、血热血瘀五类常见病因相互交织、影响和并存，而集桂枝汤、枳实薤白桂枝汤、平胃散、五苓散、小柴胡汤等方剂或中药组合成"全息汤"（柴胡12g，桂枝10g，白芍10g，瓜蒌10g，薤白10g，枳实10g，苍术10g，陈皮10g，厚朴10g，白术10g，茯苓10g，猪苓10g，泽泻12g，生地黄10g，牡丹皮10g，甘草10g，生姜10g，大枣10g），以此为基础加减法有98种，数十年以之治疗各种疑难病症，极少失误。实则属于"死法活用"，但此死法却非一法，而是复法，这犹如古人有五积散、越鞠丸、柴胡桂枝龙牡汤、乌梅丸等皆是复法制方之后，随证加减变通可以应对多种病症。

（三）活法死用

"活法死用"是指在掌握中医理论和多种不同治法的基础上灵活应对一定之病症。方法虽活而应用起来是却有相应的技巧、原则或规范（此处的"死用"实为褒义），这已属"圆机活法"

的水平了。

在张仲景之前的几千年，中医已经形成了很多有效验方，但如何应用这些数千年经得起疗效考验的方药成为难题。历史赋予张仲景的机缘是遇到了张伯祖和《汤液经》及其世事人生历练，而赋予仲景的历史责任之一就是"博采众方"，使之推广应用而济世活人，把自己在临床应用过程中积累的成败得失如实记载下来，而成《伤寒杂病论》一书，《伤寒论》中397法113方，连同《金匮要略》245方，总计只有323张左右的经方，由于其疗效可靠、配伍合理、法度严明、主治明确、结构规范而为传世良方。张仲景之于中医的意义在于能够执这些有限的经方活用到各种外感内伤急难重危病证过程中，做到"观其脉证，知犯何逆，随证治之"，这正是"活法死用"。完美地把有限的治法方药应对于无限的临床复杂多变的各种病证，做到了"死法活用"和"活法死用"的有机结合，故成为后世历代医家学习之楷模，堪称"医圣"诚不为过。

（四）活法活用

"活法活用"是指能从整体、动态的视角面对人体生命健康与疾病状态，深谙中医立法制方原理和古今中外各种有效方法，做到天人合一、三因制宜、标本缓急，或治人或治病或治证或治症或治体质，或一法直指病的，或数法数方临机应证组合，临证选法用方用药能够"随机应变"，组成施治的处方虽然只有几味并不起眼的常见药物，却能够抓住复杂疾病状态过程中的核心或关键所在，把握疾病发展的全局，或步步为营，或攻或守，或攻守兼备，落笔便是名方，出招便能制胜。

"活法活用"可谓是"手中无剑，心中有剑"，其精神体现在《黄帝内经》之中，但后世医家鲜有能够践行，许多名医往往只是在某些时候或某些方面做到了"活法活用"，相对而言，叶天士可称"活法活用"的代表性中医大家。但后人眼中的叶天士，往往容易走向极端，要么认为叶天士是温病大家，要么认为叶天士是杂病大家，要么认为叶天士是真正的经方大家，要么认为叶天士用药小方轻灵为其长——"四两拨千斤"，要么认为小方轻灵为其短——"不痛不痒"。世人不知叶天士以高出常人的心智，不仅仅有家传更有亲拜17位名医为师的事实，不仅熟谙《黄帝内经》之旨，更精通《伤寒杂病论》，还饱读前贤历代中医各家而能融会贯通（当然这还得益于其与张仲景所处的时代背景有所不同）。遵王子接谓"盖医之精义，皆具于书"，叶天士提出："盖病有见证，有变证，有转证，必当灼其初终转变，胸有成竹而后施方。"更提出："自古医书以备，学者神而明之，临机应变，治病有余。"叶天士在病案中能够常说"用某某法"的原因在于他掌握了古今许多治病妙法，临证随机拿来一用而已。可惜后人能够读懂叶天士的病案实在是少之又少。人们称叶天士为"神医"，并非偶然。

（五）结语

纵观上述四种中医临床思维层次，前两种尤其是第二个层次的中医最容易形成某某流派，第三、第四层次则难以划分到什么派别。明代张景岳可谓是对《黄帝内经》深有研究，称得上是饱读医书之人，但其临床制方用药思维的习惯上却仍在局限在前两个层次的水平，所以后人称之为"张熟地"，可见其未能脱离温补派之列。张仲景、叶天士的临床思维在第三、第四层次水平，所以只能归属"辨证论治派"，近代的蒲辅周、程门雪、岳美中、焦树德、周仲瑛等诸老也是如此。

笔者很赞赏徐灵胎在《医学源流论》中的"病深非浅药能治论"所论："天下有治法不误，而始终无效者。此乃病气深痼，非泛然之方药所能愈也……必当遍考此病之种类，与夫致病之根源，及变迁之情状，并询其历来服药之误否。然后广求古今以来治此症之方，选择其风上种种治法次第施之；又时时消息其效否，而神明变通之，则痼疾或有可愈之理。若徒执数首通治之方，屡试不效，其计遂穷，未有不误者也。故治大症，必学问深博，心思精敏，又专心久治，乃能奏效。世又有极重极久之病，诸药罔效，忽服极轻淡之方而愈，此乃其病本有专治之方，从前皆系误治。忽遇对症之药，自然应手而瘥也。"这段论述所寓高见良多，实为临证面对疑难痼疾医者所应具有的思维分析：既说出了疑难病的治疗因为病邪深伏而病机诡异，治疗绝非能够速效；又告诉人们面对疑难病症，可以首先常规采用专病专方或通治方（近代余瀛鳌先生倡导）甚或验方治疗，如无效则应博览群书，广求古今名家治验，或时时消息之或神明变通之，所用方药当守则守当变则变。对于审机辨证皆无误却法效者，可考虑病之特异性，有时清淡平实的验方反可望获得速效。

在笔者看来，以上中医临床处方用药思维的四个层次之于当今，最值得学习、推广或追求的并非"活法活用"而是"死法活用"和"活法死用"。这是因为，较之"活法活用"而言能否易学易用很重要。"死法死用"并非没有可取之处，但临床疗效要获得最大限度的提高，必然要从"死法死用"走上"死法活用"和"活法死用"的层次，后者更应当成为人们追求的目标，二者只要用心和坚持学习就能够掌握和应用，在当今医患关系的背景下，"活法死用"尤显得更为重要。

二十七、如何应对患者多病杂陈复杂状态

门诊经常遇到一个患者同时罹患多种疾病，笔者将之称为"多病杂陈"状态。如有一张姓老年病人，两年前就已诊断为"高血压、脑梗死、2型糖尿病、慢性丙型病毒性肝炎、青光眼等"，该患者曾经熟人推荐到外地某著名中医肝病专家高诊后得到一张处方——由一贯煎原方加垂盆草而成，笔者想：以这样的处方来应对患者目前的复杂状态，究竟能够取得怎样的治疗目标？

事实上，面对这种情况，由于目前专科分化很细，患者往往很难找到相应专科求治，如何把握同一患者所罹患多种疾病间的轻重缓急？如何在此过程中制定的治疗方案能够最大限度使临床疗效实现最大化？医学的目的究竟如何？中医和西医究竟在医学过程中各自有着怎样的价值？都是现有医疗体制和中医西医各科医生都值得关注的重大科学问题。其实，中医对此大有可为，基于"复合病机理论"的"复法组方"即是应对措施之一，本文试举门诊一例病案以说明之。

最近，这位患者辗转国内多处名家诊治后时隔两年又重新远道而来，谋求当下其最佳治疗方案，于是，有了写作本文的念头。

（一）"多病杂陈／多病并存／多重病"现象普遍存在

作为临床医生，每天都会遇到这么一种挑战：许多患者处于"多病杂陈"／"多病并存"／"多重病"的困境，无论是诊断、制定治疗方案，还是具体选择用药方面，都非常复杂。前边所举张姓患者，两年前、现在、三年五年后甚至十年后，可以说这几种病都会始终存在，而且更多的疾病如肾病、冠心病、脑梗死、肝硬化等都还会接踵而来，每种疾病可能都需要若干种药物治疗，不同药物间相互作用又极为复杂而不可控制和预测，究竟要给予这类患者怎样的中西医治疗方案呢？无疑，对方案取舍的不同，一定会造成预后的不同。作为临床医生，如何面对这种挑战，不管你是中医还是西医，是小医生还是大专家，都是不可回避的重要临床实际需求问题。

随便打开一份住院病历，尤其是中老年患者，包括社区保健、单位体检报告，许多人处于"多病杂陈／多病并存／多重病"状态。加拿大魁北克省沙格奈河地区进行的一项有 21 个社区医院参加的研究表明，在 18~44 岁组多重病的患病率为 69％，45~64 岁组为 93％，65 岁以上组达到 98％；患慢性病的个数在年轻组为 2.8 而在老年组升至 6.4。

（二）"多病杂陈／多病并存／多重病"的不良结局

在概念上，"多病杂陈／多病并存／多重病"的"病"主要是指西医疾病的"病"，是指多种疾病并存。

1."多病杂陈"不能等同于"多脏器功能衰竭"

后者往往见于急危重症或慢性重症疾病末期，二者的不同之处在于后者的救治目的是以留住生命最为主要；而前者多数未必马上就有生命危险，但可能有几种需要立即长期给予相应的治疗，有些又不需要马上用药，有些根本是无药可治，更有不少时候需要对症用药，这些于一身的若干疾病同时需要治疗方案的选择。用药主次和药物叠加、药物之间的相互作用带来相应难以预测的不良反应和高额的医疗费用支出，都是无法想象的。

2."多病杂陈"不能等同于"复杂性疾病"

复杂性疾病（complex disease）是指心脏病、肿瘤、糖尿病、肥胖、精神疾患等大量的慢性非传染性疾病严重威胁着人类健康疾病的发病机制复杂，受多个基因及环境因素的影响而言。随着人口老龄化，复杂性疾病对健康、经济与社会的影响越来越出。人们曾热切地期待着人类基因组计划的进展会回答复杂疾病的各种难题，现在又在期待蛋白组学（prteomics）、药物基因组学（pharmacogenomics）、环境基因组计划（environmental genome project，EGP）的进展，期盼能够采取基于基因组信息的疾病预防措施，对新生儿进行疾病易感基因的识别，在早期把风险人群筛选来，然后对其环境因子、生活方式实施干预，期盼着当不幸患病时，可以进行基因诊断与基因治疗。事实上，到目前为止，在复杂性疾病病因研究方面的进展远没有满足人们的期望。

3."多病杂陈 / 多病并存 / 多重病"多伴有不良结局

多数临床医生给予的方案往往都是"有失偏颇"的，如前文所举张姓患者就是，那位全国知名肝病专家不过是站在慢性肝炎常用药的惯性思维角度（开具了那张一贯煎加垂盆草方）。事实上，这位患者也曾多次找到西医肝病专家都被告知"你这种情况无药可治"。的确，多数医生只能站在本专业（专科）的角度考虑问题，经过数种疾病的相应专家的多种建议之后，患者早已"手足无措"！

早在 2007 年 5 月《英国医学杂志中文版》就有一篇"多病并存的多重挑战：这个时代已经到来——关注日益增长的脆弱人群的需求"，高度关注了这个问题，提出多重慢性病状态带来的不良结局包括：患者生活质量降低、精神抑郁、住院天数增加、住院时间较长、术后并发症增加、医疗费用和死亡率增加。多重疾病状态还会影响保健措施的实施，并可能导致自我保健需求更复杂、对医疗机构职能（如可及性、协同性和会诊时间安排）的挑战、多重用药、急救设施使用增加、诊疗指南应用困难、诊疗工作不连续、昂贵和无效。

这方面，笔者认为国内的情况实际上要更糟糕一些，至今关注文献并不多见，令人忧心。

（三）面对"多病杂陈／多病并存／多重病"的挑战，没有现成的医疗模式

此前，大多数科学研究和临床实践几乎都是基于单一病种模式，并不适合情况复杂和健康问题重叠的病人。比如，作为循征医学证据的主要来源，随机对照试验（RCT）本身就是将研究对象随机分组，强调措施投入的功效，并排除了多病并存的患者，以最大限度减少偏倚，因而其研究结果限制了应用于人群外推的有效性和合理性。

往往，人们特别关注某一种疾病的复杂性，从发病病因到疾病演变过程。如国内外都有不少常见病相关指南，但指南对临床的指导价值又远未能尽如人意的原因就在于疾病具有相当的复杂性，如高血压、糖尿病就有好多药物与方案。当临床医生面对的是"多病杂陈／多病并存／多重病"时，无疑更为复杂，但此前很少有人关注这个问题。

自从"循征医学"发展以来，为世界上许多患者带来了无限的获益，每个临床医生如及时更新和掌握一些循征医学证据用于指导自己的临床医疗决策，显然是会有益于患者的；"体质学说"兴起于近二三十年来，起初以上海匡调元教授最有研究，近十多年以北京王琦教授的研究更深入、系统，并不断得到更多学者的响应。如今，体质理论相关研究成果也已开始指导临床，并有益

于临床了。而面对"多病杂陈 / 多病并存 / 多重病",现有的"循证医学"和"体质学说之九分法"都显得"黯然失色",这是因为,循证医学证据多来自单病种的大样本证据;单一体质之人实际上少之又少;多重病较之于体质是更为复杂的一种不良状态;最新兴的所谓"转化医学""精准医学""叙事医学"等更是与之几无任何"相搭"。

国际上对"多病杂陈 / 多病并存 / 多重病"的研究尚处起步阶段,但迄今已有许多研究对其流行病学特征、对躯体机能的影响及其测量方法进行了探讨。但多重病状态对医疗过程的影响以及对这些病人如何提供"最佳保健"的研究却很少。中医、西医都鲜有关注!这也与此前的科研思路与方法局限有关。

(四)如何应对"多病杂陈 / 多病并存 / 多重病"

令人欣慰的是,早在 2006 年 12 月湖南中医药大学程丑夫教授发表了"论多病并存的中医治疗"(《中医药导报》),程教授站在中医角度从以下几个方面进行了论述:①痼疾与卒病并存、先治卒病;②轻病与重病并存、先治重病;③跨病辨证论治、异中求同;④治病治人、以平为期。总的思路是多病并存时,在治疗上不能受"病"这一概念的禁锢,而应全面权衡,整体把握,分清主次、轻重,灵活处之,甚至舍病从证,跨病论治"。这的确是一篇好文章,省下笔者不少笔墨,先得我心,但于临床实际,又远远不仅于此。

因为,"多病杂陈 / 多病并存 / 多重病"的复杂性、多变性、个体性——远非几句话、几篇研究报告就能够说得清楚。无论是中医还是西医,面对患者存在"多病杂陈 / 多病并存 / 多重病"复杂性状况的时候,是不可能由患者自己到各科医生那儿分别求诊,进而有患者本人进行方案取舍。也就是说,首先要求医生必须是知识面较全的,最好是全科医生,但不是"五音不全"的全科医生。

首先，作为医生，你要知道患者所患若干疾病分别处于什么阶段？各自的病情与预后如何？这些疾病之间在发病机制上面有哪些共性、个性和显著的或潜在的关联？哪一种或哪几种疾病是影响患者远期预后，哪一种或哪几种疾病可能随时或近期内会有严重的不良事件发生，其发生的可能性有多大？如何预防？是否每种疾病都必须终身治疗，能否最大限度精炼用药？用药主次如何？能否一药多治或多病一治？

其次，从中医而言，需要思考的内容可多可少，前边程教授的思路可供参考，但有一点，基于中医药复方作用的特点、中医整体观、动态演变的辨证论治观思想，实际上，还是能够应对此类难题的。《黄帝内经》中的"标本论""谨守病机，各司其属""疏其血气，令其调达，而致和平"等思想已足矣。

再次，作为医生，要清楚，中、西医对不同疾病和同一疾病不同阶段或不同治疗目标有着不同的优势与不足，如何灵活选择中医和西医，各种手段与方法，如何能够恰当地应用于某一具体患者当中，的确是患者本人无法做到的，也不是某一专科医生所能做到很好的。

（五）有关"多病杂陈／多病并存／多重病"研究展望

围绕"多病杂陈／多病并存／多重病"复杂性状态这一现状，今后要在医学教育、医学培训（继续教育）和医院诊疗管理体制方面进行关注，中医高等教育课程设置中，要求学生不仅要学习西医，还要学好、用好西医；比如在医院可以建立多重病临床研究中心或会诊中心，或对西医专家也要强制参加"西学中"培训等，一定会让更多患者受益！

未来医学界如能把此作为临床医学重点研究内容，那将是有益于患者的好事情，是有益于医学科学进步的重要举措，更是有益于"医学的目的"这一根本。"医学目的的研究促使人们从哲学的高度认识全球性的医疗危机的根源和解决这一危机的正确的方向"之于"多病杂陈／多病并存／多重病"复杂性状态的挑战，同样是令人神往的一种境界。

数年前笔者曾说过：未来的"医圣"应该是能够掌握中西两种医学且能够灵活应用到极致的人。其实，现在看来，"医圣"是应当是能够很好应对解决"多病杂陈／多病并存／多重病"这类高度复杂性医学科学难题的人。于是，笔者想起了已故国内外知名肾病专家叶任高教授，这位西医 5 版《内科学》教材主编，同时又是家传中医而功底深厚、著作等身，早年网上有篇"叶任高先生——孤独的麦田里的守望者"曾让笔者感动不已。至今笔者仍然认为，能够像叶任高教授这样中西兼通，就基本能称为现代医圣了！

（六）张姓患者临床方案的优选思路

"多病杂陈"状每多属于中医"内伤杂病"范围，病性为本虚标实，多属于"复合病机"范围，从治则而言，需要补虚与祛邪并用。从治法而言，补虚包括补气、血、阴、阳、津液、精气等不同，祛邪路径主要有有发汗以透邪外达、泄下通腑以祛浊毒、利小便以祛湿热，所祛的病邪则有诸郁、外感六淫、内伤诸邪，具体如疏风散寒、润燥生津、清热祛火、化痰祛湿、利水化饮、解毒散结等，采用复法组方，对于疑难杂症而言复法制方的确是不得已为之。

该案从西医而言，"脑梗死、高血压、糖尿病、慢性丙肝和青光眼"中，青光眼暂时不需要考虑治疗用药；糖尿病和高血压重在降糖和降压保持血糖和血压的长期稳定，需要终身服药治疗，以减少脑梗死、冠心病、肾脏病等并发症的进一步发生或加重，国际上都有现成的防治方案和诊疗指南；而丙型肝炎，这种情况下已经失去应用国际上标准抗病毒（长效干扰素＋利巴韦林）方案的意义，除非可以考虑应用新近上市的第二代直接抗病素药物 DAA。而且，该患者已经接近 70 岁尚还没有发展到肝纤维化肝硬化的证据，所以，即使以后转化成肝硬化失代偿期，通常还需要 10~20 年甚至更久，可不必为此而过多用药。所以，综合判断，目前西医治疗的重点在于高血压和糖尿病及其并发症的防治方面，当然，在其后的病程中，更要根据各病主次，随时调整方案。

从中医而言，对"多病并存"，从整体观、动态演变的思维模式采用辨证论治方法，随证治之。结合四诊信息，很容易判断出该患者处于"虚实错杂"状态，病机核心是"痰湿瘀热互结、气阴两虚"。因此，中医治疗可以给予益气养阴、清化湿热瘀毒等方药，"随证制方""随时用药"，如此，对几种疾病及其相关并发症都有较好的防治作用。何乐而不为？若作为肝炎科医生仅凭经验给予一贯煎加垂盆草、作为内分泌科医生仅关注糖尿病凭经验予益气养阴清燥热、作为心脑血管科医生仅关注高血压凭经验予滋肾平肝潜阳，不仅本病难以获得最佳疗效，其他病症问题必将接踵而至。这些都是专科医师辨病论治的思维惯性之弊！就患者而言，上述西医的治疗无法用中医代替，中医的治疗也不能用西医取代，这不能叫做中西医结合，但作为两种医学手段，从不同侧面解决或应对同一个病人的实际疗效需求而言，似皆不可缺少！

（七）关于"医学的目的"

近百年来，西方国家"医疗费用的恶性膨胀引发了全社会医疗体系的严重危机"，"造成医学目的的失落的原因"不仅因为现代医学"无限制地追求技术的进步"，盲目地认为"技术的进步总是好的"，更为根本的是医疗行为商业化，必然导致医学目的扭曲而把医学的发展引向邪路，后者又是整个社会商业化的必然。为此，人们提出"医学目的（GOM）的研究促使人们从哲学的高度认识全球性的医疗危机的根源和解决这一危机的正确的方向"，并进而提出医学的未来发展的原则应当是从医学发展的"优先战略，应从旨在治愈疾病的高科技发展"转移到"预防疾病和损伤，促进和维持健康"上来，未来的医学应该是"高尚的"，应该充分"尊重人的选择和人的尊严"。对此，一直以来正是中医的特色的优势所在，也是今后中医需要更加重点关注之处。

二十八、"有病不治，常得中医"新解

东汉班固《汉书·艺文志》有谓"有病不治，常得中医"，其中的"中医"通常被解释为"中等水平的医生"，《中国医学大辞典》有"中医犹言中工"，孙思邈所说"古之医者，上医医国，中医医人，下医医病；上医听声，中医察色，下医诊脉；上医治未病，中医医欲病，下医医已病"即是此意。而《医古文》则释之为"有病与其被庸医误治，不如不治，反而常能符合医理"，另有不少人从不同角度对其进行了解释但多有歧义。本文基于当今社会背景对"有病不治，常得中医"进行解读，以享同道。

（一）何谓"有病"

什么叫"有病"？这是一个很难准确界定内涵的一个复杂问题。

"有病"，无疑是与"健康"对应的一个概念，也即"不健康状态"就是"有病"。正常人自我感觉身体不舒服就常首先想到自己是否患病了，但有病未必立即出现自觉证候。

从中医而言，凡是见有五脏六腑之阴阳虚实偏颇——或因体质本就如此或因疾病所致——都会呈现出"不健康状态"，也都可成为"有病"的范围，后者更多时候是指"有异常的证候可见"。但对于这些"有病"究竟属于西医的何"疾病"，却是一个极为的复杂问题。

在西医视角下，明确疾病诊断是现代西医学临床诊疗过程中最为重要的一环。西医大夫每天耗时最多的就是努力对所诊治患者进行"准确的诊断"，通过各种检查手段以明确疾病诊断并判断病情轻重。在通常情况下只要诊断清楚了，相应的治疗方案也就大致确立了，然后便处于"该用的药物都用了"的状态，至于疗效如何往往不再是医生的责任了，此时的患者是否还是寝食难安，还是疼痛发热，还是腰酸背痛，还是疲劳乏力口干口苦头晕上火之类，那都不是西医所关心的问题了。"慢性疲劳综合征"的病名用了几十年，至今仍然不能把其发病机制搞清楚，更无从谈起治疗。这表明，西医的疾病诊断本质上是寻找"病因或病灶"——病毒细菌和肿瘤细胞自然都是特定病因或病灶——治疗的目标也多是针对病灶本身，但血糖高血压高风湿病却没办法确立这种特定病因或病灶（因为是多因素）——治疗的重点也只能是老百姓所说的"治标不治本"。

关于"病"的概念古今不一、中西医各异。中医之"风痨臌膈"分别与西医急性脑血管疾病、肺结核、腹水和食管癌基本相似，"疟疾"与当今西医所指基本相同。但西医更强调病源诊断的依据中医则不然，糖尿病使中医"消渴"的范围得以拓展，中医"痢疾"包含了细菌性痢疾、肠道肿瘤、炎症性肠病等多种疾病。但更多的中医病名则是依据患者主要的症状、体征、病机、病因而定，如"咳嗽"是中医的一个病名，但涉及西医许多种疾病中的一个症状，黄疸作为中医独立的疾病却只是西医的一个体征。

如此，古人所说的"有病"与当今西医学背景下的"有病"并非是同一个内涵。中医所谓的"有病"在西医看来可能是健康没病，在西医看来风马牛不相及的两种或几种疾病在中医眼中可能又是同一个病。至今西医的疾病名称亦并非完善和固定，西医尚有许多难以诊断清楚的疾病，多数被作为"综合征""某某原因待查"看待，疾病名称往往都是最大限度的以某个具体病因（如某病毒、某细菌、某病理表现）命名且有相同相似的发病过程和预后转归时才作为一个独立疾病看待。但中医更多的是把有着相似病因、共性的病机、相同的证候体征时就作为一个独立病名看待，这是因为，中医命名疾病的目的在于为治疗服务，西医疾病命名的目的在于认识某病的内在特质。所以，同样一个咳嗽尽管"五脏六腑皆令人咳，非独肺也"但都有肺气上逆这一共性环节，同样一个黄疸尽管有急性、慢性、肝性、肝前、肝后性，但都有胆汁不循常道湿邪为患的共性，治疗上有其相似的一面。但在预后判断上，还是西医疾病诊断更为优越，如甲肝所致黄疸几乎不用治疗，肿瘤引起黄疸治疗也难以取得上佳疗效；感冒引起咳嗽治疗容易有效，肺痨、肺癌所致咳嗽的疗效就差强人意。时下所说的病证结合实际上有其可取的一面。

往往，有人感觉自己"有病"——既不能胜任工作又没有很好的生活质量，但四处求医查遍所有已知理化检查项目皆为阴性结果，过去西医会说"你没病"，现在西医会说有"心理疾病""神经症"之类。又有时候，自己感觉健康"无病"，意外的体检却发现早已是"三高"俱全或是肿瘤晚期，这是古人难以想象的！只通过脉象就能判断出来某人是病毒携带者的可能性简直是天方夜谭。古代中医有"伏邪致病"一说，所谓"伏邪"，如果结合现代西医诊断来看，实际上是疾病的自身特质所致。

由此可见，中医与西医对于"有病"的概念尚有极大差异，那么"有病不治"中的"有病"必定是难以说得清楚的话题了。

（二）"不治"所指如何

"有病"之后，需要清楚六个问题：有没有办法治？是否一定要治？选择什么方法手段治？什么时候治？治疗能达到什么效果？找什么样的医生来治？

1. 有无办法治

这要看所患何病，无论中医还是西医都非"神医"，遇到肿瘤或重症患者，西医专家经常给患者家属说"最多存活几天、几个月或几年"，但这些预测往往并不准确——即使是肝癌也有自愈的可能！现在的西医面对细菌所致感染性疾病比较自信，但对病毒性疾病则就很谦虚，遇到肿瘤等器质性就采用手术、放化疗和介入之类，但遇到免疫性疾病则是捉襟见肘了。从一个百年老药阿司匹林在各科广泛应用过程中的利弊之争就可以看出端倪，再从激素应用之利弊及其应用技巧的不断完善也可以窥其大概。

西医面对高血压的治疗大多仍尚停留在降压本身、糖尿病的治疗重在降糖、风湿性疾病的治疗重在止痛等，并且这些疾病被认为要终身服药，但其利与弊究竟如何？能否减少相关并发症和提高预期生命年限，虽经多年的探索尚无可以信任的方案问世。疫苗的问世无疑减少了许多传染病的肆虐，近来又有肿瘤疫苗的跟进，但艾滋病、丙肝等常见病的疫苗搞了三十年也没有获得成功，似乎又不断警醒着乐观派们！的确，一旦有病，并且已知又有确有疗效的办法，自然要治，而且要尽可能早治为宜。没有办法治疗的也要随诊定期复查检测疾病动态变化。

十多年前笔者曾撰文提出当今和未来社会的"医圣"当是精通中西医两种医学的大家，本意是说："有病"时需要选择什么手段来治疗病人自己往往无从选择，这需要接诊医生的正确判断。要为患者作出准确全面的选择需要的是中西医兼通者，这很难，现在医院分科过细以至于西医的专家们往往只对自己专科领域熟悉，这就需要医院建立疑难重危病人会诊中心，除了西医各科专家，中医专家的早期参与也很重要。

2. 是否一定要治

随着国力的提高和医保制度的不断完善，据报道目前民间有病不治的现状大有改观。问题是，有病是否一定要治？腰痛腿痛病患者若通过检查证明仅仅是退行性病变，那么治疗的目标只要是控制疼痛等证候即可。高血压一定要降压药服用一辈子吗？糖尿病一定要终身降糖治疗吗？这两个疾病现在被认为需要终身服药的，其他如慢乙肝的抗病毒治疗也慢慢被认为需要终身服药，其治疗意义所在究竟如何？

对于肿瘤的治疗选择更是如此，不恰当的过度治疗至今仍是许多肿瘤患者被迫面对的最大悲剧，大部分患者进行的放化疗不仅力催患者走进坟墓更是对患者身心的摧残。所谓"手术很成功"的"成功"只是手术本身而已，手术及其摘除的肿瘤对于患者而言的利弊如何依然是个未知数，以及许多肿瘤患者往往死于放化疗而不是肿瘤本身，给人们的警示又有多少呢？

3. 选择什么治疗手段

现在的治疗手段多到令人"眼花缭乱"，药物治疗还是非药物治疗？手术介入化学药物还是针灸推拿汤药成药？不同的治疗手段能够达到的治疗目标不同，而一个患者的治疗目标往往是多方面的。只懂西医或只能中医的知名专家其实对于一个具体患者而言可能只是一个"庸医"。

如果是肿瘤如小肝癌，早期手术被认为是最好的手段，但这并不是防止复发的唯一有效措施——肿瘤细胞形成和生存内环境被认为是关键。有些病人，罹患肿瘤一个接一个、一次又一次的手术，却一次又一次的复发。慢性乙型肝炎携带者究竟要不要主动打破免疫耐受以获得免疫激活而抗病毒？其间的利与弊又如何评价？笔者很感慨的是，许多患者来找中医看病的时候往往已到"山穷水尽"的地步，这时候多数都是西医专家们嘴上说你们可以找中医看看，"死马当作活马医"，但即使如此，中医往往能够意外挽救了患者，当然西医仍会认为不过是个案意外的疗效而已。中医最佳疗效的取得何尝不是先期治疗、早期干预为好呢？

扁鹊见到病入膏肓时也不能再治。1999年笔者在病房工作时当地遇到O157爆发，死亡率极高，但开始的治疗方案全是西医掌控，等到了多脏器衰竭时想到了中医，等笔者会诊看完病人开药后药物还没拿到病人已经死去，可蔑视中医的现象至今依然！

"不治"不等于被动的等待让疾病任意进展。除了手术、化学药物、本草药物外，还有非药物疗法，针灸推拿是一个方面，饮食疗法、运动疗法、音乐疗法等，究竟哪种疗法适合当前这个患者？在门诊，笔者会经常告诉一些患者说你不用治疗、你不用服药、你可以停药了之类的话。例如脂肪性肝炎患者，笔者开出的处方首先是饮食处方和运动处方，如果你这两种处方不能执行好任何药物都没有意义！不要以为开了药物就可以继续不再饮食和运动两方面严格按要求控制，有些人往往为了所谓的事业而酗酒不停出现了脂肪性肝炎、高血脂、高血压等，开始笔者一般并不会给他们开具药物疗法，否则，他们会因为依赖药物而小看饮食和运动疗法的重要意义，就如泡在酒缸了吃解酒药物一样，与其吃药不如主动离开酒缸——祛除病因！

中国的病人比国外的病人要幸福一些，因为除了西医还有中医，美国的风湿病患者长期服用非甾体抗炎药，因接受不了而寻针灸治疗的不少，中国的风湿病患都知道只要确定是风湿性疾病，往往首选中医药。但不是所有患者在所有情况下都能知道自己所患疾病究竟是找中医还是找西医，找内科还是找专科求治为好。

4. 选择什么治疗时机

这个问题看似简单其实不然，任何一场战役都需要天时、地利、人和，治病亦然。中医对冬病可以夏治，西医对于不同疾病有着不同的治疗路径，对于慢性乙型肝炎患者，抗病毒治疗往往需要有免疫激活的证据后治疗才会可能有效，糖尿病早期，规范的饮食和运动疗法同样能够起到很好的疗效；如非酒精性脂肪性肝病，从单纯性脂肪肝→脂肪性肝炎→脂肪性肝硬化→脂肪性肝癌四个阶段，第一期可以不治，第二期可以饮食运动疗法为主配合药物治疗，第三期又无药可治，第四期则手术等治疗。但对于中医，自始至终都可以治疗，至于疗效，则要因人而异了！笔者早年见到一个乙肝病毒携带者的年轻人，竟能长期服用汤药数年不断，其治疗目的究竟是什么，医患都不知道！近年来的介入疗法盛行，"让支架飞"现象产生的原因在于不少专家们对支架疗法的时机难以把握！

5. 实现什么治疗目标

无论做什么治疗，相信患者都希望实现某种目标如"疾病的治愈"，但事实上无论中医、西医对不少疾病是难以治愈的。如果能控制疾病过程中的某些环节、某些方面就是已是很好的疗效了。这就需要医者清楚地知道自己所用方案、方法是否适合于患者的当前疾病状态，能够解决或缓解或改善患者的哪些方面？方案用下去还会带来什么潜在的不利后果？当然，不同治疗方法能够实现的治疗目标是不同的，无论患者还是医者，对此都要清楚，不能做无目的、无目标之治疗。否则，就无异于害人。

临床许多患者及其家属，通常会说"砸锅卖铁也要把病治好"，因此也无形中助长了当今过度医疗的程度。患者对疾病治疗目标的期望值过高——由于对医学的过度信任与依赖。有时笔者会说，当你看看冯小刚的皮肤病看看乔布斯的胰腺癌就知道了在不少疾病面前有钱并不能使鬼推磨。人一旦"有病"，就需要正对现实作出合理、可行、可靠的选择，既不是盲目悲观也非过于乐观。

6. 找什么样的医生治

近代国学大师钱钟书先生曾南宋刘克庄《后村大全集》卷二《问友人病》诗："术庸难靠医求救，俗陋多依鬼乞怜。"在钱先生看来，庸医误事，不亚妖巫，流俗乞灵鬼神，正复以医药每杀人如虎狼耳。

人不信医，亦因医多不足信也。之前，鲁迅因其父罹患肝病找了多位中医，但也只活了2年而逝，加之其作为"五四运动"的旗手而曾竭尽全力反对中医。俞樾因家中数人相继染病寻求中医治疗无效而写《废医论》。这两个事例都曾让当今反对中医人反复作为论据，但古今许多名医却同样因为家中亲人之丧，转学中医而成为中医大家。古今庸医实在太多！有病与其找到庸医治疗，造成人财两空，还不如不治！钱先生的观点是有道理的！

古今许多名医都曾写过求医治病过程中注意事项，清代程钟龄《医学心悟》开篇即写出"医中百误歌"中有"病家误"十二种，徐大椿在《慎疾刍言》谈到如何"延医"，在《医学源流论》谈到"病家论"，前者提醒患者求医要慎之又慎，后者指出病人求医过程中的常见十种误区，在徐灵胎看来："天下之病，误于医家者固多，误于病家者尤多。医家而误，易良医可也；病家而误，其弊不可胜穷"。所以，"疾病为生死攸关，一或有误，追悔莫及。故延医治病，乃以性命相托也，何可不加意慎择！如无的确可信之人，宁可不服药以待命。"

一个人身患疑难杂症，如何求医的确是艰难的选择，魏则西事件的悲剧不仅在于网络搜索医院带来的遗患，还在于面对重大疑难疾病时选择西医还是选择中医、选择西医何种治疗方案、选择哪位中医为之处方用药等不同。明代张景岳《病家两要说》谓："医不贵于能愈病，而贵于能愈难病；病不贵于能延医，而贵于能延真医。夫天下事，我能之，人亦能之，非难事也；天下病，我能愈之，人亦能愈之，非难病也。惟其事之难也，斯非常人之可知；病之难也，斯非常医所能疗。故必有非常之人，而后可为非常之事；必有非常之医，而后可疗非常之病。第以医之高下，殊有相悬。譬之升高者，上一层有一层之见，而下一层者不得而知之；行远者，进一步有一步之闻，而进一步者不得而知之。是以错节盘根，必求利器。阳春白雪，和者为谁？夫如是，是医之于医尚不能知，而矧夫非医者！昧真中之有假，执似是而实非。

鼓事外之口吻，发言非难；挠反掌之安危，惑乱最易。使其言而是，则智者所见略同，精切者已算无遗策，固无待其言矣；言而非，则大隳任事者之心，见几者宁袖手自珍，其为害岂小哉？"

（三）"中医"是什么？

近年来网络、媒体的便捷使得一部分人群特别相信、崇拜"中医"，甚至达到痴迷、迷信的地步，并把一些中医大夫包装、神话到"神医"的地步。眼下的"中医热现象"之于中医发展究竟利弊如何？是否会害了中医？

有个学中文专业的银屑病患者，几年来除了各地求治中医在网上也多方问诊，尤其感人的是其自学仲景之伤寒金匮、《黄帝内经》及火神等各家学说，当他来到笔者门诊时随便聊上几句话就能看得出来该患者为了自身疾病问题而用功于中医的程度之深，可惜难得其要，择医选方用药都浅尝辄止——服用一两周没效即否认该方，笔者告诉他如此下去有恐将会自误病情。

类似的事情很多，估计中医门诊中有不少患者就诊后离开门诊可能要做的第一件事情就是上网查对处方，然后决定是否服用该方。然而，中医是个性化的医学，对病人用药是个性化的，不同的中医大夫对中医的理解更是个性化的，每张处方大致可以看到一个中医大夫的内在！当今的世界、当今的社会都是如此的丰富多彩，中医大夫外在的多样化也是自然而然。

门诊曾见到这样一位"有病"的人：某男，39岁，曾经无偿献血多次，三年前身体突然日渐消瘦，很快体重从75kg下降到55kg左右，右侧上牙连续"炎症"后拔牙4颗，但饮食、睡眠、二便、起居、工作一切如常，两年前来门诊找某名家看病，病历上记载的脉案短短不到两行字——可知当时的确是"无证可辨"，这位专家所开处方是"桂枝、肉桂、白芍、赤芍、炮姜、大枣、甘草"，患者服用了该方半个月没见到任何动静而停药至今。其后两年来"患者"依靠网络对中医各家竟然都能知道个大概，包括对极热的汉唐中医倪海厦先生也很熟悉！这有两点值得一说：前边这位中医名家的处方显然本质上是从桂枝汤变通而来，看得出其用经方的底蕴多么深厚；二是这位"患者"究竟是什么心态，而对中医这么关注？最后，经过一番沟通，告知其一些饮食起居保健常识，使之不药而去，不亦乐乎？叶天士医案有如下记载："据说丧子悲哀，是情志中起，因郁成劳……半年来医药无效者，情怀不得解释，草木无能为矣。""情怀忧郁，永不能瘥，以内起情志，不专草木微功耳。""怡悦情怀，以为却病之计，若徒恃医药，非养生之法矣。"许多情况下，情志因素所致疾病无疑单靠药物是没办法彻底解决的，"移情易性"是天士之高见！

　　与西医更多的关注的是疾病的"病灶"（病毒、细菌、肿瘤细胞或基因）本身不同。中医本质上是基于对人体健康状态的一种中正和合状态的认识，是最大限度将"中庸不可能也"变为可能，中医治病治疗的对象是人而不仅仅是"疾病"，人与自然相和谐——人类社会得以长久，人体内部五脏六腑气血阴阳津液相和调——人体生命就得以长寿终年。

二十九、中医学术流派刍议

夫医道如兵道，用兵贵在变化，善于因敌因势而变是用兵的准则。

关于中医，又有"医者易也""医者艺也""医者意也"不同理解，强调医学所面对的是"变化的学问""堪称一门艺术""所意不同"，进而形成堪称一大特色的中医学术流派。

每个学术流派的代表人物，皆堪称中医史上的中医大家。从东汉张仲景以降，至金元刘李朱张，再到明清以温病学派叶薛吴王为著名，此外尚有华佗、孙思邈、张景岳、徐灵胎、傅青主、喻嘉言、郑钦安、丁甘仁、唐宗海、张锡纯等，以及近现代的海派名医、京城名医、金陵名医们等。古今能够称得上名医、中医大家的应不止于千位，尽管后世对历史上的不同名医、大家的评价见仁见智，但无疑，正是历代中医大家们凭借自己独到的视角、显著的临床疗效而引领着、标志着自己所处的时代中医理论和临床的最高水平。

从学术流派的分类而言，有医经派与经方派、伤寒派与温病派、经方派与时方派之别，尚有寒凉派、补土派、吴门医派、孟河医派、新安医派、钱塘医派、岭南医派等，可谓是代有高人。近百年来"盛行于世"的则是以"火神派"最富争议——推崇者众，反对者亦众。这些学派，多是对中医学理论体系中的某个或某些理论深有研究、有所创新，或在临证之际擅长基于某个理论而擅用某些治法、某类方药等。如河间之寒凉派为后世温病学派奠定基础，东垣脾胃派则为温补派提供渊源、火神派则是后者极端的发展，朱丹溪不仅为滋阴理论贡献多多，更为重要的贡献在于对气血痰郁理论的发挥与应用，开创中医治疗杂症的新法门。

（一）中医学派的特征之一是"偏"

1. 中医学派的形成每多源于"纠偏救弊"而形成，但为"纠偏救弊"未必皆偏成一派

周仲瑛教授常谓"无偏不成派"。金元刘完素针对时医规守《和剂局方》习用温燥之弊，结合《黄帝内经》五运六气理论，从病机十九条277字发挥至2万余字，主张"六气皆从火化"而成寒凉派；李东垣针对战乱时期，民众饥不果腹而致脾胃后天受损，且时医仍守伤寒方治疗这一现状，而遍览《黄帝内经》脾胃理论，进而形成补土派；朱丹溪师从罗知悌（罗知悌则对刘完素、李东垣和张元素医学深有研究），不仅精研《伤寒杂病论》和《黄帝内经》，更对杂病论治之气、血、痰、郁四者发挥和应用良多，人们关注的则是其发挥相火理论而成滋阴派；明清赵献可、张景岳等温补派则是针对时医过用苦寒之弊而力主温补；再其后温病学派则针对"疫毒"这一有别于外感六淫而致瘟疫而成；再其后……火神派乃针对时医滥用苦寒或抗生素之偏。

（1）张仲景

张仲景被称为"医圣"，为"纠偏救弊"，而著《伤寒杂病论》，开创"观其脉证，知犯何逆，随证治之"之辨证论治先河。

《伤寒论·序》中谓："观今之医，不念思求经旨，以演其所知，各承家技，始终顺旧。省疾问病，务在口给，相对斯须，便处汤药……所谓窥管而已。"显然，仲景也是针对当时众多医生存在问题而纠偏，而后才成为中医辨证论治之祖，成为"医圣"。

其中的方药被后人称为"经方"，但这些经方实际上是仲景"博采众方"而得，"经方"不少就是汉代之前的"偏方""时方"。《伤寒杂病论》集两汉医经、经方二派之大成，更加上个人经验，将伤寒与杂病共论，汤液与针灸并用，所涉及的中医理论与临床经验非常丰富，较之于《黄帝内经》不仅更偏重于临床实用，在中医临床理论的构建上又有新的发展。

仲景对中医的贡献在于开拓了中医临床这么一个新天地——新思维、新方法、新经验、新理论——后世各科、各种理论创新似乎都可从中找到示范，所以称仲景为"医圣"实不为过。正因为此，从王叔和到孙思邈，从金元四大家到清代叶天士、吴鞠通等温病学家，无不是在深究仲景学之后才卓然成家。因此，在笔者看来，张仲景不仅是后世温病理论的渊薮，也是包括火神派、脾胃派之渊薮，更是后世各种辨证论治方法的渊薮。如果把张仲景归属于"伤寒派"或说是伤寒派之掌门人，则是极大贬低了仲景之于中医的伟大贡献，张仲景实际上并非属于任何一派，如果非要将之归属于某个流派，应属于"辨证论治派"。

（2）叶天士

叶天士被称为"神医"，为"纠偏救弊"而有《温热论》，后人据此将之与张仲景之伤寒并称，进而臆想出"寒温之争"。

叶天士对中医的贡献在于对《黄帝内经》理论的发挥和应用到了极致，把之前包括张仲景在内的历代几十家名医之长都发挥应用到极致，对前人常常被忽略、不为人所关注的经验之处却能够独有发挥，更补充、完善了之前中医理论和临床辨治新思路、新方法、新经验、新理论。叶天士既善治温疫、已病，更善"先安未受邪之地"之治未病；不仅善于因地因时制宜，更善于因体质不同而治之有异；何止只善于治疗有别于仲景未曾遇到的急性外感热病——为吴鞠通《温病条辨》提供了蓝本，更善于治疗内伤杂病；何止只善于卫气营血辨证，更善于三焦辨证、八纲辨证、脏腑辨证和经络辨证尤其是奇经八脉辨证；何止只善于络病理论，更善于从气论治内伤杂症；何止只善于应用虫类药物，更善于应用平常本草；何止只只善于治肝——为王旭高治肝三十法提供蓝本，更善于治脾疗肺益肾宁心。深感"难治之症，必得怡悦情怀"。可见，叶天士何止只是温病大家，更是擅用经方的伤寒大家，叶天士同样是十足的"辨证论治派"。

后人要读懂叶天士同样也是非常困难的事情，与叶天士同代的伤寒大家徐灵胎，曾精读千卷、泛读万余卷医书，可谓学富五车，堪称医学评论家，为批温补派专门撰写《医贯砭》，曾偏执地认为汉唐以后几无名医，在早年评注《临证指南医案》时还对叶天士"骂骂咧咧"，常用"此老"称呼叶天士，但随着其临证实践阅历的增加、对中医领悟的深入，晚年的徐氏对叶天士则是赞赏有加："先生之服善如此，犹见古风……至理名言，此老必有传授其学，不尔，未能如此深造也。""对此卷议论，和平精切，字字金玉，可法可传。得古人之真诠而融化之，不仅名家，可称大家矣。敬服敬服！"后人如章虚谷、王孟英、丁甘仁、王旭高、周学海、蒲辅周、程门雪等对张仲景、叶天士二两家理论与经验都能融会贯通、极致发挥和应用，也皆成名家。

2. 从用药大小或偏重于某些治法或方药言而成派者

有基于"四两拨千斤"而用药偏于轻灵者，"小方派"如脾胃派之李东垣、孟河医派之丁甘仁、温病学派之叶天士等，用药轻灵者，后人既有人称之为"轻可去实"但也有人贬之为"隔鞋搔痒"；有主张"重症起沉疴"而擅用大方重剂者，"大方派"如火神派常谓附子用量需达 100~300g 方显其神效、仝小林教授喜用重剂黄连治疗消渴等。

"中医不传之秘在于药量"，如何把握用量，中医有"胆欲大而心欲小，智欲圆而行欲方"的谆谆告诫，此言常也，笔者不尽苟同师兄仝小林教授认为"与西药一样，中药同样也有所谓的剂量阈、治疗窗，明确剂量与疗效之间的关系，明确最低有效量、最佳剂量、中毒剂量"。在笔者看来，中药方剂起效的原理是非常复杂多变的，其间除了识证是否准确，标本主次、轻重缓急是否把握得当，还包含药材产地与质量影响的等问题。中药用量该大则大、该小则小，总要以临床实践作为依据。目前不少经方派的人总以用药的药味少而精而自诩，其实张仲景的制方用药特点是随证、随病而异，根据病情需要确立，经方并非都是小方，经方中属于重剂、大方的也不少。因此，若凡病皆用某方、某药或某特定剂量，而"偏"成一派，岂依然为真中医者乎？

此外，古今中医史上不乏为了"剑走偏锋"而"走偏"者，前者旨在不走常规，找一些新的、不同以往的办法来解决问题，以求出奇制胜。若或为"标新立异"或为沽名钓誉之噱头而"偏"者，则令人不齿。

（二）辨证思维之"偏"，不是中医的精髓所在

1. 历代中医大家临证特色并非偏于某法、某方、某药

医圣张仲景寒热温凉诸般方药皆都擅用，对大方小方、扶正祛邪、外感内伤因皆深有研究，仅一张桂枝汤就有数种随症加减和变方备选，因而，仲景既是辨证论治之祖，又是六经辨证之祖，既是八纲辨证之祖，也是寒凉之祖、温补之祖、补土之祖、活血化瘀之祖……今人李可老先生虽学术"心仲景之心，志仲景之志"，但何以临证只善用用附、姜、桂以扶阳，而忽略仲景其他心法的重要性呢？

翻开古代名医著作，真正的中医大家诸如李东垣虽为脾胃派，但不仅发明普济消毒饮等名方，且处处倡导"随症加减""随时用药"，一张补中益气汤就附有28条加减变通用药法，这与张仲景应用桂枝汤也有28种加减法一样，这些还都是二者的举例与示范而已，二者皆堪称善于研读《黄帝内经》的中医大家；朱

丹溪虽称"疸不用分其五，同是湿热"，但若遇寒湿黄疸也选茵陈四逆汤，杂症更擅从气血痰郁论治，堪称杂病大家之祖；叶天士虽为温病学家的首席代表，但临证之际不仅对仲景方、丹溪方、东垣方、景岳方，甚至缪希雍、喻嘉言等其晚近时代名医的验方皆常使用，乃有"神医"之称；晚清名医王孟英，幼承庭训，寝馈于医学，参究性理诸书，以格物穷理，故审病辨证，能探虚实，察浅深，权缓急，每多创辟之处，为自古名家所未达，其"治病若天授"；再其后的丁甘仁则在学医起于孟河医派，却能融"经方"与"时方"于一体。

因此，历代名医无一不是"随证治之"的践行者！仔细品味郑钦安、吴佩衡、祝味菊这些火神派代表人物的医案，可知火神派的大家不仅善于重用附、桂、姜，也善于应用白虎、承气、四君、六味类。正所谓"临床敢用大量附子尚不能称为火神派，善用附子才属于火神派"，诚哉斯言！

2."有是证用是药"才是中医真谛

不同时代、不同地区的医家所遇到的患病人群的体质状态、疾病类型不尽相同，这既与五运六气有关，也与社会、地理环境等因素有关，此时此地的医家面对患者的状况有其自身特征，进而对中医某些方面的理论情有独钟而有深入创新性发挥，但都未超越"有是证用是药"范围，都是对《黄帝内经》中医基本原理的具体应用，仍未脱离中医理论基本原理，故不能言其"偏"！

孟河医派费伯雄在《医醇賸义》尝言："就刘河间、张子和、李东垣、朱丹溪四家而论，刘张二家，善攻善散，即邪去则正安之义。但用药太峻，虽有独到处，亦未免有偏胜处。学人用其长而化其偏，斯为得之。李朱两家，一补阳，一补阴，即正胜则邪退之义，各有灼见，卓然成家。无如后之学人，宗东垣则诋丹溪，宗丹溪则呵东垣，入主出奴，胶执成见，为可叹也。殊不知相反实以相成，前贤并非翻新立异。即发热一症而论，仲景谓凡热病者，皆伤寒之类也，故有麻黄、桂枝等汤，以治外感之发热。至内伤之症，东垣则以甘温治阳虚之发热；丹溪则以苦寒治阴虚之发热，各出手眼，补前人所未备。本随症治症，未尝混施。乃宗东垣者，虽遇阴虚发热，亦治以甘温，参不已，甚而附、桂。宗丹溪者，虽遇阳虚发热，亦治以苦寒，地、冬不已，甚而知、柏。此尚何异于操刃乎！非东垣、丹溪误人，乃不善学东垣、丹溪，自误以误人也。吾愿世之学人，于各家之异处以求其同处，则辨症施治，悉化成心，要归一是矣。"费先生的这一大段论断，实是对中医学派得失的客观评价，可以奉为金科玉律。

在相当长的一段时间内，中医对伤寒与温病的论证颇为激烈，尽管早有许多名医倡导寒温统一，但或许因为当今教材体系分类的因素，伤寒之六经辨证与温病之卫气营血辨证或三焦辨治之间究竟什么关系？至今诸如伤寒方治温病、温病方治伤寒、伤寒方治杂病、温病方治杂病等学术论文仍被称为创新，换言之，如何看待从伤寒到温病的学术创新问题？在笔者看来，正是基于从伤寒到温病的传变规律各有特点，进而才有了从六经到卫气营血和三焦辨证的不同，这些辨证方法并非针对某一具体疾病，还有就是针对包括外感内伤多种疾病传变过程中的共性规律而言。正是因为有了现代医学的疾病诊断，才有了现代姜春华"截断扭转法"和周老"到气就可气营两清"与"表里双解，汗和清下四法联用"等创新辨证方法的问世。亦即：传统辨证方法乃是针对伤寒、温病甚至包括某些内伤杂病的共性规律而言，现代的辨证方法乃是针对西医已经明确诊断的具体疾病而言。无论伤寒还是温病一旦明确诊断，其传变规律是相对固定有其自身特殊规律可寻的。

中医学理论源于临床实践，但同时中医学理论又是架构在中国传统文化之中，儒家文化的"中庸之道"虽是主流，但历史中的"非左即右"思维模式却有无数历史明证！中医追求人体之"阴平阳秘"状态，但实际上人体并非时时刻刻都出于这一理想状态，中医采用各种疗法的目的正是使之趋于这一状态的实现。

（三）"偏"固有所得，也必有所失。

1. 医道攸关病家性命，不容丝毫之失。

中医学派间的学术争鸣与学术创新可以偏，但临证选方用药不可偏！

古今各家学派，通过学术争鸣，从不同角度、不同层面创新发展、充实完善了中医理论体系，提高了临床疗效，推动了中医学的不断发展。但临床选方用药如若偏于一端，当寒反热、当热反用寒、当补反攻、当攻反补，犯虚虚实实之戒，或执一法一方一药而应对百病，都可能造成诸多患者病痛的加重。对此，程门雪曾谓："各家学派，各有所长，既有所长，必有所短……各家所长，也必有一定的适应范围，适应于此者不一定能适应于彼。"

2. 中医临证要首辨阴阳，但仅辨阴阳是不够的。

人之一气，气分阴阳，详审阴阳是中医八纲辨证之首要。中医防病治病的基本原则是通过调整阴阳方法，也可以理解为是"纠偏"——促使机体恢复"阴平阳秘"这样一种整体上的平衡或相对平衡状态，针对阴阳之偏施治是中医学的特色之一，但是，临床仅仅辨明阴阳还是远远不够的。

正因为如此，张景岳在创建八纲时将阴阳列为总纲，所谓"纲中之纲"，虚、实、寒、热、表、里六纲才是较阴阳更为具体和细致之纲。当然，八纲又毕竟都属于病性范围，如若真正指导选方用药的，还是要明病机之邪正虚实即脏腑阴阳气血津液和病理因素为善。

一方面，阴阳又有五脏阴阳的不同，且形成脏腑气血阴阳失调的原因很多，不仅有寒还有热，不仅有外感更有内伤，不仅正气虚弱，更有风、寒、湿、热、火、痰、瘀、毒等邪气之实等，临床更多还有寒热、虚实错杂。同样辨为"阴虚"，尚需进一步分辨是肺阴虚、心阴虚、胃阴虚还是肝肾阴虚，否则，无法指导滋阴药物的准确选择。从《伤寒杂病论》到《医学心悟》，辨别八纲病性都被认为是基本原则，阴阳失调的具体内涵是复杂多变的，治疗用药上若不考虑病人的具体情况而习惯用某一种治法或某类方药，都必然会得与失并存。孟今氏在《医医医》有谓："学医必须讲究气化传变，欲知气化传变又必先明阴阳，切忌混论阴阳，不分六经经界。脏腑固分阴阳，而一脏又各有阴阳，一腑亦各有阴阳，俱宜逐脏逐腑一一厘清，气化传变始能分晓。"

另一方面，临床辨证论治的首要环节是"识证"，也就是审证求因、审证求机，这本身是中医临床基本功，也是初学中医者成长过程中的难点之一。证有脏腑、气血、阴阳、表里、寒热、虚实、风痰瘀郁毒疫等不同。若徒辨阴阳，而不明寒热虚实表里之异，动手用药也易错也！但若如某些火神派传人所谓"临床阳虚证占 5~6 成之多，阴阳夹杂证者占 2~3 成之多""肿瘤患者不论是长江以北还是长江以南，也不论是沿海还是内地，寒型和偏寒型证候者最多，约 80%"，实与临床所见明显相悖，原因在于"识证"这一环节走向另一极端，一定会误诊了无数患者！

河北曹东义先生曾在评价火神派时引用毛以林教授之语这样表述："火神派往往先入为主，把临床复杂的病情简单化，甚至说我从未见过一个真正的阴虚患者，真正的阴虚百不一见，把治病诸法变成百病一法，造成普遍滥用大量附子、干姜的弊端。长此以往，不仅误导中医后学，而且为日后的医患纠纷埋下伏笔，长此以往，必然不利于中医事业。"笔者以为此语是中肯的！

3. 扶正与祛邪，孰主孰次，要因人、因时、因地、因病、因机、因标本主次制宜

在中医学术流派中，扶正与祛邪孰主孰次是常常争论的热点，据此也形成相应的扶正派（如补土派、补肾派、温阳派等）与祛邪派（如寒凉派、攻下派等）。中医治病有王道与霸道的不同，此即吴鞠通《温病条辨·杂说·治病法论》"治外感如将，治内伤如相"之意，实际上是对扶正与祛邪两法主次轻重缓急的巧妙领悟。

以积聚为例，有人认为"养正积自除"，如张洁古、张景岳等主张"故治积者，当先养正，则积自除，譬如满座皆君子，纵有一小人，自无容地而去，但令其真气实，胃气强，积自消矣"。有人提出"邪去正自安"，《景岳全书发挥》中亦反对"养正积自除"说，认为朝中小人从来就没有自己羞而从良者。罗天益《卫生宝鉴·养正积自除》也明确说："凡治积非有毒之剂攻之则不可。"虞抟《医学正传》云："大毒之病，必有大毒之药以攻之。"

实际上，临证面对积聚，要分析虚实标本先后主次急缓，不能一味强调扶正以祛邪或祛邪以扶正，名医多以缓攻缓补之法，费伯雄称为"和法，缓治"，实为要旨！

（四）由偏达全，善入善出，方能登堂入室

中医登堂入室的门径各异，但必进而从整体上全面深入对人体健康与疾病状态进行把握，成语"登峰造极"所寓的境界是不言而喻的。学习中医各家学术流派既要进得去又要出得来，善入善出，方能不囿于一门一派，步入中医广袤之殿堂。

犹如盲人摸象，尽管最初所摸的位置不同而对大象有不同的认识，但只要不浅尝辄止，进一步扩大到对大象里里外外的全面认识与刻画，就可以实现殊途同归、异曲同工之妙。因此，在笔者看来，不同中医学术流派对中医关键问题认识的切入点各异，但如能从各自的视角为切入点，深入到全部理论，上升到整体观和辨证论治，进一步深入到对人体健康与疾病状态的整体上的认识与刻画，同样都可能实现疗效的最大化，都能够实现活化辨证论治这一中医的特色疗效优势。

如火神派的大家，每由重视阳气入手，但同时必然并未忽视

阴气和五脏气血津液，不仅重视寒湿，还必须涉及其他病邪。再如前文提到首辨阴阳的意义，其实，完全可以首辨虚实，也可以首辨气血，可首辨表里，首辨寒热，首辨一脏一腑，甚至可以首辨燥湿，只要在"首辨"的基础上进而深入到对八纲、对脏腑、对气血津液和对病气等方面整体而全面的把握，则都可以实现辨证的准确性，进而可以实现论治疗效的最大化。此证是《黄帝内经》强调临证要"谨守病机，各司其属""必伏其所主，而先其所因"之旨。反观古今各种流派之争，所"争"之点大多主要在于视角或切入点的不同。

前文所概述的医圣张仲景与神医叶天士，不仅是各自时代最高水平中医的代表，也是整个中医史上最高水平的代表。相对于张仲景勤求古训、博采众方的诸多首创而言，叶天士同样也有许多首创，但叶天士需要勤求的古训和博采的众方则要远远比张仲景难得多、多得多。因此，从实际情况而言，作为后人的叶天士的中医水平要比张仲景更高一些，相信叶天士如处在东汉同样会有叶版《伤寒杂病论》问世，相反，如果张仲景如处在叶天士时代，同样会有张版《温热论》和《临证指南医案》问世。中医学不仅是一种文化现象，更是能够治病救人的医学科学。任何文化任何科学，无疑都有其时代内涵，都脱离不了时代的烙印！假如医圣、神医活在当今，两个人对中医的贡献自然远远超过当时的《伤寒杂病论》和《温热论》《临证指南医案》！

（五）小结

时下所谓"读经典，做临床"，实际上要求习医者要博采众长，融会贯通，临证方能左右逢源。若囿于一家一派，则难成大器，临证不免碰壁。假使创立一家一派，某一方面固然彰显其创造力，虽属不易，但难称全面。中医的最高境界仍属"杂家"，且能多创家法，却又不为自家家法所囿。正如费伯雄所谓："天下无神奇之法，只有平淡之法，平淡之极，乃为神奇；否则眩异标新，用违其度，欲求近效，反速危亡，不和不缓故也。……仲景乎尚已，其他各有专长，亦各有偏执，求其纯粹以精，不失和缓之意者，千余年来不过数人。因思医学至今芜杂已极，医家病家目不睹先正典型，群相率而喜新厌故，流毒安有穷哉！"如何学习古今众多流派的各种学术思想和临床经验而不至于陷入一门一派之中，仍如费伯雄所云："巧不离乎规矩，而实不泥乎规矩。岳忠武不深究阵图，以为阵而后战，本属常法，然运用之妙，在乎一心，尤以临机应变为要，旨哉言乎！""欲人师古人之意，而不泥古人之方，乃为善学古人。"

中医基于整体观、动态观认知疾病，关注的具体患者某时某刻机体患病状态之"个性"，要实现治人、治症、治证、治病并重之目的，其要在于"灵活"二字。近代中医将"随证治之"称为"辨证论治"，但体现在当今教科书上的却是辨证分型论治，以及"病证结合"模式指导下的先辨病再分证型的临床思维模式，其实与中医认知疾病的"真实世界"已去千里。周仲瑛教授认为："中医的辨证论治绝非僵化的辨证分型论治，而应是基于审证求机、随证治之思想指导下的辨证论治。"无论张仲景还是金元四家，无论是张景岳、叶天士、吴鞠通、王孟英、丁甘仁、蒲辅周、岳美中等，还是当今之国医大师们，无不经验于此。他们从不墨守一法一方一药，并谆谆告诫后学，临证应"随证治之""随证变化"。

三十、章虚谷对张景岳学术争鸣的境界

明末清初，可谓是中医史上的鼎盛阶段，突出的表现是许多高智慧的人才潜心投入中医领域，名医辈出，富有真知灼见的学术创新大量涌现，其原因自然得益于这一特殊历史、文化和社会背景。

一方面，金元医家的学术创新与争鸣在此之前已经完成，各种理论新说在临床中得以检验。另一方面，这一时期还出现不少新发疾病，面对新的临床问题，促使中医领域开展各种形式的学术传承与学术反思，后者正是获得科学创新的重要基础。但此间也因之呈现出空前的学术争鸣与学派之争纷呈的混乱局面。

究竟该如何看待这一时期的中医学术、学派之争？如何评价各种不同中医学术流派？学术争鸣尤其是学派之间究竟应保持怎样的一种境界或氛围？读过章楠《医门棒喝》书中"平心论"篇后，感觉该文或对当今中医学派论战中的参与者、爱好者们能有几许启示。

（一）章楠其人

章楠，字虚谷，著有《医门棒喝》《伤寒论本旨》《灵素节注类编》（又分别称为初集、二集和三集）。笔者花了很长的一段时间才把这三本书读完，其中，重点研读其《初集》所花费的时间几近半年，读了三四遍后在脑海中仍然难有其神之全貌——虚谷先生易、儒、道、释四家语言随宜而用令笔者费解之处多多。

虚谷先生的生活年代当处于叶天士之后，与吴鞠通基本同代但略晚（这源于一个典故：吴鞠通以《温病条辨》成名之后，曾路经绍兴，章虚谷则将其对该书的一些瑕疵整理成文，委托友人请教吴鞠通先生，但吴鞠通并未回报，似可佐证虚谷必吴鞠通略晚一点）。读其书需知其人，而欲知虚谷先生其人，可以读读虚谷先生给自己写的小赞——虽说是"醉笔"，其中韵味不言自明！

虚谷先生在学术与临床上最为服膺的是叶天士，早年的虚谷对于学派纷呈也曾迷茫得很，"历览诸家，十年不知端绪"。直至研读叶天士医案"见其发明奥旨，如点龙睛，而镕铸百家，汇归经义……与千百年前之仲景心心相印，而得其真传"后，顿悟医理之奥。

现代中医关注研究虚谷先生的人很少——通过"中国知网"检索标题中与章虚谷有关的研究文献寥寥几篇，这与虚谷先生在中医学史上的地位是不相称的。"辨证论治"被认为是中医最大的诊疗特色，而"辨证论治"四个字却是章虚谷最早明确提出，其原话是："可知景岳先生不明六气变化之理，辨证论治岂能善哉？"书中也另有"辨证施治"的表述；另外，对于近年来中医有关体质学说的盛行，其实也是虚谷先生率先最为明确、系统和完整的表述："以人体质不一，受邪虽同而病变不同。"并首次将人分为"阳旺阴虚""阴阳俱盛""阴盛阳虚""阴阳两弱"四种体质类型，这较当今体质九分法更有实用意义。

关于"平心论"，历史上以"三教平心论"最为著名，所谓"三教"即指佛、道、儒。隋代李士谦尝谓："佛，日也；道，月也；儒，五星也；岂非三光在天，阙一不可？而三教在世亦缺一不可，虽其优劣不同，要不容于偏废欤！"千百年来，三教之间往往彼此视为异端，是是非非，纷然淆乱，故基于"不可以私心论，不可以爱憎之心论，惟平其心念究其极功"而作"三教平心论"。精通三教的虚谷先生显然慧心于此。

（二）章楠论学术争鸣

虚谷先生是历代名医之中对易、儒、道、释都有深入研究的一位，自然也深知三教之争的历史。当虚谷先生面对中医领域的学术争鸣和学派纷呈这一混乱现状时，深深感到"盖凡至理，多难解会，愈辩驳，则愈明显"，可见虚谷先生是支持学术争鸣的。事实上，从唐宋金元以至明末清初，中医流派纷呈，虚谷称之为"众说杂陈，纯驳不一，学者不能披拣"，后果是"各师心自用，授受流传，而古法愈晦"。所以虚谷先生认为通过学术争鸣才能越辩越明。

对于如何开展学术争鸣，虚谷提倡学术研究必须本着"格致诚正"之境界方能精通医理，更以仁心、平心面对各家流派，遵守"惟精惟一，允执厥中"这一历圣心传指示，才能"正本清源"。否则"不明圣经源流，而师一家之说，则必以诸家为非，是以偏视偏，无怪乎各相抵牾也"。如对太极、六气、阴阳的阐释，虚谷先生强调从"象"上求解远比从文字上解更符合实际，这是极有道理的。

正基于此，虚谷先生对"六气阴阳论""太极五行发挥""人体阴阳体论"等篇都令笔者大有茅塞顿开之感。其对古今历史上的各家学术流派如张景岳、朱丹溪、尤在泾、吴鞠通等都能够高屋建瓴地公允评价与解读，实在难能可贵，在整个中医学史上都是鲜有出其右者。对时医治痘疹等病的错误用药也有精辟的阐述，可谓给时医以当头棒喝！可惜，后人读其书、用其意却很少标注源于虚谷者，唯有王孟英在《温热经纬》中明确标注引用虚谷其说，可谓独具慧眼！

（三）简评"平心论"篇

在笔者读过的中医典籍中，曾见两个人写过"平心论"篇，其中虚谷先生的"平心论"篇最令笔者感同身受！虚谷先生撰写"平心论"的目的，是在其反复评点张景岳"扶阳抑阴"说又恐世人误解其本意而写。

"平心论"篇开头便说："览医籍之中，言景岳之偏者，不一而足。但略而不详，仍不能救流俗之弊。……余故考其致偏之由而备论之，余岂故为高论，以訾议先辈乎？余之言，虽异于景岳，而心则同也"。其"余之言，虽异于景岳，而心则同也。"即清楚地告诉世人虚谷先生尽管对张景岳扶阳抑阴说在学术上存在种种不足，认为其不仅曲解了《易》和《黄帝内经》，更误解了刘完素、朱丹溪等人。但各家之"心"则一，此"心"便是中医大家们济世活人之"仁心"。这种学术辩论的心态，远远超过黄元御、张景岳诸名家。事实上，虚谷先生无论是评丹溪还是评景岳，就事论事，评论中肯，绝无人身攻击之用词。在《医门棒喝》中的字里行间都可以令人感觉到：虚谷先生多么想与朱丹溪、张景岳、吴鞠通等能够面对面坐在一起进行学术研讨啊？虚谷先生曾明言悔恨自己出世太晚，没能亲自拜师于叶天士聆听其教诲。

虚谷先生肯定张景岳是具有仁心的："夫景岳之心，原欲寿斯民于万事，未尝非美意也。"但认为景岳的不足在于"无如限于学识，见道未真，而又自用太过"（这与笔者在"所思决定所见"一文有共性之处），由此，虚谷先生提出，景岳臆造出的"阳常不足"，其流弊远大于刘完素之寒凉、朱丹溪之滋阴。原因在于，景岳具有"博洽之才，逞其笔势，议论纵横，易于动人"（当今社会具有"博洽之才"的高人比比皆是！），景岳为畅其"阳常不足"论，进行了"多方引证，以实其说"（景岳尚且能够多方引证以实其说，今人则全凭嘴大就足够了，岂还用得着"多方引证"？），甚至把"《易》注扶阳抑阴与《黄帝内经》阴平阳秘，牵引附会，而云出自文王、周公、孔子、轩岐诸圣"。可谓是于"春秋笔法"中引人误入歧途。

其后，虚谷先生再次论证了《黄帝内经》"阴平阳秘"之本意、"扶阳抑阴"之弊端，后者容易令后学流于执方索病之路，强调"若病变不常，或当扶阳，或当抑阴，惟应随宜而施，安可执为一定之法乎？"然后，肯定仲景"纲举目张，必详辨脉证，而后始立一方，又反复辨其疑似异同，则方药随宜变换，其精详若是，而慎重若是。该治病制方固难，而辨证为尤难也"。

再后，虚谷先生不厌其烦，告诫后学学医要"先参究《灵枢》《素问》仲景之文，通达其义理，一若吾心之所预言者。然后博览诸家，如执衡鉴，妍媸纯驳，莫能逃吾心目，披沙拣金，资益学识"，看病则要"每临一病，胸无成竹，惟审其虚实阴阳，表里寒热，设法制方，求其合病而止。药虽不同古方，法度自然合古，方为医道正宗，否则尽是旁门左道，甚则流于邪僻，不独害世，或至自戕者有之，可不畏哉！可不慎哉"！

在"平心论"篇的最后，虚谷先生更是以其虚怀若谷的胸怀、追求真理实事求是的境界，指出"景岳对阴证似阳、戴阳、格阳等证，诚有发古未发之功，学者必当参悟其理，悟理方能辨其真。子不可因其所短，而没其所长也。是为平心论耳"。

（四）关于学术争鸣的境界

通常，人们每多首先关注金元时期的学术争鸣，但当研究宋金元时期中医著名医家之后（欲了解金元医家，除了直接研读各位名家专著外，可先读丁光迪老的《金元医学评析》），就会发现其间并没有那么对前人的指责或诋毁——金元四家实际上是师承关系，后来者的创新往往基于师承的基础之上，各家只是"本《黄帝内经》一节之义以立言，不过发其未发，原非全经之理"（《医门棒喝》）。

1. 自明代张景岳前后，开始出现了学术争鸣的恶劣氛围。诸如张景岳对金元医家的大肆诋毁，温病学派之与伤寒学派的格格不入、水火不容以至于相互诋毁，《景岳全书发挥》和《医贯砭》对景岳和赵献可之温补派的斥责等。更有甚者，则是黄元御则开"渺视千古，毁谤前人"之先河，黄氏提出自仲景之后无名医——谓"惟思邈真人不失古圣之源，其余著作如林，无一线微通者"，认为除了灵、素、本草、难经、伤寒四书外其他后世众多典籍全是垃圾！可惜，黄氏自己也走上偏于扶阳歧途，属于"是徒知责人而不知责己也"，为各家所不齿。而其后堪称中医评论家的徐灵胎所评论较之于黄元御则更为中肯一些——尤其是其晚年所评。

2. 明清医家中评价前人能够公允者也有不少。除虚谷先生外，如何梦瑶（西池）所著《医碥》针对《景岳全书》刊后桂附盛行，这样告知世人："河间言暑火，乃与仲景论风寒对讲；丹溪言阴虚，乃与东垣论阳虚对讲。皆以补前人所未备，非偏执也。后人动议刘、朱偏用寒凉，矫以温补，立论过当，遂开酷烈之门。"纵观中医学术争鸣史，这种评议实为中正。

当然，对景岳批评淋漓尽致的《景岳全书发挥》被称为叶天士所著，实则为无锡姚球所著，据说尽管书中内容多数评议部分都值得肯定，文笔宜佳，但出版时却无销路，改以叶天士之名出版后方致吴中纸贵。之所以认为该书乃为伪托叶天士之名，关键在于书中行文对景岳之斥责多多，有伤雅道，此绝非叶天士之性情所为，事实上叶天士临证之际也常吸收景岳经验与用方。

3. 徐大椿对叶天士先贬后敬。徐大椿与叶天士二者几乎同一时代并共处一隅，只是年龄稍有差别，人们常说徐评《临证指南医案》中徐大椿对叶天士大有不敬。其实，有一则关于叶天士对待徐大椿医术的故事："忆余初至郡中治病，是时喜用唐人方。先生见之，谓人曰：'有吴江秀才徐某，在外治病颇有心思，但药味甚杂，此乃无师传授之故'，以后先生得宋版《外台秘要》读之，复谓人曰：'我前谓徐生立方无本，谁知俱出《外台》，可知学问无穷，读书不可轻量也'，先生之服善如此，犹见古风。所谓药味杂。即指金石品也。"这段记述，字眼中显示出叶天士虽熟读既多，但尚有遗漏之处，对后学徐大椿用心治病赞赏的同时还点出其"药味甚杂，此乃无师传授之故"的不足，颇显名医傲慢姿态，但后来进一步读书发现之前的评价有误，原来徐氏学有渊源，则立即谦而感叹："学问无穷，读书不可轻量也。"文中徐灵胎以先生称谓叶天士，可见其对叶天士的敬畏之情。

4. 本文引用章虚谷评价张景岳所论，并非对其所评的学术观点完全认同，笔者更认可尤在泾所言："丹溪之所谓阳有余、阴不足者，就血与气言之也；景岳之所谓阳不足、阴有余者，就神与形言之也。形神切于摄养，气血切于治要，各成一说而已矣。"在笔者看来，朱丹溪与张景岳所论看似相反，其实在于各自的视角及其着眼点不同而已，皆有其道理所在，并非水火不容。

从虚谷"平心论"可以得到的启迪是：开展学术争鸣和学派研究的前提是要以将心比心的心态，以追求真理、实事求是的科学精神，先把经典理论和学术源流研读精通之后，即所谓"惟精惟一，允执厥中"和"格致诚正"，各种学派并无高下之分，评判的标准在于是否符合中医认识世界的视角，如整体动态观、"致中和""阴平阳秘"等，是否对临床有真正的指导作用等。否则，必然陷入井底之蛙、鼠目寸光、目空一切的尴尬境地！以此来学术争鸣，除了互相抵牾，还能有什么呢？笔者认为，"百家争鸣、百花齐放"或许是学术争鸣、学派之争最高境界，可惜，近若干年来的中医学科研、学术创新、学派传承过程中，鲜有此种境界了，不亦悲乎！

三十一、"截断扭转法"之学术争鸣

学术争鸣是一门学科发展与成熟过程中的必然现象。

在中医学史上曾出现过多次重大学术争鸣，这些争鸣客观上活跃了学术，推动了中医学的进步。20世纪70~80年代以上海姜春华教授为代表率先提出温病"截断扭转法"，被广为流传和应用，直至近年来的一些回顾、总结报告还认为其是建国60年来中医或中西医结合领域的学术重大创新之一。但在已故温病名家赵绍琴先生的《赵绍琴温病讲座》中，竟然有三次直言批评"截断扭转"，现在重新读来，仍然感觉有必要回顾其相关学术背景，供大家在反思中提高。

（一）姜春华老之创新：截断扭转，先证而治

姜春华老也是笔者初学中医时敬仰的老中医之一，深知他对血吸虫病、哮喘、肝病等临床经验颇丰尤其是肝硬化采用下瘀血汤治疗深合我意，后又对其50年代撰写的虚实论、寒热论、阴阳、藏象和本草释义等细心研读，深知其中医经典功夫了得，其对中西医结合概念的理解和各家学说也基本公允。姜老尤对仲景、徐灵胎、吴又可、陆九芝等历代名家经验颇多系统研究。

姜春华老曾有这样的一段精彩论述："用阴阳、气血、脏腑、寒热虚实辨证定型，不过几十个框框，病有千百种，把几十个框框定千百种病的治疗，于是这种病定为阴虚，那种病也定为阴虚，

百十种病都有阴虚型，而所用补阴养阴药也不过一、二十味，就不免形成公式化，把病看成只有共性，没有特性，而且所谓阴虚症状大体是因病耗损了体质，所以在人体上表现了阴虚，那么阴虚是后果，而疾病才是导致阴虚的原因。当某些疾病造成了阴虚，而疾病已经过去（如热性病），这时用补阴养阴药很有作用。如果疾病仍然存在，如癌、肺结核、肝硬化腹水等，这些疾病所致的阴虚，用补阴养阴药，其纠正作用就很不理想。……我们要既分型又不能局限于分型，单用几十个框框作为辨证论治，反而失掉辨证论治的精神。……我们既不能坚持一方而不变，又不能时时刻刻变，要根据具体情况在不变中有所变，在变之中有所不变。"这种认识，至今仍有指导意义，临床如何把握虚实因果的辩证关系很重要。如某几位教授治疗肝纤维化和肝硬化的临床与科研中固守滋养肝肾阴虚法，其实，病毒不除或酒精不戒，炎症性肝损伤犹在，徒滋阴必然是无效的。

20世纪70年代末期，姜春华老在《新医药学杂志》发表了"叶天士的温病、杂病的理论与治疗"一文，客观地说，这篇文章，姜老先生对叶天士还是评价很高的，如肯定叶天士"能取各家之说而融会之，辨证用药不拘一家，以灼见病变及其全过程而用药，确是至理名言"，在赞赏叶天士许多学术创新的同时，姜老更借用徐灵胎和陆九芝之语对叶天士进行严厉批评："我们不仅要认识温病卫气营血的传变规律，更重要的是掌握这一规律，采取有力措施，及时治好疾病，防止向重症传变。"继续说到："我们看清代许多名医医案，治疗温病，包括湿温，经过中险证百出，令人触目惊心，其效果之所以不佳者正是受此老之教，用药轻淡如儿戏。近年来由于中西医结合，医疗有新的发展，如治大叶性肺炎用鱼腥草、鸭跖草之类清热解毒，不用卫分气分之说，疗效很高，过去肠伤寒用银翘、桑菊、三仁等，效果亦差，有人不分卫气营血步骤，开始即用大黄、黄芩、黄连，疗效亦高""当然每一个医生不能对病必然治愈，我们不能专责叶氏，不过在自己感到疗效不高时，必须反躬自问，勤求古训、吸取新知，以求提高疗效，决不能为一家之言所限，墨守成规，不求进步。"该文首次大胆地阐明了防治温病要截断的新理论。

这一观点一经提出，立即引起中医学术界的重视，有的推崇备至，有的表示赞同支持，也有的提出商榷，还有为叶天士喊冤，各抒己见，形成争鸣的局面。为此，姜春华老再次著文《时代要求我们对温病要掌握截断方药——答复沈仲圭先生》提出："个人观点尽可以不同，但疗效应该是个衡量标准。治病不在言论，重在实效。我们不要把叶氏当作偶像顶礼膜拜，不要把他治疗温病的经验当作顶点，要学习白求恩同志那种对技术精益求精的精神，摆脱唯心主义的顶峰论。"

近40年来，截断扭转法在中医领域的应用流传甚广，尤其是许多中成药或清热解毒剂的大量使用，以辨病论治代替辨证论治。的确在应对多种外感热病方面做出了许多贡献，在其他疾病的先证而治或既病防变也被认为是截断扭转法的灵活应用。这些本身已经超越姜春华老截断扭转之本意，由此造成一定程度的滥用苦寒之清热解毒法就是杀菌抗病毒等现状，据称此正是火神派日盛的依据之一。

（二）赵绍琴老对"截断扭转法"的评价

笔者对赵绍琴老学术的了解只是近些年才开始。赵绍琴老在《赵绍琴温病讲座》中有三处直接批评截断扭转疗法，其他多处列举了西医或他医大量过用抗生素和安宫牛黄、白虎、三黄等苦寒药的治误案和理论论证，书中对截断扭转的批评原话是这样表述的：

1. "到气才可清气，意思是说不到气不可以清气……所以有的人上课就这么讲白虎汤……多用的缺点就是寒则涩而不流，定住了。为什么我说某某这老头儿，糖尿病，用截断疗法。为什么我说这大夫不会瞧病，我亲手试过多少回了。"（引自《赵绍琴温病讲座》，赵绍琴著，彭建中等整理，北京：学苑出版社，2008，第9页）

2. 赵绍琴老在讲到"透热转气"一节时讲到："所以我常讲，温病不是杂志上说提出来截断疗法，早用安宫牛黄丸、早用三宝，因为是个老大夫提的，提了这么好多年了，很多中年大夫也跟这个观点跑，说这个省事……我在河北省在石家庄讲课，河北医学院，还是大学老师呢，说赵老师，您那太麻烦，这多省事啊，我们都赞成这个截断疗法。我心说，就是那老大夫（的截断疗法好），他大概没瞧过病，他要瞧过病，绝不说这样的话。"（引自《赵绍琴温病讲座》第110页）

3."温邪是热，热到里头呢？不是用单纯凉药，要开郁，要开窗、开门，给这热放出去。为什么反对早用气分药、早用凉药呢……不是绝招，就是中国医学道理。为什么我反对截断疗法？我老说，凡是嘴里提倡截断疗法，就是说有热早用凉药，越用越多越好，我说他没有临床经验，没有中国医学知识，甚至成了——就是庸医，就是这个道理。"（引自《赵绍琴温病讲座》第141页）

为什么姜春华老丰富的临床经验，谈到了赵绍琴老这里就变成没有临床经验的老头了呢？

（三）赵绍琴老之擅长：辨证论治，四两拨千斤

赵绍琴老擅长辨证论治，思路极为活泼，尤其对《黄帝内经》"火郁发之"理论的发挥和应用达到极致，对"透热转气"的发挥也超越了叶天士和吴鞠通，所著《温病纵横》《温病浅谈》《赵绍琴内科学》等书，其屡用开郁、透热法应对北京协和医院西医知名专家遇到难治性高热等急难重危症的会诊而能效如桴鼓，疗效达到令人不可思议的地步。其在中医院内部的会诊也常常纠正

当时北京中医一批老的辨证，如用凉开水验证是否为老年重症肌无力患者出现高热前医用大剂参芪无效而断为白虎汤证，用黄芪干姜桂枝党参纠正了秦伯未名医曾用大队凉血止血久治无效的血小板减少性紫癜危证等，其处方常常价格只有"一毛六"——是擅用小方的代表人物。赵绍琴老虽为温病学家，更是内科大家，是典型的辨证论治学派。

由此，可以提出的疑问是：莫非秦伯未老不擅长辨证论治吗？秦伯未的"辨证论治纲要"可是极有学术价值的，秦伯未难道看不出来血小板减少性紫癜患者就用凉血散瘀止血法后患者已经出现阳气虚损证候了吗？赵老的辨证论治与姜春华老的辨证论治有何不同吗？

笔者认为，赵绍琴老所说的是辨证论治与姜春华老所说的是辨证论治本质上是一致的，问题出在当临床中面对患者时，尤其这个患者病机变化时或患者是老年、高干等情况时，作为医生的你的决策思路还能否保持清晰冷静？标本缓急还能否把握精到？中医的"辨证论治"四个字实际上是要活化而不是僵化对待，秦伯未老的那个病案显然是僵化了的思维。姜春华老与赵绍琴老所面对和关注的不同点在于"常"与"变"的问题。

（四）叶天士、姜春华、赵绍琴与辨证论治

叶天士之于中医理论体系的贡献是无法被人抹杀的，除了对杂病理论创新多多外，单就卫气营血辨证理论而言，尤其适用于温病的一般规律，但叶氏并不否认特殊疾病状态下应特殊对待，如在《温热论》中对妇人之"热陷血室"和"阳明胃热"都可能见有"多有谵语，如狂之象"，明确表述"此种病机，最须辨别"，突出了辨识病机特殊性的重要性。无疑，叶天士所遇温病的种类很多，后世一些医家凭其所见具体某种急性传染病的特殊性而否认卫气营血辨证理论，不足为道。

姜春华老批评叶天士"循规蹈矩"，却不知叶天士创立的辨证体系能给人以指南、原则而非具体路径，的确带有以偏概全、矫枉过正之嫌，姜老所处时代面对的外感热病已是在西医能够对疾病的诊断基本了然，而能够清楚不同疾病传变规律的前提下，病证结合前提下的辨病论治为基础；就是陆九芝批评叶天士的那几个代表性医案放到让陆九芝姜春华治疗也未必能够有效，至于姜春华老说徐灵胎评《临证指南医案》批多褒少，在笔者看来其实并不符合实际。

在学术争鸣过程中最能体现学者的真实水平和个人魅力，犹如"华山论剑"。徐灵胎从年轻时初学中医到老年期间一直都是边读书学医边编写书，早年的书显然缺陷多多，开始评价叶天士以指责居多，但其到了晚年临证增多之后越发感觉叶天士之高明："乃知此翁学有渊源。心思灵变，与前人所论，分毫不背。"

况且徐灵胎早年评价前人除了张仲景、本草经外，其余诸家如扁鹊、孙思邈等几乎都是一文不值的偏激态度，历史对其这种偏激已多有评价。这一点，徐灵胎远不如王子接谦虚，王子接从医 20 年后就写了《脉色本草伤寒杂病》一书且"自谓有得"，但到了年逾五十，始窥古圣贤宛奥，对前所著书深感不足，深感后悔而将之付之于火，直至晚年方写就一本《绛雪园古方选注·得宜本草》，流传后世，带出叶天士、薛雪两位名家，堪称经典！徐灵胎与王子接两人的言行可谓是大相径庭！前者并未做到自焚垃圾书稿的境界，与其先后的，还有尤在泾、王孟英等，都是上乘高手，其书值得多读。

客观地说，现代临床所见温病的病机传变规律已较之于过去明显发生变化，除了病毒本身发生变异之外，疫苗、抗生素、抗病毒药物和输液支持疗法等，都会改变其病的传变特点，更多的疾病如非典、禽流感都可以在很短期内明确诊断，寻找到传变规律，这是包括姜春华老所处时代难以企及的。因此，可以说，随着人类社会科学的进步，无疑改变了中医的生存环境和认知方法，时代在呼唤中医理论能够发生重大创新或变革！对此，笔者对赵绍琴老的另外两句话印象很深刻："千万千万不要说外行话！有一分发热或者说有一分恶寒，就是表证，这种话太幼稚了！"对于大叶性肺炎"你这个尝试都没有，你只知道桂枝汤、麻黄汤，那就太差了。"要知道，学过中医的人都被老师教育过"有一分恶寒就有一份表证"的啊！

赵老所见外感热病过用早用寒凉致误案是辨病论治方法——仅关注疾病的共性"常"——的不足，辨病论治需要辨证论治来补充和弥补，以突出"变"的重要性。赵老发明"开窗"之透热转气则是解决过用寒凉、火郁于里的有效措施。赵绍琴老之称姜春华老"没有临床经验"，与姜春华老批评叶天士尤其对后人盲从叶天士大加指责一样的道理，皆属学术争鸣之类，虽然用词上有"老头儿""此老"等，其实并没有人身攻击的本意。

（五）中医学术争鸣

近年来，随着西医疗法的进一步推进和出血热、乙脑等传染病的减少，以及非典、甲流、人禽流感的出现，人们对外感热病之于中医的关注大大减少，几乎到了凤毛麟角的地步，人们渐渐忘记了中医药在外感热病的奋斗史。现代的外感热病已经与仲景、天士，甚至与姜春华、赵绍琴老时代不同。曹东义先生的《中医外感热病学史》这样评价截断扭转法："尽管中医药治疗外感热病的方法越来越成熟，但是，时过境迁，历史的车轮进入到21世纪之后我们能够不急于截断扭转吗？……假如抗生素消炎、抗病毒治疗就能把传染性、感染性疾病治愈在卫分、气分阶段，还需要我们截断扭转吗？"曹先生的本意大概并非唯截断扭转至上，提出来的目的应在于是为取得深层次的学术争鸣与关注。

中医领域最为代表性的学术争鸣当是伤寒温病之争，更有经方与时方之争、寒凉与温补之争,中医科学与中医不科学之争,等。正是通过争鸣,各学派相互补偏救弊,中医学得到了丰富和发展。单就古今中医学术争鸣的特点而言,一直都存在断章取义、以偏概全的缺陷。古人各家间学术争议,存在当时文献流通不广、不全,时代背景各异,甚至不少著书者只有中医理论而无临床经验,站在文人、儒学角度评价中医,见仁见智,事实上,对这些争鸣并没有必要搞出绝对的孰是孰非出来,能够指导临床应用提高疗效就够了。随举一例:有人提出非典属于"寒疫"而非"瘟疫",有人又提出麻黄汤、桂枝汤、青龙汤可以应对流感,这些人的声音都很弱,原因在于想当然的成分居多。是非典、流感中的多数患者与个案之间的关系,感受同一疫毒,因寒热虚实体质不同,疫毒相应的从化方向有异,总结、探讨共性规律,并不否认个性化发病特征的存在,包括赵绍琴老对姜春华老的批评,本质上也是如此。

近现代在有西医疾病概念进展的基础上,许多中医学术争论变成了传统与现代、文化与科学之争,终究是没有答案的,在何为传统、何为科学的争议中往往缺乏严谨、求是的论证。其实,早在80~90年代以来,中医搞证候标准化时的每次会议或方案的形成,包括现在的中医领域重大科研项目的论证,从无共识可研,每次都以吵架为特色,这或多或少地与个性化的传统文化有关,尽管如此,中医学术争议,还是应更多一些、更彻底一些为好!

但笔者并不鼓励年轻中医过早参与到学术争鸣中来,王子接曾说"盖医之精义皆具于书,顾世人习焉而不察耳",即是指为医者不可轻言著书或称创新,年轻中医要多了解各家学说的渊源,了解各种学术争鸣形成的背景及其意义、各家学术观点立论的科学价值与临床指导意义所在,在此过程中还是多读一些书、多一些临床积淀,才好融入学术争鸣之中!

三十二、为熊继柏教授"中医看病三要素"点赞

近年来，中医行业内部的学术繁荣呈现出流派纷呈——自立门户者多多、创新快捷——新概念术语多多的乱象丛生的局面，但对中医许多重大、关键、基本的科学问题缺乏进行真正意义上的理论创新与学术研讨——往往停留于表层分析，大凡有了一定地位或到了一定年龄只要擅长自说自话者也都成了学术一派。

几十年来涌现出来的中医科技论文或论著的文献数量早已超过既往几千年的总量，但在其中要找到那些真正有学术价值或对临床有指导价值的内容却是颇为费力的——多数论文与专著不过是重复来重复去的文字搬家或文字游戏。难得一见的是 2015 年在中国中医药报上曾连续对方证相应与病机相关学术问题进行研讨，令人耳目一新。

本文关注的一个问题是究竟何为中医、中医看病需要具备哪些基本要素？

（一）问题的缘由

关于"何为中医？"，实际上是笔者多年来一直都在思考的内容。

新近的机缘还是来源于年初，笔者应邀参加中华中医药学

会在湖南长沙主办的"国医名师大讲堂暨全国名老中医传承工作室建设经验交流会议"的感悟——既往笔者很少参加各种学会主办的会议，但这次既有主办方盛情邀请、省中医局力荐，更有老师提出务必参加。在匆忙花费一周的时间准备汇报 PPT 之后，到了会场才知道准备的内容与会议实际主旨不尽一致、汇报时间也被压缩到 40 分钟。期间了解到当前国家级名医传承工作室就有 794 个，各省市级名医工作室就更多了，但究竟哪些人属于真正的名中医？每位名中医究竟有哪些货真价实的原创经验值得继承？如何有效传承和学习不同类型的名医经验？诸如此类问题尚无人涉猎。

对笔者而言，参加这次会议确有两个收获：一是终于有机会到岳麓书院一游，对"惟楚有材，于斯为盛"，颇多感慨；二是亲自听到从未谋面的熊继柏教授讲课——使笔者更加坚信了既往对"何为中医？"的判断。

（二）熊继柏教授解读"中医看病三要素"

湖南是个出人才的地方，但对于中医而言，还是以 1973 年长沙出土的《马王堆帛书》和 1982 年的"衡阳会议"最令人印象深刻。此前，笔者对湖南名中医中印象深刻的只有欧阳琦、熊继柏和彭坚三位。熊教授讲课的功底非常了得，通过典型案例，风趣十足、深入浅出的解读了"中医看病三要素"："必须四诊合参、全面诊察；必须辨证分析、把握病机；必须因证选方、依方遣药。"所讲内容实际上回答了何为中医？怎样才是真正的中医？如何在临床中落实体现辨证论治的优势？其学术观点与恩师所传可谓是"所见略同"，因而"倍感亲切"，仅此即令笔者深感"不枉此行"。回校之后，从图书馆借来熊教授三本书作为"寒假功课"来做，分别是《内经理论精要》《从经典到临床：熊继柏内经与临证治验十三讲》《一名真正的名中医——熊继柏临证医案实录》，读后颇有收获。

概而言之，笔者感到熊教授的治学经验是：在深度研读《黄帝内经》的基础上，熟读《伤寒杂病论》和温病各家，掌握金元明清名家医理创新与医术发展，并在临床上反复实践感悟，自能"登堂入室"。借此，便能领会"何为中医"这一看似简单却鲜有人回答清楚的问题。

（三）究竟"何为中医"

听熊教授的报告确能增加中医人的理论自信感和疗效认同感，类似的情况大家在临床上也能够不时遇到，感同身受。在书中，最令笔者难忘的却是熊教授曾在广州某次会议上回答如何看待火神派的问题？熊教授这样说道："如果我们中医界上十万人、上百万人都不读中医书，只用附子，那中医还有什么好学的？难道我们中医几千年的学术就是一味附子吗？如果是这样，那我们还读四大经典干嘛？《温病学》《方剂学》《中药学》都不必学了。"所以，熊教授呼吁："要成为一个正宗的中医，我们绝不可以学这些旁门左道的东西。"

熊教授对火神派的评价略显偏激。在笔者看来，火神派之以附、桂、姜为主力的扶阳法，始终只是中医众多疗法中的部分内容而非全部，与当前盛行的冬病夏治的三伏贴等一样，都有其适应范围，不应无限放大，如若"凡病皆宜"则必致弊端多多。同样，连张仲景尚需"勤求古训，博采众方"才撰写《伤寒杂病论》，显然后者也只是中医的构成内容而非全部。近年来人们呼吁重视经方、经典的学习，其实绝对不是仅仅只有张仲景的经方才是中医，孙思邈、华佗等并没有学过张仲景的时候就是水平极高的中医。很难想象，如果没有金元医学和明清温病学派——正如某些人只认可"汉唐医学"那样——今天的中医将是怎样的一种情形？

近来，国务院提出"传承中医药优势，发挥其独特作用，可以更好造福人类健康"的同时，还强调"但在这一过程中，不能无限'泛化'中医概念"。笔者对这种提醒点个赞！

笔者曾说过：中医，原本是在撰写《黄帝内经》的先哲们首先构建了中医认识健康与疾病状态的视角、思路和方法的基础上，包括张仲景在内历代先贤不断实践应用充实完善的一门学问，真正的中医或显或隐的存在于历代古籍之中：既有医道更有医术，既有珍珠宝贝更有糟粕，既有灵丹妙法也有伤人之术。如此状况，的确成为难以精确回答何为中医中医这一百年来的老话题。

（四）围绕"何为中医"这一老话题值得深入探索

强调要避免"泛化中医概念"，实际上是对究竟"何为中医？"的一种忧虑。

笔者曾反复强调成为中医容易，但要成为大医实际上是很难的事情，其中的主要原因在于："中医学尚不能称为完善或成熟的医学学科，尚需今后进一步总结、提炼、升华、提高和系统化。"主要理由是：不仅是中医的基本理论、概念术语尚且见仁见智，难以共识，至今，如何解读和理解、学习和应用中医理论尚还处于探索阶段。还包括许许多多的中医宝贝还隐藏在历代各家经验之中没有被发现——现有的教科书所涵盖内容仅仅只是中医的一部分知识。多年来有关师承教育模式与院校教育模式优劣的讨论总是偏执一端。至今的中医科研思路与诸多中医成果鲜有临床价值可言，等，诸如此类，皆为不明"何为中医"所致！皆值得深入探索！

当然，不知"何为中医？"并不影响当下中医相关的方方面面，百姓仍然可以用之来养生防病治病，管理者照样把握着中医发展方向、决定中医教育走向、科学研究和制定临床方案等规则，中医大夫仍然可以用之医治好不少患者还可以作为谋生手段。进而言之，更有眼下各地到处都可见到的"不念思求经旨，以演其所知，各承家技，始终顺旧。省疾问病，务在口给，相对斯须，便处汤药"仍然能够快速成为"神医""名医"的高人，并且越来越多。就个人而言，面对诸般现状却无可奈何，回归临床自由自在的看好几个病人，闲暇再从古籍中寻找一些旨趣，宛如桃园世外！

跋：师徒赋

中医之道无疑需要一生坚持不断的学习、临床与感悟。笔者学医三十有年，对于医学尤其是中医的理解和感悟尚难称为成熟、系统，临床经验尚需更多的提高与完善。完成本书稿之后，本以为能够轻松下来，但却仍感意犹未尽，既恐惧于书中某些观点不成熟而误导世人，又担忧于书中所言挂一漏万而令年轻后学茫然无从。

想起辛卯仲春，作为承担国家 973 计划"中医病因病机的理论继承与创新研究"项目"瘀热病因在内科难治病发病中的机制及其分子基础研究"课题的主要成果，笔者与周仲瑛先生共同主编出版《凉血化瘀四方治疗急难症病案选——国医大师周仲瑛瘀热新论实践经验录》，书后附"跋：我的老师——杏林中的守望者"，文中写下了跟师学习中医的几许感慨，现在重新读来，仍有同样心思，或对年轻后学几许启发，故再次记录于此，名为"师徒赋"：

弟子天资愚钝，家境贫寒，幼秉父训，数年苦读，终入杏林，事业岐黄。先做临床十载有余，亲患者，多诊疗，既有心得，更有疑惑，遂再离家求学六载，拜师于先生门下。

眼观先生临证用药娴熟，活人无数；耳听先生审机辨证高论，独具心法。弟子验之于临床，思路随之渐朗，疗效因之提高，遂立志专注于中医。历三载，幸有机缘，留在先生身边工作，又十数载，或伴随先生诊余茶后，或陪先生待客于餐前饭后，或送先生回家于校园夜色小道，或伺先生外出讲学途中，或每月学术研讨于传承工作室内抑或先生家中，或陪同先生接待国内外学者……诸多机会，总得先生不厌其烦面授技艺。常与先生一起思考中医之兴衰，听先生畅谈医学人生，感先生业医路上诸般风雨波折。每有点滴心得，必能得到先生逐一点化；每有长短文章，总能得到先生逐字逐句正误，积年困惑，一朝得解。

七十年来，先生为人、为学、为医、为教、为研之业绩丰碑，实乃我辈楷模。弟子总对先生为医之善思、著术之严谨、临证之娴熟、做人之磊落、做事之踏实、待人之宽容、处世之低调深有感触！先生尝谓："唯有把中医作为毕生钟爱的事业，心思才会远离世事之浮躁，举业务才不会甘于井底，待病家才不会离乎仁义。"先生学风严谨、务实求真，面对当今学界各家人心浮躁、急功近利、各显神通之现状，先生曾告弟子："要认准方向，守住寂寞，持之以恒，方能终有所成。"真是语重心长，铭记在心！

先生总言："疗效是中医生存与发展的关键。"病案反映了医者诊疗疾病时辨病、辨证、选方、用药等辨治思维的整个过程，是古今中医得以有效传承的重要载体，历代医家重要医学经验和学术思想精华大都体现于临床病案之中，如《临证指南医案》。但近现代以来，有人认为中医病案的有效不具有重复性，甚至武断为"偶然得之""自愈"等，而无视中医疗效的客观存在，无视古今中外中医大家们一次又一次的妙手回春。在先生看来："中医疗效具有可重复性，其重复性体现在相同病证（或称病机状态相同）情况下，采用相同治法方药时总会取得理想的疗效。"那种把西医新药临床试验时所采用的随机对照试验作为评价中医是否有效的标准，背离了中医的认知思维和方法。

先生常谓"医道无穷！"现代科学使得人们对疾病的认识更为深入和全面，临床众多患者在求医过程中有着不同层次的疗效需求。患者固然希望得到"疾病"病灶的根除（如肿瘤细胞），但同时也需要得到证候（某一阶段出现一组症状或体征，是生存质量的主要表征）的改善，或恢复异常的理化检查结果（如不明原因的肿瘤标志物显著升高），或恢复胃气（如肿瘤晚期胃气衰败），或能够未病先防（如无病状态下的诸多综合征，或亚健康之类）等；有病的人未必出现"证"（无证可辨），有"证"的人未必都能够明确某一疾病诊断（如原因不明的发热、亚健康等），有的病人多病杂陈而治之无从入手，顾此失彼；许多时候疾病得到袪除，但患者生存质量并未能得到改善，有时为了解决"病"的问题却带来诸多新的"证"。这些都表明，临床疗效的需求总是多种多样的，需要医者的不懈求索。

中医疗效的优势体现在患者对疗效需求的方方面面，体现在古今中医临床诊疗的过程中。中医认识疾病的基本特征是基于整体联系、动态演变，强调疗病首先是治疗患病的人，而不仅仅是针对人的病。中医治病的目的在于"形"（病灶）与"神"（机体的整体功能状态）的高度统一。辨证论治是中医的特色所在，但现有辨证方法的视角各有不同而尚难以满足临床需要。因此，先生集七十年之学验，创"中医病机辨证学"新体系，可谓是继往开来，杏林中医因之而更加繁荣，后学因之可明步入中医殿堂之门径，此非但仲景之功臣，亦未来中医振兴大业之功臣也！

适值先生九旬华诞，感慨先生仍然老骥伏枥，对中医药事业传承与创新方面研究热情不减当年，仍然在反复揣摩、总结自己一生临证经验和技巧，创新中医病机辨证新体系，期待把毕生经验精华传给后人，正是杏林中的守望者。弟子幸得机缘步师后尘，也做人梯，继续守望中医，实乃人生幸事也！

弟子：叶放

戊戌年初春于仙龙湾学道斋